Physique et physiciens en France
1918–1940

Histoire des Sciences et des Techniques

Collection dirigée par

Maurice Lévy
Université Pierre et Marie Curie

Roger Hahn
University of California, Berkeley

Dans la même collection:

Jean d'Alembert, savant et philosophe : Portrait à plusieurs voix
Centre International de Synthèse

Le Cheval de César
Maurice Daumas

La Société Industrielle et ses Musées 1890 - 1990
Brigitte Schroeder-Gudehus

ISSN 0761-1102

Physique et physiciens en France 1918–1940

Dominique PESTRE
CERN, Genève

éditions des archives contemporaines

Publié sous licence OPA B.V. Edité par OPA Ltd. pour les Editions des Archives Contemporaines

Première Edition 1984
Deuxième Edition 1992

Editions des Archives Contemporaines
58, rue Lhomond
75005 Paris
FRANCE

Parc Scientifique et Technologique
Chemin de la Sallaz
CH-1400 Yverdon

Les illustrations figurant dans cet ouvrage sont extraites de l'"*Introduction*" de *L'Histoire des sciences en France,* tome IV de *L'Histoire de la nation française*, sous la direction de Gabriel Hanotaux, Paris, 1924.

Première édition imprimée en Grande Bretagne par Bell and Bain, Ltd., Glasgow
Deuxième édition imprimée en Malaysie par UTAPS, Kuala Lumpur

ISSN 0761-1102
ISBN 2-903928-08-8

Histoire des Sciences et des Techniques

ENTRE LES SCIENCES exactes et naturelles et les sciences humaines et sociales, il n'existe qu'un seul pont: l'histoire des sciences. Prononcées il y a un demi-siècle, ces paroles de George Sarton sont aujourd'hui plus actuelles que jamais. Pour conjurer la menace d'un clivage de la culture en deux secteurs autarciques, l'histoire des sciences et des techniques s'ouvre à l'étude du passé lointain, se tournant aussi vers de plus récents développements. Elle doit maîtriser les langages difficiles des théories du passé, et ceux, sophistiqués, de celles d'aujourd'hui. Il lui faut, enfin, comprendre tout autant le rôle des idées que le montage d'expériences lourdes et complexes, afin de montrer le jeu de la connaissance avec son environnement politique, social et culturel. De toute évidence, ce savoir a beaucoup transformé plus d'un aspect de notre civilisation matérielle. Mais, en retour, l'outillage technologique a su, par ses mutations, permettre à la science d'accèder à de nouveaux territoires d'exploration.

Consacrée en priorité à l'histoire des sciences et des techniques modernes, cette collection n'en restera pas moins ouverte à toute recherche qui projette une lumière neuve sur l'évolution du savoir et de l'activité humaine.

Remerciements

L'ORIGINE de ce travail est à trouver dans ma rencontre avec Krzysztof Pomian un jour de l'automne 1979. Il cherchait en ce temps quelques collaborateurs pour mener à bien une étude sur la reconstruction de la physique française après la seconde guerre mondiale. Je pris part à cette étude et fus amené à m'intéresser à ce qu'avait été cette même physique dans les années 1920 et 1930. Suggestion fut alors faite par K. Pomian que j'y consacrasse mes loisirs. Ce que je fis. Ce travail lui est donc largement redevable, d'autant plus qu'il accepta d'écouter et de discuter mes hypothèses, puis de relire et critiquer la première version de ce texte. Ce qu'il fit avec une pertinence et une justesse à décourager les néophytes.

Je dois aussi remercier Josette Trédaniel et Monique Pestre qui acceptèrent de taper à la machine un manuscrit souvent brouillon. Elles le firent avec beaucoup de conscience.

Mon amie Joële Bajolle relut le texte pour y dénicher ce que la langue recelait d'imprécisions et d'impropriétés. Elle y consacra des heures, usant de sa formation de linguiste pour contester bien des formules. Ce qui reste d'incorrections et de maladresses est à mettre au débit de mon entêtement.

Enfin plusieurs personnes lurent ce texte avant sa publication et en montrèrent bien des limites. Que Ernst Coumet, Gérard Lemaine, Maurice Lévy, Pierre Nora, John May sachent que leurs critiques furent entendues.

Qu'ils soient tous très sincèrement remerciés.

D.P.

La science est par essence une oeuvre universelle, indépendante des frontières et des nationalités. Cependant, ce ne saurait être une chose vaine que suivre son développement dans un pays particulier. D'abord, parce qu'on peut légitimement se proposer de savoir ce qu'un pays donné a fourni au progrès scientifique. Ensuite, parce qu'en chaque pays, en fonction des particularités de sa civilisation, de sa culture, le progrès scientifique a une allure spéciale.

Lucien Febvre, "*Techniques et machinisme. A propos d'un précis d'histoire des sciences: Sciences et techniques*", in *Pour une histoire à part entière*, SEVPEN, 1962, p. 679.

Sommaire

Préface à la seconde édition

Il y a quelques années, au cours d'un séminaire tenu à Paris, je faisais remarquer à Antoine Prost que le livre réédité ici était un livre de jeunesse. Je voulais marquer ainsi l'ambition de l'ouvrage, le fait qu'il était 'sans complexe' face à un champ très vaste de problèmes — et que cela avait été rendu possible du fait d'une certaine insouciance, du fait qu'il s'agissait de mon premier travail. Ce livre présentait en effet une étude de l'ensemble du milieu physicien français de l'entre-deux-guerres et de ses productions, un milieu aux activités très diversifiées et à propos duquel n'existaient que peu d'études monographiques. Il se concluait de surcroît par un chapitre cherchant à enraciner les principaux résultats de l'analyse dans une compréhension globale de la société française, une analyse directement inspirée des travaux de l'historiographie française de l'après-guerre et insistant sur les longues durées braudéliennes.

La réponse d'Antoine Prost fut qu'il n'y avait pas nécessairement à s'excuser, que les travaux historiques n'ont pas tous à se ressembler ou à se situer au même niveau d'analyse, qu'ils n'ont pas tous à adopter le même type de grossissement dans leur lecture des phénomènes — et que les travaux de jeunesse, par la liberté qu'ils autorisent, sont souvent utiles. Si les études de cas, les monographies de laboratoires ou les biographies d'acteurs sont en effet indispensables au travail historique, elles ne sauraient l'épuiser. Même si le risque d'avancer des propositions hâtives ou de produire des généralisations trop rapides est réel, des essais interprétatifs plus vastes se doivent d'être régulièrement tentés. Eux seuls permettent de lier entre eux des domaines tenus en première approximation pour dissociés, de proposer des connections nouvelles entre les divers champs de l'activité humaine — eux seuls autorisent d'autres itinéraires de lecture.

Ces remarques, même si elles sont recevables dans leur généralité, ne présagent en rien de l'intérêt ou de la qualité du livre. Je me permettrai donc de reprendre certaines des thèses développées ici pour les préciser, les nuancer, voire les situer différemment ou les corriger. Les remarques que je proposerai aujourd'hui, avec dix années de recul, sont de trois ordres. D'abord, je reviendrai brièvement sur la perception que nous avons maintenant de ce que sont la science et ses processus de fabrication pour dire où et en quoi certaines des approches qui suivent pourraient être reprises ou approfondies. Ensuite, sur la thèse qu'on a coutume d'appeler 'décliniste', une thèse qui tient que la science française — ou plus précisément la physique car, en bonne tradition comtienne, c'est souvent son étude qui soutient la thèse — aurait connu une perte d'influence et de qualité des débuts du 19ème siècle à la dernière guerre. Au coeur du débat se trouvent bien sûr les travaux de Ben David, mais aussi une manière de dire l'histoire dans notre pays, une manière qui s'enracine dans le discours des acteurs eux-mêmes depuis au moins Duruy, Wurtz et Pasteur. Le troisième point que j'envisagerai portera sur les travaux des physiciens en milieu industriel afin de montrer en quoi un champ de contraintes particulier, celui de l'entreprise, peut conduire au développement de pratiques disciplinaires nouvelles. L'intérêt est ici de contraster le cas français au cas américain.

Qu'est-ce que la science et comment l'étudier?

Le point de vue adopté sur la science dans ce livre est qu'elle est une activité matérielle et culturelle complexe dont on ne peut comprendre les productions qu'en les replaçant dans leur enracinement local, que celui-ci soit anthropologique ou institutionnel, mentalitaire ou politique. Un refus y est associé, celui de décrire la science comme étant avant tout le déploiement de la Raison, comme étant la réalisation d'un système autonome de pensée dont l'efficace propre s'enracine dans une Méthode largement imperméable aux vicissitudes de l'humain et du social. De même, nous refusons dans ce livre le postulat qui veut que la seule question *légitime* de l'historien des sciences soit celle des modes de constitution des 'savoirs positifs' (pour reprendre l'expression bachelardienne), nous refusons d'admettre que seule mérite considération l'écriture d'une histoire plaçant l'épistémologie au coeur de ses questionnements.

A l'encontre de l'idée qui veut que l'essentiel de la science se joue dans la manière dont celle-ci valide des énoncés socialement neutres — et très secondairement dans la manière dont elle s'insère dans le temps historique ordinaire — notre choix est de ne pas séparer a priori l'activité scientifique de l'épaisseur du social, il est de faire vivre les scientifiques dans leur environnement pleinement humain, il est d'oublier la 'coupure épistémologique' comme concept unique à toujours repenser et illustrer — il est d'ouvrir l'espace pour ce qu'on pourrait appeler une histoire pleinement historienne des sciences. Si l'on ne replace pas constamment au centre de l'investigation la même et unique question (en quoi la science est cette activité capable de s'abstraire radicalement de la contingence), il est en effet possible, fondamental — et surtout tentant — de s'aventurer dans les milliers d'autres pistes que libère la levée de l'obstacle.

En 1982, au moment de la rédaction de ce livre, des travaux déjà nombreux avaient adopté de tels points de vue et montré leur fécondité. Certains étaient de nature historique et nous étaient assez familiers. Ne mentionnons ici que les articles de Paul Forman sur la physique de l'Allemagne de Weimar, à l'origine, dans les années 1970, d'une historiographie abondante sur la nature des liens entre modélisations scientifiques et contextes culturels. A cette époque, pourtant, les remises en cause les plus profondes provenaient d'autres secteurs de la vie intellectuelle, elles auraient pu être d'une grande stimulation pour notre réflexion — mais elles nous étaient inconnues. Sans être indépendantes des réflexions de Thomas Kuhn, mais se référant d'abord aux travaux du dernier Wittgenstein et à certains courants de la phénoménologie allemande, elles étaient le fait d'un nouveau groupe aux allures plus militantes et se développant surtout en Grande Bretagne. Constituant une génération nouvelle souvent formée à la sociologie et à la réflexion anthropologique, ces chercheurs étaient violemment hostiles aux vulgates positiviste ou rationaliste et cherchaient à montrer en quoi la pratique des sciences ne différait pas radicalement des autres pratiques humaines[1].

La connaissance qui est la nôtre à la suite de ces travaux (et de ceux qu'ils ont engendrés en histoire des sciences depuis le milieu des années 1980) permettrait de reprendre bien des passages de ce livre et de les repenser. Orientant notre attention vers ce que les historiens ont pour leur part appelé 'thick description', ils nous pousseraient vers les micro-analyses de

---

[1]Les deux références classiques sont **Bloor (1976)** et **Collins (1985)**

milieux, vers les descriptions de controverses, ils nous inciteraient à regarder de plus près les pratiques quotidiennes de laboratoires, à regarder la logique propre des expérimentateurs, celle des diverses filières d'expérimentation. L'instrument ou l''artefact' technique — en tant qu'ils structurent les modes de travail et ne sont pas réductibles au discours — reprendraient une place élargie dans l'espace du laboratoire, ils retrouveraient le rôle actif qui est le leur dans la standardisation des résultats et l'acceptation des phénomènes, ils retrouveraient leur fonction de médiateur entre laboratoires. Dans la même veine, ces travaux nous conduiraient à mieux considérer les rapports entre la production des savoirs scientifiques et les autres pratiques de représentations humaines, à analyser la manière dont se fabrique le discours scientifique dans une interaction complexe entre pratiques matérielles, élaboration de textes codifiés et ressources culturelles plus larges au sein du corps social, à nous intéresser aux systèmes argumentaires et aux critères de preuve qui sont utilisés et mobilisés localement par chaque groupe. Même si certains de ces points ne sont pas absents de notre livre, ils sont loin d'avoir la rigueur qu'ils ont depuis acquis[2].

Les chapitres qui pourraient le plus profiter de ces travaux sont ceux consacrés à la caractérisation des pratiques expérimentales et théoriques (chapitres 3 et 4). Leur réécriture demanderait toutefois que nous fassions appel à des sources nouvelles, que nous retrouvions les archives de certains laboratoires et que celles-ci soient d'une grande qualité. Les excellents travaux réalisés sur Faraday ou la controverse du dévonien (pour prendre deux cas d'école) ont en effet été rendus possibles par l'existence de sources remarquables. Malgré quelques articles excellents (proposés par Stuewer ou Galison par exemple), il est à noter que peu d'études de cette nature ont été réalisées dans les dix dernières années sur la physique du 20ème siècle, le renouveau ayant surtout porté sur la période classique et le second 19ème siècle[3].

---

[2]Pour des travaux historiques récents, voir les bibliographies dans **Gooding, Pinch et Schaffer (1989)** et dans **Ophir et Shapin (1991)**

[3]Sur Faraday, voir par exemple **Gooding et James (1985)**, sur la controverse du dévonien, **Rudwick (1985)**. Ajouter **Stuewer (1985)** et **Galison et Asmuss (1989)**. Une étude est aussi en cours de rédaction

La thèse 'décliniste'

Lorsque ce livre paraît en 1984, il se trouve partiellement en porte-à-faux vis-à-vis du courant historiographique alors dominant, celui qui travaille à réfuter la thèse décliniste. Deux raisons au moins expliquent cette situation. La première est banale, elle est que nous ne traçons pas un portrait 'globalement positif' de la physique française de l'entre-deux-guerres — ce qui nous place en apparente contradiction avec ceux qui cherchent à montrer une science française vigoureuse et en phase avec les grandes évolutions internationales. Dans le contexte de la campagne anti-décliniste des années 1970 et du début des années 1980, l'identification que nous faisons d'un certain nombre de faiblesses structurelles de la physique française tend à être perçue comme un signe de relaps, comme une marque que nous avons choisi l'autre camp[4].

La seconde raison de notre situation de porte-à-faux est que notre choix historiographique, en bonne tradition braudélienne, est celui des longues durées, il est que nous cherchons des éléments survivant aux fluctuations du court terme, que nous construisons une description axée sur les stabilités et non les renouveaux ou les dynamismes. Or Ben David a lui aussi présenté un système interprétatif de longue durée (mais bâti sur des modèles nationaux quasi-immuables), le 'modèle centralisé' français (trans-historique) étant dans la fâcheuse position d'être présenté à la fois comme archaïque et inefficace. Dans la mesure où nous cherchons nous aussi des permanences — et que nous concluons à de sérieux manques —, l'assimilation a pu être hâtivement faite. Malheureusement, notre question n'est pas alors de nous situer par rapport à ce débat du déclin séculaire de la science française et nos préoccupations et cadres de références sont ceux d'une autre tradition, celle de l'école

---

à propos des laboratoires de Bellevue (par Terry Shinn) et nous avons publié une étude de cas concernant les laboratoires de Grenoble après-guerre, **Pestre (1990)**.

[4]Cette critique est chez **Shinn (1986, 1987** et **1989)**. Sur l'appréciation du cas français, on peut ajouter deux ouvrages parus depuis la première publication de ce livre, **Nye (1986)** et **Paul (1985)**, ainsi que les remarques dans **Pestre (1988)**

historique française[5].

Ce que nous affirmons dans ce livre, et que nous maintenons fermement, est d'abord qu'un modèle commun de ce qu'est et doit être la 'bonne' physique domine chez les grands patrons français (nous le repérons dans le chapitre 2 par l'étude des manuels écrits pour l'enseignement supérieur et dans le chapitre 6 par celle de leurs discours publics), que cette image privilégie les certitudes souvent anciennes au détriment d'approches plus récentes, heuristiquement plus riches mais évidemment moins assurées, et que cette image ne peut qu'induire, chez les étudiants, une défiance vis-à-vis des approches plus théoriques qui envahissent alors les physiques allemande, anglaise et américaine. Nous soutenons ensuite que le champ nouveau de la physique théorique (par opposition à la vieille physique mathématique) est très peu considéré dans ce pays avant 1926/28, et que la physique théorique qui domine par la suite est marquée de traits spécifiques du fait de l'hégémonie de l'école de Louis de Broglie (ceci est développé dans le chapitre 4). Puis que la physique expérimentale française a peu de visibilité dans les principaux périodiques étrangers comme *Zeitschrift für Physik*, *The Proceedings of the Royal Society* ou *Physical Review* — à de notables exceptions près que nous essayons de cerner — et qu'elle semble marquer d'une plus grande inertie dans le choix des sujets qu'elle aborde. Enfin que les systèmes comportementaux et les modes de travail dominant dans les laboratoires restent définis par les rôles sociaux de 'l'intellectuel' et 'du savant', ce que permet l'existence d'un milieu universitaire ayant peu de liens organiques avec le monde économique et se défendant d'en avoir (chapitres 6 et 7).

Cette description 'en masse' ne nous empêche pas de noter les points de force, qu'ils soient individuels ou d'équipes (chapitres 2, 3 et 4), ni de rappeler la persistance (chapitre 1) de modèles différents en province où une recherche plus 'appliquée' perdure — même si celle-ci ne nous semble plus avoir le dynamisme qui a été le sien dans les deux dernières décennies du 19ème siècle et les années 1900-1910. Nous croyons bien à

---

[5]**Ben David (1971)**. Sur les tendances longues et les dynamismes dans la France des années 1920 et 1930, voir la conclusion de cet ouvrage.

l'existence en France, au tournant des 19ème et 20ème siècles, d'un renouveau intellectuel et institutionnel, mais il serait pour le moins hâtif de penser qu'il signale une 'parité' ou une 'identité' avec ce qui se produit en Allemagne ou en Grande Bretagne (si tant est qu'un sens précis puisse être attribué à ces termes). Bien sûr, les Perrin, Langevin et Curie sont bien là avant 1914, et leurs travaux sont connus et appréciés, mais il serait trompeur d'en déduire une sorte 'd'équivalence' avec les travaux qui se font au Cavendish sous J. J. Thomson, ceux qui se déroulent dans les laboratoires de Rutherford à Montréal, puis à Manchester, ou dans les laboratoires d'Ostwald et de Nernst en Allemagne. La taille des groupes concernés, l'ampleur des travaux, les manières de faire, les outils conceptuels et matériels utilisés, le dynamisme même diffèrent notablement — et notre idée est que les effets s'en font sentir très vite dans les années 1920 et 1930. A titre d'exemple, et pour ne proposer qu'un contraste schématique qui demanderait de plus longs développements, on pourrait dire que les travaux de Perrin avant 1914, travaux visant à prouver l'existence des atomes, couronnent la fin d'un programme de recherche, qu'ils consacrent la fin d'une époque historique, tandis que ceux de Nernst, durant les mêmes années, nouent des problématiques nouvelles, ouvrent sur une multitude de pistes théoriques et expérimentales (son rôle dans la réunion du premier Conseil Solvay le montre bien) — en bref, qu'à la différence des travaux de Perrin, ils sont gros de questions et de potentialités et qu'on les verra repris et travaillés dans les décennies suivantes[6].

D'autant plus que ce sont les traditionnalistes qui occupent les grandes chaires de la Sorbonne et de l'Ecole polytechnique (ce qui, malgré tout, n'est pas sans importance en France), que Bruhat et Eugène Bloch, qui sont à l'Ecole normale, restent pris dans les schémas culturels classiques et travaillent seuls, ne créent pas d'école, n'initient aucun développement institutionnel et n'investissent pas les champs nouveaux dans leurs recherches. Un contraste parfait est ici donné par Millikan et ses collègues américains et par la manière dont ils procèdent

---

[6]Sur Perrin, **Nye (1972)**; sur Nernst et la physico-chimie en Allemagne et aux Etats Unis, **Barkan (1990)** et **Servos (1990)**

pour faire du California Institute of Technology, dans cette même période, un centre de tout premier plan en physique. Un autre contraste serait fourni par Yves Rocard et Louis Leprince Ringuet et par les attitudes qui seront les leurs, après la seconde guerre mondiale, dans ces mêmes Ecoles normale et polytechnique. Traumatisés par l'effondrement de la France en mai-juin 1940 et par la carence de ses élites, conscients des développements majeurs qui ont affecté les pratiques physiciennes pendant le conflit aux Etats-Unis et en Grande-Bretagne, ils tendront à remettre radicalement en cause leurs aînés et à penser qu'une ouverture sur l'étranger est indispensable et urgente. Leur politique sera d'envoyer systématiquement leurs étudiants se former hors de France, elle sera d'importer les manières de faire américaines et britanniques.

Dans l'université française de l'entre-deux-guerres, au contraire, perdurent une fermeture, une auto-suffisance, un repli sur soi qui contrastent avec ce qui est la norme allemande et anglo-saxonne (ceci est détaillé dans le chapitre 5). De même, reste de règle une gérontocratie qui cumule postes et fonctions et contrôle le haut d'un système pyramidal par lequel tout transite. Domine aussi une revendication d'individualisme au nom du droit à la 'sainte curiosité', un refus radical d'empiéter sur la liberté du 'savant' face à lui-même et à ses recherches, une défiance devant l'idée de programme d'action coordonné au sein du laboratoire. Prévaut enfin un égalitarisme sourcilleux des pairs devant l'argent public, une absence d'esprit d'entreprise (au sens où Lawrence ou Millikan peuvent être décrits comme des entrepreneurs) — éléments qui contrastent fortement avec ce que l'on peut repérer dans d'autres contextes nationaux de la même époque[7].

En bref, nous récusons tout autant que les 'anti-déclinistes' le coeur de l'explication a-historique proposée par Ben David — en particulier le Deus ex machina qu'est la fameuse centralisation napoléonienne — même si nous pensons qu'il met le doigt sur des questions réelles. Nous maintenons de plus que réfuter la proposition p ne contraint pas à soutenir la proposition non-

---

[7]Sur le California Institute of Technology, **Kargon (1977)** et **Goodstein (1991)**. Sur l'après-guerre en France, **Pestre (1990)**.

p, qu'il peut se montrer préférable de déplacer le problème — que le point le plus intéressant n'est peut-être pas de montrer *qu'il n'y a pas déclin.* Aucune nécessité ne guidant la science sur un chemin déterminé, les voies empruntées par celle-ci étant largement contingentes, il peut s'avérer heuristiquement plus riche de caractériser des différences entre systèmes que de chercher à les classer sur une échelle linéaire construite a posteriori à partir des exploits des vainqueurs. Nous ne sommes pas le premier à énoncer une idée aussi banale, mais le temps est mûr pour montrer que le processus de déploiement de la discipline 'physique' dans l'entre-deux-guerres est différencié selon les pays, que sa 'définition', ses procédures, ses règles ne sont pas universelles (Lawrence, à Berkeley, participe-t-il 'au même jeu' que Rutherford?), que l'étude des formes propres de constitution des savoirs est un objet majeur d'une histoire historienne des sciences, que c'est en fait la description des formes locales de fabrication et de validation — ainsi que celle de leurs transferts, refus, réappropriations ou confrontations — qui mérite d'être placée au coeur de nos questionnements[8].

Recherche industrielle et naissance de la physique des solides moderne

Un excellent endroit pour repérer ces différences est de détailler les pratiques de recherche en milieu industriel et les effets de celles-ci sur la définition de la discipline. Cet aspect n'a pas été considéré dans ce livre limité à la physique universitaire, mais il mérite quelques mots ici car il illustre à la perfection en quoi l'histoire des sciences ne peut être séparée de l'histoire économique et sociale, de l'histoire culturelle ou de l'histoire des institutions. Nous partirons d'un constat globalement accepté par tous les spécialistes, à savoir que la recherche en milieu industrielle est faible dans la France de ces années et que la logique d'innovation des entreprises françaises repose plus sur l'amélioration des procédés existants, la codification des pratiques ouvrières et le travail des ingénieurs de production, que

---

[8]Concernant Lawrence, **Heilbron et Seidel (1989). Bouvier (1987)** et **Caron (1987)** défendent des propositions de même type pour l'histoire économique et industrielle

sur la recherche de ruptures radicales. Au centre des stratégies des firmes, on trouve le plus souvent des achats de brevets couplés à des politiques protectionnistes, une politique de laboratoires d'essais faisant appel à des consultants universitaires ou à des ingénieurs conseil et, lorsqu'une recherche est autonomisée au sein de l'entreprise — ce qui est le fait de quelques grandes sociétés comme l'Air Liquide ou la CSF — elle fonctionne plutôt sur la base 'd'une osmose entre le chercheur de laboratoire et l'ingénieur de fabrication'[9].

Un survol de la situation américaine ou allemande montre où se trouvent les principales différences. Construits sur le modèle des laboratoires de la chimie d'outre-Rhin (apparus dans les deux dernières décennies du 19ème siècle) et sur ceux de la Bell et des compagnies électriques et électroniques américaines (constitués aux alentours de 1900-1910), des laboratoires autonomes de grande taille et s'intéressant aux processus fondamentaux de la matière existent dans de nombreuses compagnies des années 1920 et 1930. Du fait de l'importance majeure prise par ces pratiques dans la foulée de la seconde guerre mondiale aux Etats-Unis, il est souvent considéré que ce choix stratégique était 'naturel' et 'évident' pour les entreprises, qu'il était le seul justifié et intelligent. Cette conclusion est anachronique. D'abord car le fait de ne pas investir dans la recherche s'est révélé profitable à de nombreuses compagnies, en France comme à l'étranger (en Italie par exemple). Ensuite car ce fut moins une prescience extraordinaire du futur qui fut à l'origine de la plupart des laboratoires s'appuyant sur les dernières nouveautés de la physique (la micro-physique, la physique de l'électron...), que des volontés défensives de compagnies monopolistiques devant s'adapter à des situations locales particulières. C'est le cas de General Electric aux Etats-Unis où ce furent la législation anti-trust et des menaces sur les brevets de fabrication des lampes d'éclairage qui conduisirent à la création de 'one of the most impressive industrial research facilities of its days'[10].

---

[9]**Bouvier (1987)**, **Callon (1986)**, **Caron (1987)**, **Fox (1990)**, **Karpik (1986, 1987)**, **Salomon (1991)** et **Shinn (1980)**; citation dans **Caron (1987)**, 41, citant Daviet.

[10]Pour ce paragraphe et les suivants, **Caron (1985)**, **Dennis (1987)**, **Hoch (1985, 1990)**, **Hoddeson (1977, 1981)**, **Hounshell and**

Les effets de ces premières innovations institutionnelles sont amplifiés par les succès des physiciens et des chimistes durant la première guerre mondiale, ainsi que par les résultats inespérés qu'obtiennent certains de ces laboratoires (tous ne sont pas des réussites, il est vrai, et les échecs conduisent parfois les sociétés à revenir à des pratiques plus classiques). La taille de la communauté américaine de chercheurs en entreprise croît donc à vive allure. En 1920 par exemple, les physiciens travaillant dans les laboratoires industriels représentent déjà un quart des membres de l'American Physical Society et 22% des articles publiés dans *Physical Review* sont leur fait (contre 2% en 1910 et 14% en 1915). De même, 1600 compagnies disent avoir des laboratoires de recherche en 1931 (même si, pour une large part, il s'agit plus de laboratoires d'essais que d'unités séparées de la demande immédiate), le chiffre passant à 2000 en 1940. Quant au nombre de leurs employés, il double au cours de cette décennie[11].

Ce qui frappe dans ces laboratoires d'un type nouveau, c'est d'abord la place prise par les universitaires de grand renom, comme Irving Langmuir (à General Electric) ou Richard Bozorth, Clinton Davisson et Lester Germer (à la Bell). Le second élément est l'autonomie relative qui est offerte aux chercheurs. Convaincus par les premiers succès, les dirigeants de ces entreprises laissent une part de leurs scientifiques étudier les processus fondamentaux qui sont à l'oeuvre dans la matière. En découlent, dans les laboratoires, un suivi des évolutions les plus récentes de la physique, un usage des derniers outils théoriques et techniques (comme la mécanique quantique, les rayons X et la diffraction électronique), une intégration plus nette des programmes de recherche des entreprises et de ceux des universités. C'est ce qui se produit par exemple autour du département d''electrical engineering' du MIT, qui est un pionnier en la matière, et lors des fameux séminaires

---

Smith (1988), **Noble (1977)**, **Reich (1983, 1985)**, **Wise (1984, 1985)**. Evidemment, notre résumé simplifie des séries d'évènements beaucoup plus complexes dont on trouvera une bonne présentation d'ensemble chez **Hughes (1989)**, 110-166. La citation est de **Dennis (1987)**, 481-482

[11]**Reich (1985)** et **Weart (1979)**

organisés par la Bell et auxquels participent, dans l'entre-deux-guerres, Sommerfeld de Munich, Rutherford du Cavendish, Schrödinger et Wigner de Berlin, Ewald de Stuttgart, et les Américains Millikan, Condon, Urey, Rabi, Van Vleck, etc. En bref, le fait que '[by] the mid-1930's the problems, approaches and atmospheres of fundamental research [in some industrial laboratories] were remarkably similar to those in university laboratories' et que plus personne ne se souciait vraiment 'where science ended and where technology began'[12].

De cette osmose, autant intellectuelle que professionnelle et institutionnelle, naît une nouvelle pratique. Car l'autonomie laissée aux chercheurs n'est pas totale, car les patrons des laboratoires doivent à terme prouver l'utilité de leurs départements aux dirigeants de la compagnie, des contraintes sont imposées. En leur centre, le devoir de fertilisation réciproque et d'interdisciplinarité organique entre spécialistes des diverses disciplines d'une part (entre physiciens, physico-chimistes et métallurgistes, comme entre théoriciens et expérimentalistes), entre fondamentalistes, concepteurs de produits, ingénieurs de développement et responsables de la politique des brevets de l'autre. Par l'intermédiaire de règles de management strictes (carnets de laboratoires régulièrement scrutés par les experts du droit de propriété par exemple), ainsi que par des rencontres régulières auxquelles chacun est tenu de participer, une nouvelle pratique se fait jour, une pratique qui vise à utiliser tous les moyens pour maîtriser les phénomènes, les rendre reproductibles industriellement, les rendre utiles à la mise au point de procédés brevetables et de produits nouveaux. Jouissant d'une grande liberté d'investigation, mais sans pouvoir se déconnecter d'un ordre social prônant l'efficacité pratique, le théoricien est par exemple amené à ne pas se perdre dans de trop hautes spéculations. De ces nécessités, de ce lieu nouveau qu'est le laboratoire industriel de recherche fondamentale, naît ainsi une nouvelle discipline, la physique des solides, une discipline centrée sur la compréhension micro-physique des matériaux et qui intègre profondément théories quantiques, modèles phénoménologiques, procédures d'approximation, prise en compte des

---

[12]Références dans les notes précédentes, notamment **Hoddeson (1977)**, 25-27 et **Wise (1984)**, 60

corps réels et procédés de fabrication contrôlés[13].

Le contraste du cas français

La situation française apparaît ici comme très contrastée et ne pouvant produire qu'un autre type de pratique physicienne. Car les règles institutionnelles, le système social, les lieux de production de la science sont différents, la définition de ce qu'est la physique, la définition des pratiques localement légitimes ne peuvent que différer — et la physique des solides créée aux Etats-Unis ne pas apparaître.

Premier élément, le système de formation. Comme l'a bien montré Terry Shinn, le système des grandes écoles est très hiérarchisé en France, la tendance étant, pour les moins nobles, de se rapprocher du système de normes des écoles les plus prestigieuses (l'Ecole polytechnique et ses écoles d'application) plutôt que d'inventer de nouveaux cursus et de développer de nouveaux profils de carrière. Le fait est net dans l'entre-deux-guerres et s'illustre à la perfection sur le cas de l'Ecole de physique et chimie de la Ville de Paris dont le système d'enseignement et les formations sont profondément transformés, dans les années 1930, sous l'influence de Paul Langevin. Concrètement, cette 'homogénéisation par le haut' signifie un renforcement des mathématiques pures comme critère de sélection, une préférence pour le raisonnement abstrait et déductif, un privilège accordé à la maîtrise du discours au détriment de l'acquisition des savoir-faire et des pratiques de laboratoire, un choix en faveur de la Culture et au détriment de la dimension technique.

Dans les universités (et à l'Ecole normale), le cours magistral offrant un savoir livresque est de même préféré aux exercices de travaux pratiques (ceux-ci existent mais sont insuffisants et peu considérés) et l'image qui est donnée de la physique est celle d'un corps ordonné de doctrines ne plaçant pas au centre de ses préoccupations les questions ouvertes de la discipline. Comme nous le montrons abondamment dans ce livre (aux

---

[13] **Eckert (1986), Hughes (1989), Reich (1985), Weart (1988)**

chapitres 6 et 8), ces pratiques trouvent une part de leur force dans une échelle de valeurs commune aux universitaires et à une grande part du corps social (une situation qu'on ne retrouve pas aux Etats-Unis où l'université n'est qu'un lieu parmi d'autres de légitimité), une échelle de valeurs qui est organisée autour des notions de savoir désintéressé et de culture générale[14].

Seule une demande industrielle de dîplomés répondant à d'autres exigences aurait pu constituer un contre-pouvoir, engendrer d'autres règles et créer un autre système de références. Comme nous l'avons mentionné, cette alternative n'existe pas vraiment en France puisque les choix stratégiques des capitaines d'industrie n'y reposent que rarement sur une recherche organisée, puisque très peu d'entreprises intègrent, dans leurs structures organiques, des laboratoires fondamentalistes liés à des groupes universitaires. Rien ne vient donc 'perturber' l'équilibre d'ensemble, rien ne vient inciter les universitaires à modifier les cursus de formation — et ces derniers restent les seuls à se battre pour que les sciences soient prises davantage en compte par le corps social. Mais bien évidemment, ils le font à leur façon, selon les critères qui sont les leurs.

Dans les années de l'immédiat après-guerre (1918-1924), ils cherchent pourtant à imiter les systèmes allemands et américains et à susciter la création de fondations dotées de ressources privées et industrielles — mais sans succès. Très logiquement, étant donné ce que sont les traditions françaises, ils se tournent alors vers l'Etat. Comme nous l'expliquons dans le chapitre 8, celui-ci reste d'abord sourd à leurs demandes malgré une réthorique qui n'a rien à envier à celle qui parcourt les autres sociétés occidentales. Ce n'est qu'en 1925, et surtout dans les années 1930, que des actions concrètes sont entreprises. Les moyens financiers et humains alors dégagés viennent toutefois renforcer le système en place puisqu'ils sont mis, de façon discrétionnaire et sans contre-pouvoir d'aucune sorte, dans les seules mains des grands universitaires. Ils contribuent ainsi au maintien de ce qui avait été la fonction par excellence des universités européennes (de l'université alle-

---

[14]**Shinn (1981, 1989)**

mande du XIXème siècle aussi bien que de l'université française), à savoir de '*the traditional view of science as a personal pursuit of truth not significantly different from scholarship in the humanities*', '*the tendency for the activity of science to be seen overwhelmingly as [...] the passing on of a cultural tradition*'[15].

La césure sociale, politique et culturelle qui sépare le monde des affaires des milieux universitaires, césure qui avait été partiellement comblée, dans les années 1880-1900, par la réforme des universités et la multiplication des Instituts provinciaux de sciences appliquées, ne se trouve donc pas réduite dans les quatre premières décennies de ce siècle. Il est même nécessaire d'aller plus loin et d'affirmer qu'elle reprend une nouvelle actualité dans les années 1930 lorsque les scientifiques français (et tout particulièrement les physiciens) prennent la tête d'un mouvement de masse anti-fasciste. C'est que depuis l'affaire Dreyfus, qui a mobilisé la jeune génération de physiciens normaliens, les savants sont aussi devenus des 'intellectuels'. Réinvestissant sur la scène publique un 'capital' acquis sur le terrain privé de la science, ceux-ci s'arrogent le droit de contester l'ordre établi au nom de valeurs supérieures qu'ils prétendent incarner, ils légifèrent activement sur le terrain social et politique sans égards pour les conséquences à court terme. Occupant une place sociale nouvelle, les savants-intellectuels deviennent ainsi les porte-parole de la justice sociale et de la morale universelle — une place qu'on comprendra peu favorable à leur insertion dans le monde industriel et économique.[16].

Paris, le 30 mai 1992.

---

[15]Citations **Fox (1990)**, 97 et 98

[16]**Bensaude-Vincent (1987)**, **Charle (1985)**, **Kargon (1977)**, **Heilbron et Seidel (1989)**

Bibliographie

D. Barkan, *Walther Nernst and the Transition to Modern Physical Chemistry* (Ph. D. Harvard, 1990)

J. Ben-David, *The scientist's role in society* (Englewood Cliffs: Prentice-Hall, 1971)

B. Bensaude-Vincent, *Langevin 1872-1946, Science et vigilance* (Paris : Belin, 1987)

P. Biquard, *Du radium aux microprocesseurs, Histoire de l'Ecole Supérieure de Physique et de Chimie 1882-1982* (Paris: I.D.S.E.T., 1982)

D. Bloor, *Knowledge and Social Imagery* (London : Routledge and Kegan Paul, 1976)

J. Bouvier, 'L'amont de notre incertain avenir : les longues durées', *Le débat, 46* (septembre-novembre 1987), 26-37

M. Callon, 'La recherche industrielle : le mal français', *La Recherche, 183* (décembre 1986, supplément), 4-10

F. Caron, *Le résistible déclin des sociétés industrielles* (Paris : Perrin, 1985)

F. Caron, 'La capacité d'innovation technique de l'industrie française. Les enseignements de l'histoire', *Le débat, 46*, (septembre-novembre 1987), 37-52

C. Charle, 'Naissance des intellectuels contemporains (1860-1898)', in J. Le Goff et B. Köpeczi (eds), *Intellectuels français, intellectuels hongrois, 13e-20e siècles* (Budapest et Paris : Akad. Kiado et CNRS, 1985), 177-189

H. M. Collins, *Changing Order : Replication and Induction in Scientific Practice* (London : Sage, 1985)

M. A. Dennis, 'Accounting for Research : New Histories of

Corporate Laboratories and the Social History of American Science', *Social Studies of Science, 17* (1987), 479-518

M. Eckert et H. Schubert, *Crystals, Electrons, Transistors* (New York : AIP, 1986)

M. D. Fagen (ed.), *A History of Engineering and Science in the Bell System, 1925-1975* (Murray Hill, NJ : Bell Telephone Laboratories, 1978)

R. Fox, 'Research, Education, and the Industrial Economy of France', in *The Academic Research Enterprise within the Industrialized Nations : Comparative perspectives*, Report of a Symposium (Washington DC : National Academy Press, March 1990), 95-107

P. Galison : *How Experiments End* (Chicago and London: The University of Chicago Press,1987)

Peter Galison & Alexi Assmus, 'Artificial Clouds, Real Particles', in David Gooding, Trevor Pinch, Simon Schaffer (eds.), *The Uses of Experiment* (Cambridge : Cambridge University Press, 1989), 225-275

D. Gooding et F.A.J.L. James (eds), *Faraday Rediscovered, Essays on the Life and Work of Michael Faraday, 1791-1867* (London : Macmillan, 1985)

D Gooding, T. Pinch et S. Schaffer (eds), *The Uses of Experiment* (Cambridge : Cambridge University Press, 1989)

J. R. Goodstein, *Millikan's School* (New York : W.W. Norton, 1991)

J. L. Heilbron et R. W. Seidel, *Lawrence and his Laboratory, vol. 1* (Berkeley : University of California Press, 1989)

P. K. Hoch, 'The Rise of Physics Laboratories in the Electrical Industry', *Phys. Technol.. 16* (1985), 177-183

P. K. Hoch, 'John C. Slater and the science for the transistor',

Eur. J. Phys.,11 (1990), 283-191

L. Hoddeson, 'The roots of solid-state research at Bell Labs', *Physics Today, 30* (1977), 23-30

L. Hoddeson, 'The discovery of the point-contact transistor', *Historical Studies in the Physical Sciences, 12* (1981), 41-74

L. Hoddeson, E. Braun, J. Teichmann, S. Weart (eds) *Out of the Crystal Maze,* à paraître

D. Hounshell and J. K. Smith Jr, *Science and Corporate Strategy, Du Pont R&D, 1920-1980* (Cambridge : Cambridge University Press, 1988)

Th. P. Hughes, *American Genesis* (Penguin Books, 1989)

R. H. Kargon, 'Temple To Science : Cooperative Research and the Birth of the California Institute of Technology', *Historical Studies in the Physical Sciences, 8* (1977), 3-31

L. Karpik, 'Une révolution industrielle sans la France', *Le Débat, 40* (1986), 114-129

L. Karpik, 'L'élite industrielle dans la tourmente économique', *Le Débat, 46* (septembre-novembre 1987), 73-88

S. T. Keith and P. Hoch, 'Formation of a research school: Theoretical solid state physics at Bristol, 1930-54', *British Journal for the History of Science, 19* (1986), 19-44

D. F. Noble, *America by Design, Science, Technology, and the Rise of Corporate Capitalism* (New York : A. A. Knopf, 1977)

M. J. Nye, *Molecular Reality, A Perspective on the Scientific Work of Jean Perrin* (New York : Neale Watson Academic Publ., Science History Publications, 1972)

M.J. Nye, *Science in the Provices : Scientific Communities and Provincial Leadership in France 1860-1930* (Berkeley :

University of California Press, 1986)

A. Ophir, S. Shapin, 'The Place of Knowledge, A Methodological Survey', *Science in Context 4(1)* (1991), 3-21

H. W. Paul,*From knowledge to power The Rise of the Science Empire in France, 1860-1939* (Cambridge : Cambridge University Press, 1985)

D. Pestre, 'Sur la science en France, 1860-1940', *Revue d'Histoire des Sciences, 41* (1988), 75-83

D. Pestre, *Louis Néel, le magnétisme et Grenoble, Récit de la création d'un empire physicien dans la province française, 1940-1965* (Paris : Cahiers pour l'histoire du CNRS, n° 8, 1990)

J. F. Picard, *La République des savants, La Recherche française et le CNRS* (Paris : Fayard, 1990)

J. F. Picard, 'L'organisation de la science en France depuis 1870 : Un Tour des recherches actuelles', *French Historical Studies, 17 (1)* (Spring 1991), 249-269

L. S. Reich, 'Irving Langmuir and the pursuit of science and technology in the corporate environment', *TC, 24* (1983), 199-221

L. S. Reich, *The Making of American Industrial Research: Science and Business at GE and Bell, 1876-1926* (Cambridge : Cambridge University Press, 1985)

M. Rudwick, *The Great Devonian Controversy* (Chicago : The University of Chicago Press, 1985)

J. J. Salomon et G. Schméder, *Les enjeux du changement technologique* (Paris : Economica, 1986)

J. J. Salomon, 'La capacité d'innovation', in Lévy-Leboyer et J. C. Casanova (eds), *Entre l'Etat et le marché* (Paris : Gallimard, 1991), 15-58

Joop Schopman, 'Industrious Science : Semiconductor Research at the N. V. Philips' Gloeilampenfabrieken, 1930-1957', *Historical Studies in the Physical Sciences, 19* (1988), 137-172

S. Schweber, 'The Empiricist Temper Regnant, Theoretical Physics in the United States, 1920-1950', *Historical Studies in the Physical Sciences, 17* (1986), 55-98

J. W. Servos, *Physical Chemistry from Ostwald to Pauling, The Making of a Science in America* (Princeton : Princeton University Press, 1990)

J. F. Sirinelli, *Intellectuels et passions françaises, Manifestes et pétitions au XXème siècle* (Paris : Fayard, 1990)

T. Shinn, 'The genesis of French industrial research 1880-1940', *Social Science Information, 19(3)* (1980), 607-640

T. Shinn, 'Des sciences industrielles aux sciences fondamentales. La mutation de l'Ecole supérieure de physique et de chimie (1882-1970)', *Revue. franç. sociol., XXII* (1981), 167-182

T. Shinn, 'Failure or success? Interpretations of 20th century French physics' *Historical Studies in the Physical Sciences, 16 (2)* (1986), 353-369, et *17(2)* (1987)

T. Shinn, 'Progress and paradoxes in French science and technology, 1900-1930', *Social Science Information, 28 (4)* (1989), 659-683

R. H. Stuewer, 'Artificial Disintegration and the Cambridge-Vienna Controversy', in P. Achinstein et O. Hannaway, *Observation, Experiment, and Hypothesis in Modern Physical Science* (Cambridge : The MIT Press, 1985), 239-307

K. Szymborski, 'The physics of imperfect crystals; a social history', *Historical Studies in the Physical Sciences, 14* (1984), 317-355

S. Weart, 'The Physics Business in America, 1919-1940 : A Statistical Reconnaissance', in N. Reingold (ed.), *The Science in the American Context : New Perspectives* (Washigton D.C. : Smithonian Institution Press, 1979), 295-358

S. Weart, 'The Birth of the Solid-State Physics Community', *Physics Today, 41* (July 1988), 38-45

G. Wise, 'Science at General Electric', *Physics Today, 37* (December 1984), 52-61

G. Wise, Willis R. Whitney, *General Electric, and the Origins of U.S. Industrial Research* (New York : Columbia University Press, 1985)

Introduction

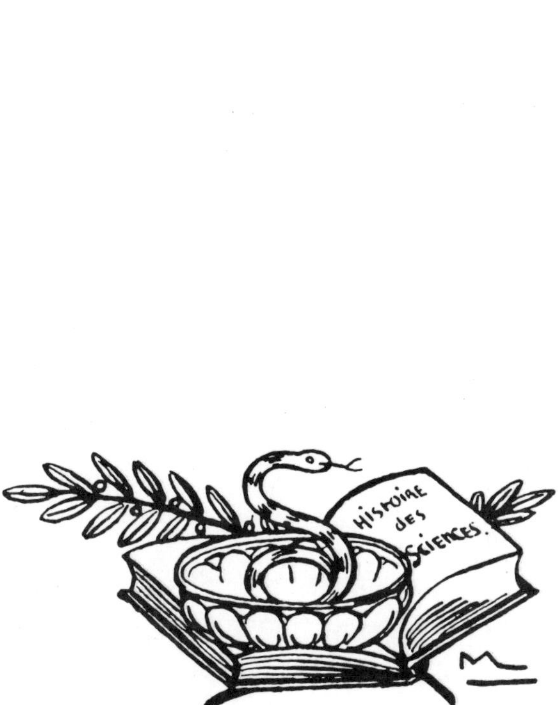

La Thèse défendue ici peut se résumer succinctement de la façon suivante: la physique française des années d'entre-deux-guerres présente un certain nombre de traits particuliers par rapport à la physique internationale, tant dans ses approches méthodologiques que dans ses résultats. Définir et comprendre ces traits constituent les deux objets de ce travail. La description sera construite à partir des travaux des scientifiques français que nous comparerons avec leurs équivalents dans la physique internationale. Quant à la compréhension, elle fera appel à des éléments plus vastes qui relèvent de la société française dans son ensemble: éléments institutionnels et culturels (propres aux milieux scientifiques), éléments structurels et conjoncturels (valables globalement pour tout le pays). Ces affirmations sommaires et abruptes nécessitent plus amples définitions et délimitations. C'est bien évidemment l'objet de cette introduction que de les commenter.

Commençons par la première phase de ce travail: construire une description de la physique française.

Par . . . **La Physique Française** . . ., nous entendons, dans la première partie, nous limiter au seul domaine des productions scientifiques. Nous ne visons donc pas d'abord les pratiques matérielles et sociales (vie des laboratoires par exemple), mais l'ensemble des résultats obtenus par les physiciens et publiés par eux. Deux manifestations en seront successivement analysées. L'enseignement et les manuels d'une part, dans la mesure où ils permettent de connaître les formes spécifiquement françaises dans lesquelles s'exprime la science "normalisée", acquise, acceptée par tous, la recherche et ses articles d'autre part afin de délimiter les sujets abordés, les méthodes suivies et la qualité de cette physique française dans et sur les marges du consensus scientifique.

. . . **dans les années d'entre-deux guerres** . . . Cette délimitation peut paraître étroite mais une raison donne son intérêt à ce choix: la physique connaît durant les quatre premières décennies de ce siècle de profondes mutations qui atteignent la France essentiellement dans les années d'après guerre, de 1918 à 1940. Quatre éléments principaux organisent ces changements: les théories de la relativité restreinte et de la relativité générale, la première théorie quantique qui prend forme dans les années 1905-1909 et que couronnent les modèles atomiques de Bohr et Sommerfeld, la mécanique quantique — et la mécanique ondulatoire — dans les années 1923-1927, enfin l'orientation vers la physique nucléaire et la recherche des particules dans les années 30, synonyme dans certains pays du début de la "big science".

Une remarque doit être faite. Les traits que nous dégagerons dans l'entre-deux-guerres seraient largement vrais, pour la plupart, avant 1919. Cependant, après 1945, ils perdraient rapidement de leur pertinence, la physique française qui se reconstruit dans les années 1945-1955 modifiant profondément sa structure. Autrement dit cette période clôt un moment de l'histoire de la physique en France, moment qui s'enracine très nettement dans le XIXème siècle.

... **presente un certain nombre de traits particuliers** ... Ce que nous entendons par traits particuliers peut d'abord être défini négativement: nous ne voulons pas dire que ces traits sont exclusifs et propres aux seuls physiciens français. Certains d'entre eux se retrouvent en effet hors des frontières de l'hexagone. Nous ne voulons pas dire non plus qu'ils sont absolus et communs à tous les physiciens sans exception: il existe bien sûr des cas a-typiques. Il s'agit plutôt de définir les comportements dominants, ceux de l'immense majorité et dans la mesure essentielle où ils sont originaux relativement à l'étranger, à l'Allemagne, à l'Angleterre, aux Etats-Unis notamment.

Le problème est épineux à deux titres: parler des comportements dominants peut amener à naviguer dangereusement entre des généralités valables pour tous mais par là même banales et des traits trop particuliers mais propres seulement à certains groupes français. Il faut donc tenter de mesurer le plus souvent possible le domaine d'extension des affirmations avancées. D'autant plus que peu d'études ont été faites dans cette direction et que les références pouvant servir de garde-fous sont rares. Plus souvent en effet on s'est attaché à saisir l'émergence du neuf à l'échelle de petits groupes et non le maintien d'une tradition — jamais parfaitement stable — au sein d'un groupe très large — et par là même différencié. C'est pourquoi nous nous attacherons aux productions les plus représentatives du milieu: les manuels, les principales revues françaises, les équipes de recherche et leurs centres d'intérêt.[1]

Peut alors se concevoir la seconde phase du travail. Si ces caractères ont une réalité, s'ils correspondent à un fait national, se pose le problème de les comprendre, de les expliquer. Nous envisageons ici de recourir à une description des réalités sociales et institutionnelles du monde scientifique français (donc à une description extérieure au champ de la physique produite), nous pensons à définir des ensembles plus vastes — culturels, sociaux, politiques ... — qui contiennent comme sous-ensemble spécifique la caractérisation de la physique que nous aurons établie. Trois niveaux d'ordre supérieur sont particulièrement intéressants et c'est autour d'eux que nous organiserons cette phase de l'étude.

D'abord le monde scientifique lui-même dans ses attitudes culturelles et mentales. Autrement dit non seulement les productions scientifiques des physiciens, mais ces savants eux-mêmes en tant qu'hommes, que Français, marqués par leur éducation et habités de certitudes philosophiques. Pour reprendre une formule célèbre, nous viserons les socles archéologiques du groupe physicien, les cadres d'idées, de principes fondamentaux, d'évidences axiomatiques plus au moins conscientes, l'ensemble des référents ultimes qui enracinent le travail intellectuel et qu'on peut systématiser à la lecture des oeuvres extra-scientifiques des physiciens français. Plus généralement les convictions sur ce que doit être la science et ce que doivent être ses règles. Ainsi espérons-nous mettre en évidence de possibles homologies entre ce monde culturel — reflet partiel du monde culturel français — et les traits propres de la recherche et de l'enseignement de la physique.

De là nous étendrons l'étude aux pratiques matérielles, aux pratiques de la recherche dans les laboratoires. Hors des discours tenus par les physiciens eux-mêmes, il s'agira d'analyser leurs principes effectifs de travail et d'en inférer les règles comportementales dominantes. A savoir le fonctionnement des groupes de recherche, les relations hiérarchiques, les modes de direction mais aussi le caractère individualiste des recherches, la place des diverses générations ... S'élaborera ainsi un modèle français de fonctionnement qu'on peut caractériser d'autant plus aisément qu'il reste largement immuable dans un contexte international en mutation et qui impose d'autres normes.

Enfin dernière extension, nous porterons notre attention sur la société française elle-même en tant qu'elle est marquée de comportements originaux, et en particulier sur l'attitude de l'État face aux scientifiques: accorde-t-on quelque confiance à leurs travaux, quelle place leur réserve-t-on dans la vie morale et économique du pays, quels crédits leur alloue-t-on? Emergera alors l'image d'une société dont le regard est largement empreint de sympathie pour ses "savants", qui communie avec eux dans la même ferveur vers le "progrès" mais qui au fond oscille entre l'admiration et l'incompréhension des besoins exigés par eux.

Ce projet peut a priori susciter diverses objections. Nous voudrions répondre à quelques unes d'entre elles et par là même préciser nos postulats.

La science n'est-elle pas, par définition, universelle? La recherche de spécificités individuelles ou nationales, de déterminations "externes" à la science constitue-t-elle la part la plus importante du travail de l'historien des sciences? Nous pensons ici aux thèses de Gaston Bachelard et plus globalement à celles de l'épistémologie française qui lui a fait suite. Pour elle, en résumant succinctement, faire l'histoire des sciences, c'est faire l'histoire du rapport progressif de l'intelligence à la vérité, c'est montrer la formation de l'esprit scientifique en lutte permanente avec l'"instinct de conservation de la pensée", c'est en fait dégager les moments des grandes avancées de la raison scientifique. En d'autres termes, c'est se centrer sur le "surrationalisme" des savants, c'est écrire "une histoire jugée" des filiations conceptuelles, c'est écrire l'histoire de façon récurrente en constituant les questions et les réponses du passé au vu de l'état actuel de la science.[2]

Nous comprenons l'intérêt de cette analyse "des démarches caractéristiques de la science", mais notre propos est bien différent. Il s'apparente beaucoup plus à celui d'Alexandre Koyré d'une part, à ceux de Thomas Kühn, Ludwig Feuer, Paul Forman d'autre part. C'est à dire que la pratique scientifique est d'abord considérée comme forme historique particulière: l'objet de l'histoire des sciences est avant tout de démêler, dans ce que la science dit, dans les formes concrètes des énoncés qu'elle profère, les formes différentes de rationalité qui sont à l'oeuvre, les représentations culturelles plus vastes qui les sous-tendent (les substructures philosophiques dirait Koyré), de façon plus générale les déterminations socio-mentales extérieures qui les marquent. Nous nous sommes donc centrés sur un milieu et ses "paradigmes" et non sur les avancées du rationalisme.

Illustrons ceci d'un point. La reconnaissance par les spécialistes d'une nouvelle rationalité, d'une nouvelle structure épistémologique, peut parfois être fort longue. Une formulation théorico-mathématique peut avoir sa cohérence, une cohérence nouvelle d'ordre supérieur (nous pensons à la théorie statistique de Boltzmann, ou à la théorie de la relativité restreinte d'Einstein), cela ne peut suffire à son acceptation par tout le milieu physicien. C'est l'histoire de cette acceptation par toute la cité scientifique qui est essentielle. Nos savants ne sont jamais pure rationalité, ils relèvent de systèmes de cohérence locaux qui diffèrent suivant les convictions philosophiques ou religieuses, suivant l'éducation reçue (sociale et scolaire), suivant les spécialités pratiquées (physique mathématique ou physique expérimentale), suivant les institutions d'accueil, suivant les générations... Cela nous conduit à une histoire plus charnelle pourrait-on dire, moins sensible à la nécessité, plus préoccupée des différenciations au sein du monde scientifique, sans distinction a priori des "bons" et des "mauvais" élèves. Certes cette histoire reste une histoire jugée, mais domine la volonté de comprendre pourquoi ici et là tel arrangement nouveau apparaît et pourquoi ailleurs cette restructuration est refusée ou ignorée.[3]

Seconde objection: même si on admet cette approche, il faut reconnaître l'existence d'un consensus assez large à l'échelle de la cité scientifique, consensus qu'on ne retrouve pas par exemple dans les sciences humaines. On peut alors refuser la validité du projet proposé pour ce secteur essentiel de la science qu' après Kuhn on peut appeler normale.

Nous répondrions volontiers qu'il y a toujours une profonde unité de l'esprit à l'oeuvre, qu'on imagine mal une séparation aussi nette, que l'imbrication, l'influence réciproque de la science et de la philosophie pour reprendre Koyré, sont toujours indissociables: "seul le positivisme a pu faire oublier cette influence". Cela relève de l'évidence pour le vaste domaine hors consensus: dans l'entre-deux-guerres en France, pensons par exemple à la théorie de la relativité restreinte ou à la mécanique quantique. Ici l'acceptation des théories proposées n'est pas immédiate. La rupture avec les cohérences traditionnelles est trop forte et les considérations extra-scientifiques priment. Ainsi ces théories peuvent être rejetées comme incompréhensibles ou illogiques; c'est-à-dire que les postulats, les règles méthodologiques qu'elles proposent sont irrecevables; c'est-à-dire aussi qu'aucun des paradigmes précédents ne peut convaincre. Dans ce cas, on taxe ces théories de "folles", on les considère comme dénuées de sens et on tente d'opposer aux nouvelles "démonstrations" la répétition de principes éprouvés et antinomiques.[4]

Reste le domaine du consensus (à titre d'exemple toujours, citons la théorie maxwellienne en France après 1918). Malgré le terme, il faut dire que là aussi de fortes différences d'appréciation sont décelables: chacun hiérarchise à sa façon les divers éléments du consensus, chacun privilégie l'induction ou la déduction, les résultats expérimentaux et les lois phénoménologiques d'une part ou l'approche théorique de l'autre, au scin même de la théorie, la physique mathématique ou la construction de modèles plus imagés et partiellement cohérents. Y compris dans ce domaine, des socles culturels différents ordonnent les approches et chaque physicien apparaît comme un ensemble complexe de tradition scientifique, d'innovation partielle et de valeurs extra-scientifiques. Même dans l'exposé de théories classiques ou dans l'introduction de notions élémentaires restent premiers, dans chaque individu, ce qui pour lui fonde la sience, ce qui pour lui a valeur de preuve, ce qui pour lui a valeur d'explication. Nous montrerons la véracité de ces propos par une étude des manuels.

Troisième objection: certes on peut admettre des différences essentielles entre individus, entre groupes, entre générations. Mais pourquoi se focaliser sur les spécificités nationales? La pratique scientifique n'est-elle pas supra-nationale au point de placer au second plan les caractères propres à chaque pays? Les différences entre groupes concurrents, entre groupes à substructures différentes, ne sont-elles pas d'abord supranationales? Cette objection est partiellement recevable: des différences essentielles apparaissent entre divers groupes, en France même. Cependant il n'est pas a priori absurde de tenter une telle caractérisation. Au XIXème siècle par exemple, des différences sont sensibles entre les approches des physiciens anglais et celles des continentaux et Duhem a écrit quelques pages convaincantes à ce propos. Le problème est de savoir si cela peut encore être vrai en 1930, à une époque où l'internationalisation des pratiques scientifiques s'accentue, à une époque où les échanges sont beaucoup plus intenses entre physiques nationales. On peut répondre qu'à cet égard, la France est dans une position originale: elle reste relativement close sur elle-même, elle garde des habitudes d'auto-suffisance alors qu'on les voit s'éteindre à l'étranger. Autrement dit, pour ce pays, la recherche des traits nationaux est encore un projet valide. Nous établirons cette affirmation dans un chapitre intermédiaire entre la première partie consacrée à la physique produite en France et la seconde dédiée aux physiciens. Ce chapitre montrera la relative fermeture du milieu physicien français avant 1945.[5]

Notes

1. Nous pensons entre autres à trois ouvrages:
   Paul Forman, "*Weimar Culture, Causality and Quantum Theory 1918-1927. Adaptation by German Physicists and Mathematicians to a Hostile Intellectual Environment.*" in *Historical Studies in the Physical Sciences*, 1971, vol. 3, p. 1-115.
   Lewis S. Feuer, *Einstein et le conflit des générations*, traduction des éditions Complexes, Paris, Préface de Serge Moscovici, 1978.
   En appendice de ce livre, du même auteur, *Les sources philosophiques de Niels Bohr: le cercle "Ekliptika" et l'esprit de Kierkegaard* p. 317-371 (travail réalisé à la suite d'un séminaire tenu à l'université de Toronto au printemps 1970).
2. Se reporter par exemple à G. Bachelard, *L'engagement rationaliste*, PUF, 1972, notamment l'ouverture intitulée "*Le surrationalisme*" (p. 7-12) et le quatrième article "*L'actualité de l'histoire des sciences*" (p. 37-152) (à propos des notions de rationalisme et d'histoire jugée) et à G. Canguilhem, *Etudes d'histoire et de philosophie des sciences*, Vrin, 1968, en particulier l'introduction "*L'objet de l'histoire des sciences*" (p. 9-23) et l'article "*L'histoire des sciences dans l'oeuvre épistémologique de Gaston Bachelard*" (p. 173-186).
3. G. Bachelard, op cité, p. 41: "Si l'histoire des sciences relatait des erreurs qui peuvent être faites après la découverte de la vérité mathématique, elle serait une histoire des

mauvais élèves en mathématiques et non plus l'histoire des mathématiques valables. Une telle histoire quitterait le courant de l'histoire positive".

4. Citation d'A. Koyré in Yvon Belaval, "*Les recherches d'Alexandre Koyré*", *Critique*, n° 207-208, août-septembre 1964, p. 675-704, citation p. 701. Voir aussi A. Koyré, *Etudes d'histoire de la pensée philosophique*, NRF, 1971, p. 240-45.
5. Pierre Duhem, *La théorie physique, son objet, sa structure*, Marcel Rivière, éd. de 1914 (lère éd. 1906), notamment chapitre IV, "*Les théories abstraites et les modèles mécaniques*", p. 77-154.

PREMIERE PARTIE: LA PHYSIQUE

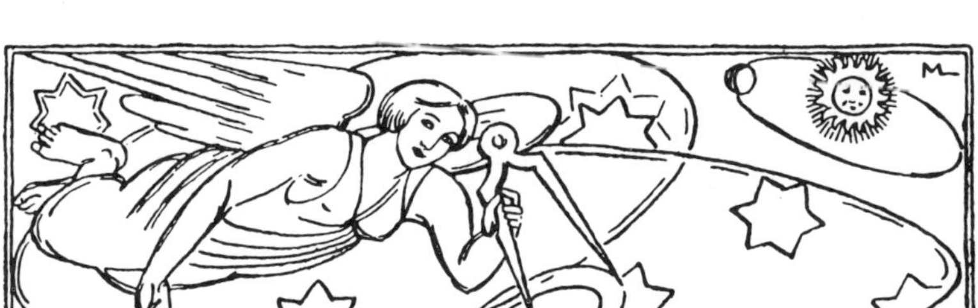

1. L'enseignement de la physique. Réalités professorales et étudiantes

L'OBJET de cette étude peut se formuler ainsi: qui enseigne la physique en France, à qui est-elle enseignée et qu'enseigne-t-on? En fait, cette formulation est un peu vaste. Nous nous limiterons ici à une approche quantitative afin de repérer quels sont les enseignements fondamentaux et qui les suit. Les deux cas s'avérant très différents, nous séparerons celui de la province et celui de Paris.

I — La province

Pour apprécier l'importance de celle-ci, nous avons d'abord établi une première série de données relatives aux enseignants de physique des facultés des sciences. Nous avons pour ce faire, attribué le label de physiciens à ceux que les institutions reconnaissent comme tels ainsi qu'aux physico-chimistes et aux minéralogistes-cristallographes. Pour comparaison, nous donnons parallèlement le nombre d'enseignants à la faculté des sciences de Paris (avec un peu plus de détails il est vrai, mais cela s'avère plus facile pour Paris où les spécialisation sont plus nettes). Le tableau 1.6 en annexe présente ces résultats. Nous pouvons les résumer ici dans un tableau simplifié (tableau 1.1).[1]

La province semble donc représenter un poids non négligeable. Pourtant, si l'on s'intéresse à la physique fondamentale, le paysage apparaît différemment. La renommée des principaux centres de province n'est pas tant due en effet à leurs enseignements de physique générale qu'à leurs activités dans les sciences appliquées (au premier rang desquelles d'ailleurs se placent la chimie et l'agronomie). Donnons quelques éléments de mesure pour apprécier cette originalité provinciale:

TABLEAU 1.1

	Province	Dont Grenoble, Lille, Nancy Strasbourg, Toulouse
1913	45 (+6)	20
1920	—	—
1922	61 (+7)	37
1929	55 (+7)	31
1934	62 (+10)	38
1938	64 (+10)	38
1943	64 (+ 10)	37

	Paris	Dont mécanique physique et des fluides	Physique du globe
1913	12	3	0
1920	16	3	0
1922	24	4	2
1929	31	7	2
1934	32	8	2
1938	33	8	2
1943	33	8	2

1) Toutes les facultés de province ont un enseignement de physique industrielle ou d'électricité industrielle dès 1913, sauf peut-être Montpellier. Même les plus petites ont un cours complémentaire fait par le professeur ou un chargé de cours particulier.[2]

2) La proportion des cours de physique appliquée est rarement inférieure à 1 pour 2, même dans les petits centres. Dans les grosses facultés, le rapport est souvent supérieur: Lille par exemple en 1934 a une chaire de physique générale, une de physique expérimentale, une de radiotélégraphie, une de physique et éléctricité industrielles et une maîtrise de conférences dans cette dernière spécialité. Toulouse a 2 professeurs de physique générale et 3 d'électricité industrielle et mécanique des fluides. Nancy a 2 professeurs de physique générale, 2 maîtrises de conférences dont une de radioélectricité et une chaire d'électrotechnique. On peut schématiquement dire que l'électrotechnique est presque toujours enseignée avant guerre, que la radioélectricité se répand dans les années 20 (Lille, Nancy, Bordeaux, Marseille ...) et la mécanique des fluides dans les années 30 (Poitiers, Marseille, Lille ...).[3]

3) Dans la majorité des facultés, il existe des instituts techniques, de chimie dans au moins 12 villes, de physique appliquée dans 10 au minimum (Besançon en chronométrie, Caen en électromécanique, Bordeaux en radiotélégraphie, Lyon et Poitiers en mécanique, les grands centres — Grenoble, Lille, Marseille, Nancy, Toulouse — préparant à plusieurs spécialités).[4] Mais on devrait ajouter Strasbourg et son Ecole nationale supérieure du pétrole, fondée en 1924 et Nantes (Ecole nationale supérieure de mécanique fondée en 1919).[5] Ce mouvement de création d'écoles industrielles ou d'instituts de faculté a d'ailleurs commencé en province au XIXème siècle. La première école privée est l'Ecole centrale lyonnaise fondée en 1857, les instituts de faculté voyant le jour un peu plus tard, notamment en physique, de 1892, début du cours de Janet à Grenoble, à 1914. On remarquera que Paris ne fit que reconnaître ce mouvement avec l'Ecole spéciale des travaux publics, du batiment et de l'industrie, fondée en 1891 et, en électricité industrielle, l'Ecole supérieure d'électricité dont l'origine remonte à Janet, appelé de Grenoble à Paris par Mascart en 1895. Et encore l'enseignement d'électrotechnique ne fut-il consacré par la Sorbonne qu'en 1920.[6] Par ailleurs, contrairement à ce que laisserait supposer la tradition française et universitaire de centralisation, ces instituts et écoles offrent des enseignements et des diplômes peu unifiés. Il y eut bien quelques tentatives d'uniformisation dans l'entre-deux-guerres — par le niveau recommandé du concours d'entrée ou par une scolarité tendant à 3 années — mais elle ne fut effective qu'après 1945.[7] C'est que leurs créations et leurs programmes de cours répondent aux demandes des industries régionales qui financent ces centres de formation par l'intermédiaire d'associations comme la Société des amis des instituts techniques de Nancy ou l'Association des amis de l'université de Grenoble. C'est d'ailleurs une fierté pour ces villes d'avoir su installer de telles écoles répondant à un manque, et que ne comblaient pas les "grandes écoles parisiennes" comme Polytechnique ou Centrale.[8]

4) Si on essaie de connaître le nombre des étudiants qui suivent des formations d'ingénieurs dans ces instituts, ou suivent les cours des certificats de physique appliquée, on arrive à des résultats qui confirment la suprématie de ces enseignements sur ceux de physique fondamentale. Nous avons, pour quelques villes et quelques années, regroupé nos résultats dans le tableau 1.7 en annexe. Même si ce sondage n'est que partiel, il suffit pour affirmer en première approximation que les étudiants de physique générale et fondamentale sont très marginaux dans l'immédiat après-guerre et que leur nombre, tout en progressant

semble-t-il dans les années 30, reste inférieur à celui des étudiants des instituts techniques de faculté qui, lui, semble se réduire de 1920 à 1940. Il serait intéressant de faire ce travail systématiquement pour toutes les villes pour confirmer ce résultat.[9]

5) Enfin, nous avons voulu avoir un ordre de grandeur du nombre des étudiants inscrits au certificat de physique générale, relativement aux autres certificats des facultés. Il est apparu, là encore, très faible, les mathématiques et la mécanique rationnelle (Grenoble 1922 et 1938; Rennes 1929; Poitiers 1939; Lille 1913 et 1938; Marseille 1938) et/ou les sciences naturelles (Toulouse 1938; Rennes 1929) regroupant le plus d'étudiants. Seul le cas de Nancy est assez équilibré (1914; 1931; 1938). Le tableau 1.2 montre, pour quelques villes et quelques années dont le choix est à nouveau arbitaire, les résultats obtenus.

On voit donc que le poids de la province correspond à un type d'enseignement particulier et nous le verrons, différent de celui de la capitale: sous le même vocable de faculté des sciences se retrouvent des réalités assez diverses. Retenons enfin le faible nombre d'étudiants suivant les cours de physique générale en province.

II — Paris et l'enseignement de physique

Les enseignements

Le détail des enseignements (nombre des professeurs, maîtres de conférences et chargés de cours) à Paris est donné dans le tableau 1.8. en annexe. Ce qui frappe est la nette croissance dans les années 20 et la stagnation dans les années 30.[10]

Dans les 4 ou 5 années qui suivent la fin de la guerre, on remet à jour les cours de la faculté des sciences: d'une part, on double d'une maîtrise de conférences les chaires d'astronomie, d'aéronautique, de radioactivité et de chimie-physique. D'autre part, on institue des enseignements nouveaux: chaires de mécanique des fluides, d'électrotechnique, d'optique appliquée, de physique du globe. Enfin, on établit une chaire de physique théorique et physique céleste: cette dénomination peut paraître quelque peu surprenante, elle signale simplement la place de la physique théorique.

Dans les années suivantes (1923-1930) d'autres cours sont institués. D'une part on installe une nouvelle chaire de mécanique des fluides, de l'autre on étoffe l'enseignement théorique. La chaire de physique

TABLEAU 1.2
Etudiants inscrits (d'après les statistiques d'examens)

	Bordeaux 1913	Bordeaux 1938	Grenoble 1922	Grenoble 1938	Lille 1913	Lille 1938	Nancy[b] 1914	Nancy[b] 1938	Marseille 1938	Rennes 1929	Poitiers 1939	Toulouse 1920	Toulouse 1938
Certificat de physique générale	13	27	6	21	28	23	15	14	29	22	4	10	42
Tous certificats de la faculté	115	306	548[a]	196	149	369	139	116	312	375	114	118	296

[a] 239 sont des inscrits de l'Institut polytechnique qui suivent les cours de mécanique industrielle, électrotechnique, électrochimie ... de la faculté

[b] il s'agit du chiffre des *reçus* aux examens.

théorique et de physique céleste est ainsi dédoublée, l'enseignement de physique céleste étant confié à Georges Bruhat, celui de physique théorique à Eugène Bloch; parallèlement en 1928, dans le cadre de l'Institut Henri Poincaré, on installe une chaire et une maîtrise de conférences de *Théories physiques.* Elles sont confiées à Léon Brillouin et Louis de Broglie d'abord, à Louis de Broglie et Francis Perrin ensuite.

Ainsi, à la fin des années 20, une restructuration des enseignements s'est opérée à Paris dans trois directions:

1) apparaît *une physique à tendance appliquée,* largement absente avant-guerre de la Sorbonne qui considérait avec un certain mépris les enseignements "techniques". Cela n'empêche en aucune façon la province et les grandes écoles d'ingénieurs parisiennes de garder la suprématie dans ce domaine.

2) est mis au point un corps d'enseignement *de la mécanique physique et de la mécanique des fluides*: 4 chaires, 8 enseignants. C'est avant tout la mécanique des fluides et l'aéronautique qui bénéficient de cette croissance. Parallèlement les laboratoires se développent, appuyés par le ministère de l'Air.

Ces deux domaines dénotent une nouvelle préoccupation de la faculté des sciences: elle sort de sa tour d'ivoire et accepte de rencontrer la technique.

3) enfin sont institués des cours de physique théorique, et plus généralement de physique "moderne". Bien sûr, nous pensons aux cours de Bloch, Brillouin, de Broglie, Francis Perrin mais aussi aux maîtrises de conférences associées aux cours de Jean Perrin, de Mme Curie et d'Emile Borel (probabilités et physique mathématique).

Dans les années 30 par contre, c'est l'immobilisme qui frappe: pas d'enseignements nouveaux au contraire et au creux de la vague économique, le plan Laval de 1934 envisage la suppression de chaires. Ainsi en 1935, pour la seule université de Paris, 11 professeurs, 2 maîtres de conférences, 3 chefs de travaux, 18 assistants disparaissent du budget de l'État. Mais en physique les conséquences sont peu importantes. Pour les chaires, seule celle d'électrotechnique est supprimée et aussitôt rétablie comme chaire d'université par les industriels qui soutiennent la Société française des électriciens. Permettons-nous ici une remarque plus générale sur la situation occasionnée par ces décrets Laval. Toute la France scientifique est touchée il est vrai. Mais dans la majorité des cas, les cours sont maintenus dans les facultés sous forme de cours complémentaires financés par les universités ou les municipalités. Nous venons de le signaler pour Paris, nous l'avons vérifié pour le cas bordelais.[11]

Revenons sur le cas parisien pour conclure. La situation semble s'être améliorée quant aux enseignements: ils ont presque triplé de 1913 à 1930 et 40 et surtout ils se sont diversifiés, couvrant l'essentiel des champs de la connaissance de l'époque. Mais pour pouvoir confirmer cette première impression, nous allons regarder quels étudiants suivent cet enseignement.

Les enseignés

Rappelons en quelques mots l'organisation des études en France dans l'entre-deux-guerres. Pour être licencié, un étudiant doit être reçu à trois certificats (C.E.S.). Dans la tradition de l'université libérale, une entière liberté de choix lui est laissée. Pourtant le choix se porte plus facilement sur certains certificats. D'une part car les professeurs conseillent de graduer les difficultés et de commencer par des certificats élémentaires comme le certificat de *mathématiques générales ou* à défaut celui de *mathématiques-physique-chimie* (M.P.C.). D'autre part car les étudiants désireux d'enseigner se doivent d'acquérir la licence d'enseignement. Pour la physique, cela nécessite d'obtenir *mathématiques générales* ou *M.P.C.*, puis *physique générale*, enfin, de préférence, *chimie générale.* D'où le statut de ces certificats particulièrement convoités par les professeurs. Jusqu'en 1920, Gabriel Lippmann, prix Nobel, est titulaire d'une des deux chaires de physique générale; après cette date et jusqu'à la fin des années 30, Aimé Cotton et Charles Fabry se les partagent.[12]

Nous avons établi en annexe le graphique 1.1 représentant les inscriptions aux divers examens de physique, aux divers C.E.S. Pour comparaison, nous avons fait figurer les inscrits au certificat de mathématiques générales.

La première conclusion à tirer est l'importance croissante du certificat de physique générale auprès des étudiants. On peut l'apprécier par le tableau 1.3.[13]

Nous touchons là un point capital: il semble qu'existait à la faculté une grande variété de cours, que les certificats disponibles en physique étaient nombreux. En fait, l'un d'entre eux polarise les étudiants (1 sur 2 à 2 sur 3). Peut-être peut-on penser que ces étudiants suivent d'autres cours, d'autres certificats de physique? Dans leur majorité nous ne le pensons pas, ils préparent *mathématiques générales* et *chimie générale* dont les effectifs sont très nombreux.

TABLEAU 1.3

C.E.S. physique générale	1920 1923	1926 1929	1930 1931	1934 1936	1937 1939
nombre d'étudiants inscrits à l'examen	260	350	400	450	360
Pourcentage du total des inscrits en physique	50%	52%	58%	65%	63%

Aussi sommes-nous devant une situation inattendue à la lecture des intitulés de cours. Certes ceux-ci sont de plus en plus nombreux mais en réalité un seul importe vraiment, un seul souvent fournira le complet bagage en physique des futurs enseignants ou futurs chercheurs.[14] La question se pose donc d'apprécier la qualité de ces cours: brillants et modernes ou bien ternes et vieillis, ils modèleront une grande part des étudiants. Cette étude nous occupera durant tout le chapitre suivant, mais on peut rapporter l'avis de quelques étudiants devenus célèbres par la suite. Francis Perrin d'abord. Ses professeurs furent les prédécesseurs de Fabry et Cotton, à savoir Gabriel Lippmann et Victor Leduc. Le premier ne s'intéressait pas à son cours, il répétait celui qu'il avait écrit en 1880. Le second faisait des cours assez médiocres. Seul un cours annexe d'électricité présentait quelque originalité: il parlait de la théorie électrique de la lumière. Parallèlement il est vrai, F. Perrin assistait aux cours de Langevin au Collège de France et aux discussions qui suivaient sur la relativité et les quanta. Pierre Auger ensuite. Il suivit les premiers cours de Charles Fabry: remarquables dit-il. André Kastler: il suivit les cours de Fabry et Cotton qui venaient d'arriver: d'excellents cours avec de belles expériences de cours mais la thermodynamique était enseignée par le vieux Leduc dont les cours ne paraissent pas avoir suscité l'enthousiasme. Parallèlement il suivait en auditeur libre les cours de Becquerel au Muséum et de Langevin au Collège de France, tous deux sur la relativité. Enfin à l'Ecole Normale, Eugène Bloch faisait des conférences pour les élèves et initiait à la physique atomique. Pour les années 30, André Guinier est déjà plus sévère: "disons franchement que le niveau des physiciens n'était pas très élevé" même si certains professeurs étaient excellents (Bruhat, E. Bloch, Abraham). Quant à Noël Félici, il pense que les cours de la Sorbonne en physique générale étaient hors de tout progrès.[15]

Quoiqu'il en soit, ces cours de physique générale seront à étudier d'un peu plus près étant donné leur importance. Tournons-nous maintenant vers les autres certificats pour tenter de cerner leur "clientèle". D'abord les certificats de physique appliquée, c'est-à-dire celui d'optique appliquée, formant principalement des ingénieurs opticiens, celui d'électrotechnique, formant avec l'aide de l'Ecole supérieure d'électricité des ingénieurs électrotechniciens et électro-mécaniciens, enfin ceux de mécanique, soit axés sur la mécanique physique (mécanique du solide, moteurs, turbines ...), soit sur l'aérodynamique et ses applications à l'aéronautique, soit sur la mécanique des fluides (l'approche est pour celui-ci le plus souvent théorique). Le tableau 1.4 donne quelques résultats.

Les certificats d'électrotechnique et de mécanique, on peut le constater, rassemblent un nombre assez respectable d'étudiants, même si l'enseignement de mécanique est en régression depuis 1930. Pourtant, comparés à la province, ces chiffres restent modestes: Paris et sa faculté des sciences ne constituent pas un pôle de l'enseignement technique supérieur, leur vocation pour l'enseignement de la "science pure" reste première.

Enfin — et la remarque est d'importance — les autres certificats rencontrent un maigre succès. Et particulièrement deux d'entre eux, celui de *chimie physique et radioactivité* et celui de *probabilités et physique mathématique* (voir tableau 1.5). Neuf personnes furent chargées de l'enseignement de ces deux certificats dont Jean Perrin, Mme Curie, Jean Debierne, Emile Borel, Louis de Broglie, Léon Brillouin, (pendant quelques années) et Francis Perrin. En 1919, ils n'étaient que trois, Jean Perrin, Madame Curie, Emile Borel. (A noter ce fait exceptionnel que le cours d'Eugène Bloch ne donne pas lieu à

TABLEAU 1.4
Inscrits aux divers examens — faculté des sciences de Paris

Années Cours	1920-23		1926-29		1934-36		1937-39	
Electrotechnique	40	36%	60	29%	40	14%	25	12%
Optique appliquée	2		8		10		4	
Mécanique	145		130		50		40	
Physique générale	260	(50%)	350	(52%)	450	(65%)	360	(63%)
Total Physique	520		680		690		570	

examen). Or les étudiants qui assistent à ces cours sont bien peu nombreux, surtout dans les années 20 où 3 à 5% seulement des étudiants de physique suivent ces cours. Dans les années 30, leur nombre est en progression (jusqu'à 8%) mais c'est le seul certificat de *probabilités et physique mathématique* qui est en croissance. Quant au certificat de Jean Perrin et Mme Curie, son audience reste marginale. Qu'on en juge, dans le tableau 1.5.

Nous abordons là le second point important. Ces divers cours, assurés par 9 professeurs, le sont par des spécialistes dont les noms sont connus internationalement, ils sont par ailleurs au coeur de la physique moderne de l'entre-deux-guerres ... et ils sont largement ignorés des étudiants. Cela nous conduit à deux des trois préoccupations qui nous retiendront dans les chapitres suivants:

1) Cette situation ne fait que rendre plus cruciale la question de la qualité des cours de physique générale dispensés à Paris: donnent-ils aux étudiants une approche moderne de la physique qui pourrait pallier le fait que ces étudiants ne suivent pas les cours de Mme Curie, de de Broglie ou de F. Perrin? Nous allons immédiatement aborder cette question dans le chapitre 2.

2) Ce peu d'intérêt suscité par la physique théorique — et ce dans un contexte international qui exige de plus en plus l'approche théorique et quantique de la physique — reflète-t-il une situation plus générale en France? Nous répondrons à cette question dans le chapitre 4.

TABLEAU 1.5

Années Examens	1921 1923	1926 1928	1930 1931	1934 1935	1937 1939
CES de chimie-physique et radioactivité	10	8	12	7	7
CES de probabilités et physique mathématique[a]	11	12	28	45	40
Pourcentage par rapport aux inscrits à l'ensemble des examens en physique	4%	3%	5.5%	7%	8%

[a] Rappelons qu'une grande part des étudiants de ce certificat sont des mathématiciens qui ne suivent pas l'option de physique. Selon une lettre d'Emile Borel au doyen datée du 12/2/1930, trois options sont possibles pour le certificat de *probabilités et physique mathématique*: compléments théoriques et mathématiques; physique mathématique; statistique. Seule la seconde, physique mathématique, prend en compte un enseignement de physique. (A.N. AJ^{16} 5775.)

Annexes

TABLEAU 1.6
Professeurs et maîtres de conférences en province

	Alger	Besançon	Bordeaux	Caen	Clermont	Dijon	Grenoble	Lille	Lyon
1913									
Physique	2 (2^{x})[a]	2 (1^{x})	4 (2^{x})	1	2 (2^{x})	2 (2^{x})	3 (1^{x})	6 (3^{x})	4 (1)
Total	11[c]	15	19	7	10	11	12	21	21
1922									
Physique	2 (2^{x})	3 (1^{x})	3(?)	?	2 (2^{x})	2 (2^{x})	3 (2^{x})	6 (1^{x})	4 (1+1)[b]
Total	?	12	17	?	12	12	14	20	21
1929									
Physique	2 (2^{x})	3 (1^{x})	3 (1^{x})	2 (?)	2 (1^{x})	2 (1^{x})	4 (2^{x})	4? (2^{x})	2 (1+1)
Total	17	12	17	11	10	10	15	19	20
1934									
Physique	3 (2^{x})	3 (1^{x})	3 (1^{x})	2 (0)	2 (1^{x})	2 (1^{x})	4 (^{x})	7 (4^{x})	2 (1+1)
Total	18	12	15	11	9	9	17	26	20
1938									
Physique	id.	id.	id.	id.	id.	id.	4 (2^{x})	7 (4^{x})	2 (1+1)
Total							16	27	21
1943									
Physique	id.	id.	id.	id.	id.	id.	4 (2^{x})	id.	id.
Total							18		

	Marseille	Montpellier	Nancy	Poitiers	Rennes	Strasbourg	Toulouse	Total Province
1913								
Physique	3 (1ˣ)	2 (1+1)	5 (1+1)	2 (1ˣ)	2 (1ˣ)	—	3 (1)	43+6+2[d]
Total	15	17	21	10	13	—	21	220
1922								
Physique	3 (1ˣ)	2 (1)	8 (1+1)	2 (1ˣ)	2 (1ˣ)	8 (1+1)	7(1)	58+7+3
Total	15	16	24	9	14	38	25	—
1929								
Physique	3 (1ˣ)	2 (1)	6 (1+1)?	id.	3 (1ˣ)	8 (1+1)	4 (1)	52+7+3
Total	16	15	24		14	34	23	266
1934								
Physique	3 (1ˣ)	2 (1)	7 (1+1)	id.	id.	8 (2+2)	5 (1)	58+10+4
Total	17	15	24			37	25	279
1938								
Physique	4 (1ˣ)	2 (1)	id.	3 (1ˣ)	id.	id.	id.	60+10+4
Total	19	16		10				283
1943								
Physique	5 (1ˣ)	id.	7 (1+1)?	id.	2(1ˣ)	8 (2+1?)	5 (1)	60+10+4
Total	21		25		14	34	27	283

Sources: Annuaires nationaux — cf note 1

[a] physique: 2 (2ˣ) signifie: 2 professeurs, maîtres de conférences ou chargés de cours recensés en physique (y compris la physique appliquée enseignée en faculté) plus deux dans une chaire intitulée *géologie et minéralogie.*

[b] physique: 4 (1+1) signifie: 4 professeurs . . . plus 1 en *minéralogie* (sans géologie donc) plus 1 professeur en *chimie-physique.*

[c] Total: 11 signifie: total des professeurs, maîtres de conférences et chargés de cours de la faculté.

[d] Total province: 43+6+2 signifie: 43 physiciens, plus 6 minéralogistes, plus deux physico-chimistes. Le chiffre des minéralogistes est calculé de la façon suivante: ⅓ des professeurs de *minéralogie* et de *géologie et minéralogie.* Nous pensons ainsi estimer le nombre de minéralogistes-cristallographes.

TABLEAU 1.7
Nombre d'étudiants inscrits (d'après les statistiques d'examens)

	Grenoble		Lille		Nancy[c]			Toulouse	
	1922	1938	1913	1938	1913	1929	1938	1920	1938
Certificat de *physique générale*	6	21	28	23	15	13	14	10	42
Certificats de physique fondamentale[a]	6	21	36	54	19	32	20	39	50
Certificats de physique appliquée[b]	146	21	16	23	18	14	6	—	5
Instituts techniques de facultés	1198[d]	337[e]	71[f]	71[f]	464[g]	?	84[h]	242[i]	58[j]

[a] Certificats de: physique générale; minéralogie; M.P.C. (maths — physique — chimie); chimie - physique.

[b] Certificats de: mécanique appliquée; physique appliquée; physique industrielle; électrotechnique; radioélectricité; mécanique des fluides; mécanique industrielle.

[c] pour Nancy, les chiffres sont ceux des reçus aux examens.

[d] élèves de l'Institut polytechnique de Grenoble, y compris 239 inscrits simultanément aux certificats de la faculté. Sont reçus cette année-là 387 ingénieurs-électriciens. On notera aussi que ce chiffre particulièrement élevé est dû au retour des mobilisés de la guerre.

[e] Institut polytechnique.

[f] élèves ingénieurs -électriciens seulement; or en 1937-38, il y a 50 élèves à l'Ecole Nationale d'Arts et Métiers; 20 à l'Institut industriel du Nord; 17 à l'Institut électro-mécanique (38-39) . . .

[g] nombre d'élèves de l'Institut électro-technique et de mécanique appliquée.

[h] nombre de diplômes d'ingénieurs décernés en physique appliquée.

[i] nombre d'inscrits à la formation d'ingénieur-électricien.

[j] nombre d'inscrits à l'Institut électrotechnique et de mécanique appliquée.

Sources: *Université de Grenoble, Rapport annuel du conseil de l'université. Annales de l'université de Lille, Comptes-rendus des doyens de facultés, rapport annuel. Université de Nancy (rapport annuel), Conseil de l'université et compte-rendu des facultés. Université de Toulouse, Rapport annuel du conseil de l'université.*

TABLEAU 1.8
Faculté des sciences de Paris: nombre de professeurs et de maîtres de conférences

Années choisies	1912	1920	1921	1922	1926 1927	1928	1933	1935 1940
Mécanique (physique, des fluides, aéronautique ...)	3	3	3	4	6	7	8	8
Physique générale (certificat de)	3	4	4	4	4	4	4	4
Electrotechnique	0	1	1	1	1	1	1	1
Optique appliquée	0	0	3	3	3	3	3	3
Hautes températures	0	0	0	0	0	0	1	1
Astronomie	1	2	2	2	2	2	2	2
Physique du globe	0	0	1	2	2	2	2	2
Minéralogie	2	2	2	2	2	2	1	2
Physique théorique	0	0	0	0	1	3	3	3
Physique céleste	0	1	1	1	1	1	1	1
Radioactivité	1	1	1	2	2	2	2	2
Chimie-physique	1	1	2	2	2	2	2	2
Probalités et physique math.	1	1	1	1	1	2	2	2
Total	12	16	21	24	27	31	32	33

Sources: *Livret de l'étudiant*, années choisies.

GRAPHIQUE 1.1
Candidats aux examens en physique à la Sorbonne (année des examens)

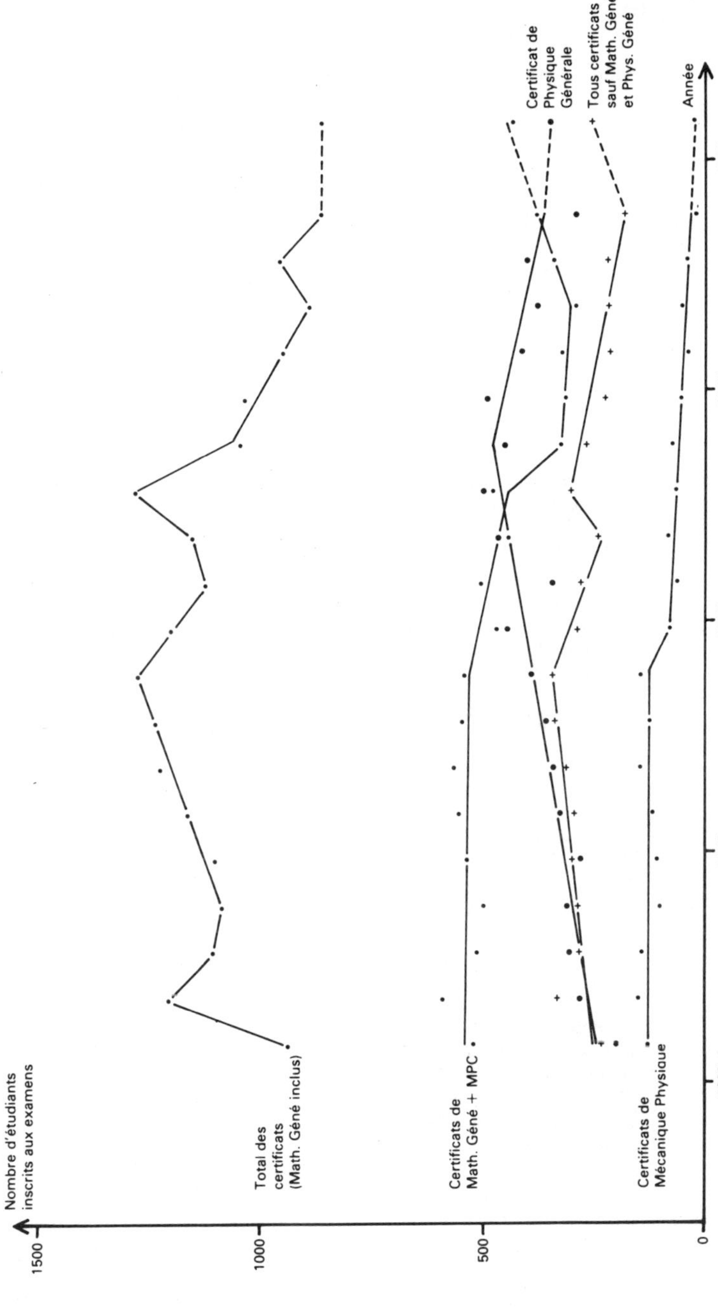

Notes

1. Sources: pour la province, *Annuaire de l'instruction publique* 1913; 1922. *Annuaire général de l'université et de l'enseignement français*, 1929-1943, annuel; pour Paris: *Livret de l'étudiant, édité par la Société des amis de l'université de Paris*, 1913-1943, annuel. Pour Paris, nous aurions préféré consulter les affiches officielles de cours qui sont évidemment plus précises. Malheureusement nous n'en avons trouvé que peu d'exemplaires (Archives du Rectorat de Paris, Sorbonne). De la confrontation du livret de l'étudiant avec ces affiches, nous pouvons dire que l'imprécision de celui-ci est faible et que les erreurs commises une année sont en général rectifiées l'année suivante. Aussi le chiffre que nous donnons (*nombre de professeurs et maîtres de conférences assurant au moins un cours, souvent deux*) est-il susceptible d'être décalé d'une année.

   Pour les annuaires nationaux, l'information semble être communiquée par les doyens ou les rectorats. Aussi existe-t-il des différences de présentation, les chefs de travaux et assistants n'apparaissant pas toujours.

   A noter qu'en 1922 il y a une faculté de plus, Strasbourg (10 enseignants de physique). Les chiffres entre parenthèses pour la province correspondent à une estimation que nous avons faite: on rencontre souvent des professeurs de "géologie et minéralogie" et nous avons estimé qu'un tiers de leur enseignement correspondait à de la minéralogie. Ce chiffre entre parenthèses correspond donc à $1/3$ des professeurs de "géologie et minéralogie". Il n'est pas répété dans le cas des cinq villes choisies. Pour Paris ont été comptés dans le total la ou les chaires de *probabilités et physique mathématique* ainsi que les deux professeurs de cristallographie-minéralogie. Quant aux enseignements de chimie-physique, nous ne les avons comptabilisés que lorsqu'il s'agissait d'un professeur n'enseignant que la chimie-physique et non la chimie et la chimie-physique.
2. *Annuaire de l'instruction publique*, 1913. L'annuaire ne signale pas ce type de cours à Montpellier. Est-ce un oubli?
3. *Annuaire général de l'université et de l'enseignement français*, annuel de 1929 à 1943.
4. *Annuaire de l'éducation nationale* (1947) qui signale ces instituts et écoles.
5. On trouvera beaucoup de détails dans Chatelet, *La France devant les problèmes de la science, Notes et études documentaires* n° 2552, 20 juin 1959, p. 49-54.
6. A. Chatelet, op cité ci-dessus, p. 50; 52.
7. A. Chatelet, op cité ci-dessus, p. 51.
8. P. Petit, "*L'oeuvre industrielle de la faculté des sciences de Nancy*", in *Revue scientifique*, 22 nov. 1924, n° 22, p 681-688, ici p 682.

   L'université de Grenoble, plaquette éditée en 1948, probablement par l'Association des amis de l'université de Grenoble, 109 p.

   Voir aussi *Les relations entre milieux universitaires et économiques*, Bordeaux, 1955, 29 p.

   Pour la "fierté" d'un doyen, lire Delsarte, *Les activités scientifiques et techniques de la faculté des sciences de Nancy*, in *Conférences du Palais de la découverte*, 26 mai 1956; ou Fallot, "*L'Institut polytechnique de Grenoble*", *Revue de l'enseignement supérieur*, n° 1, 1957, p 53-62.
9. Le travail serait long car il faut étudier annuellement les rapports des doyens au ministre, regroupés sous des titres divers (cf sources, tableau 1.7) et de plus non présentés de façon toujours homogène. Par ailleurs, quoique nous supposions leur existence, il n'est pas possible de les trouver tous à Paris. Par exemple, nous n'avons pas trouvé à la Bibliothèque Nationale les rapports de Lyon et Strasbourg qui sont des facultés importantes. Aussi nous nous sommes contenté ici de quelques sondages très ponctuels.
10. Ne sont pas pris en compte ici les enseignements du Collège de France (Langevin,

Marcel Brillouin puis Léon Brillouin), ceux du Muséum (J. Becquerel), ni ceux des grandes écoles comme Polytechnique qui ne préparent pas en général à la recherche.

11. *Projet de loi de budget pour 1935*, tome: *Education Nationale*. Pour la chaire d'électrotechnique à Paris, voir Charles Maurain et Anatole Pacaud, *La faculté des sciences de l'université de Paris de 1906 à 1940*, PUF, Paris, 1940. Pour Bordeaux, voir *Rapports du conseil de l'université; Comptes-rendus des travaux des facultés de Droit, Médecine, Sciences et Lettres*, Archives départementales de la Gironde, cote II, I/L11 (ces rapports sont annuels). Voir par exemple en 1938 la conclusion du doyen de la faculté des sciences qui précise que la faculté a continué à distribuer l'enseignement initial d'avant les décrets-lois grâce à des cours complémentaires.

Aussi pensons-nous pouvoir dire que la vision proposée par Spencer Weart dans son livre *Scientists in Power* est quelque peu catastrophiste. Il dit en effet que le nombre des professeurs d'université a baissé entre 1914 et 1925, "si bien qu'en 1930 il était à peine au-dessus du niveau de l'avant-guerre" (p. 56 de la version française, *La grande aventure des atomistes français*, Fayard, 1980). Si ceci est vrai pour l'ensemble des universitiés, c'est sûrement faux pour ce qui concerne la physique, même si la croissance parisienne fait figure d'exception. D'après les annuaires officiels nous comptons 63 professeurs, maîtres de conférences et chargés de cours en 1913, pour 83 en 1929 (si on ne compte pas les 10 de la nouvelle université de Strasbourg). Il est vrai que la province seule sans Strasbourg, voit ses chiffres stagner. Pour la seconde décennie, s'il est vrai comme le dit Spencer Weart qu'en "1934 et 1935 les décrets supprimèrent des postes de professeurs en si grande nombre, qu'en 1936, l'enseignement supérieur en avait perdu plus de 250" (p. 63), il faut préciser qu'il y eut de nombreuses compensations locales, en physique notamment.

12. Pour ce qui est des "conseils" des professeurs, on en trouvera d'abondantes traces dans les *Comptes-rendus du conseil de faculté*, A.N. AJ[16] 5124 — 25 ainsi que dans la boîte AJ[16] 5757. On y suivra les efforts des professeurs pour rendre obligatoire, la première année, le certificat de mathématiques générales, on y trouvera les divers projets proposés dès 1921 pour ce faire (C.R. des conseils du 2 mai 1921, du 24 mars 1922 ...), on y verra un rapport définitif du doyen Charles Maurain sur ce sujet daté de 1929, un autre, le premier ayant avorté, de 1936, enfin le décret de 1938 portant réforme ... qui malheureusement n'entrera en application qu'en 1947. C'est que la résistance est forte du côté des partisans farouches des traditions libérales (Emile Borel par exemple).

13. Les chiffres sont des moyennes tenant compte des variations annuelles. Ces chiffres sont établis à partir des rapports annuels des doyens complétés pour certaines années (1928-1940) des notes et rapports préparatoires (A.N. série AJ[16]). Pour les rapports annuels, qui présentent les résultats aux deux sessions d'examens, voir les rapports des doyens in Académie de Paris. *Conseil de l'université de Paris et conseil académique. Rapports sur les travaux et les actes des établissements d'enseignement supérieur* (ces rapports sont annuels). Après 1924, ces rapports des doyens sont présentés in *Annales de l'université de Paris*, revue trimestrielle, ed. Sorbonne, Paris V[e].

Dans le *total pour la physique*, ne sont pas pris en compte les étudiants inscrits au certificat de mathématiques générales, mais seulement ceux des CES suivants: calcul des probabilités et physique mathématique, physique générale, aérodynamique et hydrodynamique supérieures, mécanique physique et expérimentale, mécanique des fluides, aéronautique, électrotechnique, optique appliquée, physique du globe, minéralogie, chimie-physique et radioactivité, astronomie, M.P.C.

14. C'est partiellement le cas des élèves de l'Ecole normale supérieure qui préparent la licence d'enseignement de physique. Il faut néanmoins préciser que des

conférences complémentaires leur sont spécialement réservées à l'école, qu'ils suivent parfois d'autres certificats, qu'enfin ils sont fréquemment au laboratoire avec Bruhat, Eugène Bloch ou Abraham.

15. Interviews de F. Perrin par K. Pomian, Paris, le 18-10-1979; de P. Auger par K. Pomian, Paris, le 23-10-1979; de A. Kastler par K. Pomian et D. Pestre. Paris, le 16-10-1979; de A. Guinier par K. Pomian et D. Pestre, Paris, le 31-10-1979; de N. Félici par D. Pestre, Grenoble, le 19-12-1979.

2. L'enseignement de physique générale. Cours de la Sorbonne et manuels pour étudiants

AINSI DONC il apparaît comme central d'étudier l'enseignement de physique générale en France dans l'entre-deux-guerres. Pour ce faire on peut organiser les investigations dans deux directions: soit regarder les cours professés dans les chaires de physique générale — du moins lorsqu'ils sont imprimés — soit s'intéresser aux manuels rédigés pour les étudiants de faculté ou des grandes écoles comme Polytechnique.

Il n'est évidemment pas possible d'étudier en détail tous les manuels et tous les cours publiés à cette époque. Devant leur nombre, un choix s'impose. Pour l'établir nous avons tenu compte de la renommée de l'auteur et de sa place dans les institutions d'enseignement — pour les cours professés —, de la pérennité des ouvrages et de leur succès repérable par les rééditions — pour les manuels.

Le premier critère nous a amené à regarder les oeuvres de Charles Fabry et d'Aimé Cotton, les deux professeurs parisiens titulaires des chaires de physique générale. Aimé Cotton n'a pas publié ses cours, Charles Fabry par contre l'a fait: nous avons rencontré son cours de l'Ecole polytechnique, son cours d'optique professé à la Sorbonne en 1925-26, et deux manuels publiés chez Armand Colin, *Eléments de thermodynamique* et *Eléments d'électricité*. Leur étude simultanée nous a amené aux conclusions suivantes: les deux manuels ne sont que des recueils de chapitres puisés dans le cours de Polytechnique. Ce dernier est donc beaucoup plus complet. Par ailleurs le cours de la Sorbonne, s'il n'est pas strictement identique aux chapitres correspondants du cours de Polytechnique, n'apporte rien de plus: il est même plus sommaire. Aussi avons-nous décidé de ne retenir pour notre corpus d'étude que le cours de l'Ecole polytechnique. Quant à l'objection qui prétendrait que celui-ci est plus technique (s'adressant à des élèves ingénieurs), elle est irrecevable. D'abord la comparaison faite ci-dessus aves les autres cours de Fabry l'invalide. De plus l'Ecole polytechnique ne forme pas des ingénieurs techniques mais donne une culture générale aux futurs cadres du pays.[1]

Le second critère — déterminer les manuels renommés — nous a conduit à retenir le manuel de Georges Bruhat publié pour la première fois de 1924 à 1934 en quatre tomes. D'abord ce manuel est écrit pendant l'entre-deux-guerres à la différence de ceux de Gabriel Lippmann, de Henri Poincaré, de Henri Bouasse ou d'Ollivier. De plus, ce cours de Bruhat connaît des rééditions successives nombreuses alors que les autres ne sont pas réédités après 1930. Enfin ce manuel aura une postérité importante puisque de 1954 à 1968, Goudet pour le tome d'électricité, Foch pour celui de mécanique, Kastler pour ceux d'optique et de thermodynamique reverront le cours de Bruhat et l'éditeront à nouveau. D'ailleurs il nous sera encore conseillé en 1967–72 lors de nos études de physique.[2]

Quant aux autres manuels, ceux que nous avons cités, nous les utiliserons ponctuellement lorsqu'un problème particulièrement intéressant nous apparaîtra lors de la lecture de ceux de Bruhat et de Fabry. Notons aussi que ces deux hommes sont des personnages importants des institutions françaises. Charles Fabry est nommé professeur à la Sorbonne — chaire de physique générale — en 1921, professeur à Polytechnique en 1926 et il assure ses fonctions jusqu'en 1937. Georges Bruhat, de vingt ans plus jeune, est nommé professeur sans chaire à Paris en 1927, travaille au laboratoire de l'Ecole normale supérieure depuis cette date et en devient directeur adjoint en 1935.[3]

Enfin, pour mettre en évidence autant que faire se peut les traits propres aux manuels français, nous avons regardé quelques manuels étrangers. Nous avons retenu ceux qui sont connus en France, soit qu'ils aient été traduits, soit que leur titre ait été cité dans les interviews que nous avons réalisées. Nous ne prétendons pas avoir choisi les plus pertinents, ou ceux qui sont les équivalents des manuels de Fabry et de Bruhat, nous pensons simplement avoir choisi des livres connus et de niveau pédagogique identique. Ainsi avons-nous utilisé Drude et Boll, *Précis d'optique, publié d'après l'ouvrage de Paul Drude* (1912), les *Leçons de thermodynamique* de Max Planck (1913), *La théorie électrique moderne* de N.R. Campbell (1919), *A first course in physics for colleges* de R.A. Millikan, H.G. Gale et C.W. Edwards (1928), *Physique moderne* de G. Castelfranchi (1930), *La théorie des électrons* de R. Becker (1938), *L'électromagnétisme* de Max Planck (1939).[4]

Nous voudrions faire une remarque de méthode avant d'entrer dans le vif du sujet. Nous ne pensons pas caractériser *l'état* ou le *niveau* de la physique française à partir de cette étude des manuels. Les livres retenus ici sont écrits pour des étudiants et leur intérêt s'épuise au niveau du travail de recherche, de la physique de pointe. Nous ne voulons pas non plus entrer dans une analyse des liens, complexes, qui relient l'état d'une science à un moment donné avec les choix faits dans le cadre de l'enseignement dispensé à des niveaux élémentaires comme pour les premières années de faculté. L'étude que nous proposons a un objectif plus simple: elle consiste à utiliser les cours rédigés pour les étudiants comme révélateurs d'une vision sous-jacente de la science et des hiérarchies qu'on pense devoir constituer d'une part, comme indices des principes méthodologiques qu'on privilégie d'autre part. Cette étude des manuels ne vise donc pas à définir si par exemple la physique française est en "retard" par rapport à d'autres, elle tend plutôt à mettre en évidence les principes qui sont à la base de la présentation et qui signalent une *manière* de concevoir la science en tant que telle. Bien sûr dans certains cas, la présence ou l'absence de certaines théories peut avoir un sens. Mais cela n'est pas nécessaire, des raisons pédagogiques pouvant prévaloir. Il nous faudra donc être prudent dans les conclusions.

I — Le découpage du champ de la physique dans l'enseignement

Nous voulons d'abord envisager le plan d'ensemble des cours de physique. Le programme officiel du certificat de physique générale de la faculté des sciences de Paris est rappelé lors de la réunion du conseil de faculté du 9 juin 1921. Quatre parties le composent: "la dynamique, la mécanique vibratoire et l'acoustique" (20 leçons); "l'électricité" (35 leçons); "l'optique et l'étude du rayonnement" (30 leçons); "la thermodynamique et l'étude de la chaleur" (15 leçons).[5] Ce plan d'ensemble, cette manière de concevoir l'enseignement se retrouve dans les deux manuels que nous avons choisis avec globalement une pondération équivalente. En particulier pour le cours de Bruhat où les quatre tomes renvoient aux quatre rubriques du programme. Chez Charles Fabry, même si l'ordre est quelque peu différent, on retrouve bien trois parties (électricité, optique, thermodynamique), la quatrième étant plus faiblement représentée.[6]

Avant de commenter cette organisation d'ensemble, nous voulons insister sur sa parfaite stabilité dans le temps et sur le fait qu'on la retrouve dans les autres manuels français. A la Sorbonne d'abord, les cours du certificat de physique générale restent identiques à eux-mêmes au cours des années 20 et 30, si l'on en croit N. Félici — ce qui n'est pas pour surprendre puisqu'ils sont assurés par les mêmes personnes dont Charles Fabry. De plus, les rééditions des manuels de Bruhat n'amènent que peu d'ajouts importants et aucune modification de l'économie de l'ouvrage. Ainsi le tome d'électricité de 1941 ne comprend-il qu'une quarantaine de pages supplémentaires par rapport à l'édition de 1924 (elles sont principalement concentrées dans le chapitre 38 de la 7ème partie: constitution de la matière); ainsi encore, celui d'optique n'augmente que d'une vingtaine de pages (essentiellement à propos de la spectroscopie); enfin celui de thermodynamique ne voit son volume croître que d'une vingtaine de pages lui aussi au cours de la même période (celui de mécanique est à peu près sans changement). Quant aux autres manuels, le découpage du champ de la physique est le même, tant dans les vieux manuels (Lippmann, Poincaré) que dans les plus récents: Bouasse par exemple commence par la thermodynamique (2 tomes), puis envisage l'étude du magnétisme et de l'électricité (3 tomes) etc ... Une petite originalité chez le doyen Fortrat dans son *Introduction à l'étude de la physique théorique* en 7 fascicules. Le plan en est classique (mécanique; vibrations; thermodynamique; électricité et magnétisme; les ondes électromagnétiques) mais il débouche sur un tome 6 de mécanique statistique et un tome 7 consacré aux principes d'action et de relativité. Encore faudrait-il noter qu'il ne s'agit pas ici d'un cours à proprement parler mais d'une série de vulgarisation pour débutants.[7]

Trois remarques nous semblent devoir être faites à la suite de cette première lecture:

1) l'enseignement de physique en France privilégie l'enseignement de l'électricité et de l'optique. Qu'on regarde par exemple le tableau 2.1.[8]

TABLEAU 2.1

	Charles Fabry	Georges Bruhat	Total des 2	Programme officiel
Thermo-dynamique	300 p.	430 p.	730 p.	15 leçons
Electricité	560 p.	760 p.	1320 p.	35 leçons
Optique	330 p.	780 p.	1110 p.	30 leçons
Mécanique/acoustique	60 p.	710 p.	770 p.	20 leçons

D'où les questions: dans ces domaines de l'électricité et de l'optique, quelle place accorde-t-on aux théories discontinuistes par rapport aux théories continuistes, aux théories corpusculaires par rapport aux théories vibratoires? Inversement, la thermodynamique semble souvent minimisée — sauf peut-être dans les cours de Charles Fabry: s'agit-il d'un phénomène récent ou en retrouve-t-on des antécédents? Qu'en inférer sur les préoccupations des physiciens français? Ceci fera l'objet des parties II et III suivantes.

2) Cette économie d'ensemble n'autorise aucun champ propre à l'étude de la matière en tant que telle — c'est à dire à l'étude des structures atomiques et nucléaires, à l'étude des structures cristallines ou de celles des liquides, à l'étude de la physique du solide dirait-on maintenant. Or c'est vers ce domaine que s'oriente la recherche en physique depuis la fin du XIXème siècle: que l'on pense à Boltzmann, à Rutherford, à Bragg et à tant d'autres dans les années 20 et 30. Cela n'implique pas que ces chapitres ne soient en aucune manière traités, on les retrouve parfois, mais dans divers endroits des ouvrages. Leur dispersion mène d'ailleurs à des répétitions fréquentes et surtout à leur marginalisation dans l'esprit des étudiants et des jeunes chercheurs qui utilisent ces manuels. Illustrons d'un exemple: la physique du solide dans le manuel de Bruhat trouve certains de ses éléments au milieu du tome de thermodynamique lorsqu'on parle des états condensés (l'approche y est de type macroscopique), dans le tome de mécanique (sous l'aspect de la mécanique physique des solides), dans le tome d'électricité lorsqu'on parle des propriétés magnétiques des corps (chapitre 32) et à la fin du tome lorsqu'on aborde la constitution de la matière (chapitre 38), dans le tome d'optique lorsqu'on parle des rayons X, des spectres optiques, des phénomènes de magnéto et d'électro-optique ... Notamment, la théorie atomique de Bohr n'a pas la place centrale qu'on s'attendrait à lui voir occuper, non plus que les théories de Van Vleck, Slatter ou Mott jamais citées.

3) Cette impression est largement confirmée par une troisième remarque. Les théories nouvelles sont elles aussi dispersées à l'intérieur des ouvrages. Pour en prendre une célèbre, la première théorie des quanta, celle d'avant 1925, elle n'est pas vraiment abordée globalement. On l'utilise bien sûr, on en expose quelques parties, on use de certaines de ses facettes lorsque la nécessité en apparaît mais sans jamais la saisir de front, exposer sa nature et les problèmes qu'elle soulève. Ainsi au chapitre 17 du tome de thermodynamique de Bruhat, on utilise le quantum d'action pour traiter la répartition spectrale de l'énergie et

l'étude des chaleurs spécifiques, au chapitre 27 du tome d'optique on présente la "théorie quantique de l'émission des raies spectrales", au chapitre 38 du tome d'électricité, on expose les théories de Bohr et Sommerfeld, etc ... et la liste n'est pas exhaustive.

Nous retiendrons donc la prédominance d'un plan traditionnel d'exposition de la physique qui semble gêner la mise en évidence des bouleversements introduits par les théories nouvelles et freiner l'émergence des champs neufs ouverts par la recherche des dernières années, voire décennies. A titre d'exemple et par opposition à cette homogénéité française, à cette tradition française, et pour montrer qu'une autre approche est possible et existe à cette époque, on peut regarder le cours de première année des collèges américains rédigé par Millikan, Gale et Edwards. Il est clair que ce bref ouvrage (700 pages) n'est pas directement comparable aux volumineux traités de Bruhat et de Fabry. Il n'en a d'ailleurs pas la prétention, son niveau mathématique étant inférieur et les moyens mis en oeuvre plus modestes. On pourrait plus facilement le comparer aux cours des classes préparatoires aux grandes écoles en France, à la rigueur aux cours de propédeutique qui verront le jour en 1947. Cela n'empêche pas cependant de comparer l'état d'esprit, la conception épistémologique, la vision de la physique dans son ensemble qui soutiennent l'ouvrage, à ceux des manuels français. Et la comparaison est instructive.

Les huit premiers chapitres commencent par présenter des notions élémentaires de cinématique, de dynamique ainsi que les lois usuelles relatives aux gaz et aux liquides. Ce qui est suffisant pour la compréhension du chapitre IX centré sur la théorie cinétique des gaz et les mouvements moléculaires dans les solides et les liquides. Ce chapitre est essentiel car il présente une théorie générale — simplifiée mais centrale — de la matière, théorie qui sera souvent réutilisée par la suite. On pourrait dire qu'elle est un fil directeur de l'ouvrage: introduite d'emblée, cette théorie statistique permettra aux moments cruciaux de l'exposé, de présenter la nature corpusculaire (électronique, atomique, moléculaire) des phénomènes étudiés, elle permettra de les "comprendre" et de les "expliquer", elle sera le véhicule d'une présentation moderne, tenue à jour, de la physique. Or, à l'exception du manuel de Jean Becquerel, nous ne l'avons jamais rencontrée dans les livres français.[9] Ainsi au chapitre XVII intitulé Thermometry, la notion de température est introduite à partir de la théorie cinétique, ce qui mène à l'interprétation du 0° de température absolue (point limite où les molécules seraient "immobiles"); ainsi au chapitre XXII consacré aux propriétés magnétiques des corps, l'étude conduit rapidement à l'interprétation moléculaire des phénomènes, à la compréhension par exemple de l'opposition entre agitation thermique et orientation magnétique par un champ extérieur, donc à une compréhension statistique de la saturation dans les corps ferro-magnétiques, du rôle de la température dans ce phénomène ...; ainsi encore au chapitre XXIII où sont introduites les notions électriques: sont présentées dès les premières pages la théorie électronique de l'électricité et la structure atomique — et non les lois phénoménologiques de l'électricité. D'où bien sûr la différence essentielle bien mise en évidence, entre les phénomènes magnétiques dans les corps solides (résultats d'un phénomène d'*orientation* moléculaire) et les phénomènes électriques (résultats de l'existence *matérielle* de charges électriques, les électrons). On pourrait multiplier ces exemples mais nous pensons avoir illustré suffisamment la structuration différente de ce manuel: il est actualisé, réorganisé en fonction de théories récentes, il met au centre de sa logique — et au début du livre — la compréhension statistique de la matière et des relations matière-rayonnement (même si, dans ce cours fort élémentaire, elle ne prend que la forme de la théorie cinétique maxwellienne), il s'autorise de cette théorie pour introduire différemment les notions traditionnelles de la physique comme celles de température, de quantité d'électricité, de courant, de phénomènes magnétiques ..., il n'hésite donc pas à bousculer le traditionnel découpage du champ de la physique hérité du milieu du XIXème siècle.

Pour apprécier plus finement les différences avec les manuels francais, nous allons regarder particulièrement deux parties des cours de Bruhat et de Fabry, l'électricité et la thermodynamique. Ce choix n'est pas innocent. Pour l'électricité, il correspond à l'idée que ce domaine fut largement bouleversé depuis le dernier tiers du XIXème siècle et ce dans deux directions. Du côté théorique depuis les travaux de Maxwell, Hertz, Lorentz, Einstein ... et du côté "réalistique" avec la reconnaissance de l'électron comme particule élémentaire, de la structure discontinue de la matière et des premières théories atomiques en rupture avec la théorie classique du rayonnement. Bien sûr, l'optique est concernée elle aussi par ces bouleversements, mais il serait fastidieux et somme toute peu profitable de répéter les mêmes remarques et l'électromagnétisme dans son ensemble (rangé dans les chapitres d'électricité en France) a l'avantage de présenter *tous* les problèmes. Pour la thermodynamique, le choix correspond d'abord à des remarques de même type (naissance avec Maxwell, Boltzmann, Planck, Nernst des théories statistiques, puis avec Bose, Einstein, Fermi, Dirac des statistiques quantiques) mais s'y ajoute un fait français intéressant:

la thermodynamique est sous-étudiée avons-nous dit, tant dans les vieux manuels que dans les programmes officiels des années 20 et 30, voire peut-être dans la recherche. D'où l'intérêt de regarder comment elle est présentée.

II — La logique d'exposition et le choix historico-inductif: étude des chapitres d'électricité

Entrons donc dans ces pages qui forment le domaine de l'électricité pour reprendre la terminologie de Bruhat, électricité et non électromagnétisme, électricité et non théories des électrons. Ce problème de terminologie est significatif, le plan de l'ouvrage de Bruhat le montre rapidement: au centre se trouve l'électricité classique, l'étude des phénomènes dûs aux courants, et non la théorie générale de Maxwell — Hertz, ni celle des électrons inaugurée par Lorentz.[10]

Démarche globale: plan et ordre d'approche du sujet

Commencons par le cours de Charles Fabry. Sa *première partie* intitulée *Electricité* est consacrée à l'étude des courants dans les circuits: générateurs, lois de Joule et d'Ohm, phénomènes d'induction... Au sein de cet ensemble est inclus un chapitre traitant de l'aimantation (chapitre VI), c'est-à-dire étudiant les corps selon leurs propriétés: dia, para, ferromagnétiques. L'approche en reste purement macroscopique et phénoménologique (les *lois* générales d'aimantation), sans qu'on prenne en compte des analyses de type électronique à la manière du Langevin de 1905 par exemple. Cette partie se termine par l'étude des lois de l'électrostatique, des unités et des instruments de mesure.

La seconde partie, plus brève, est consacrée aux applications techniques et industrielles comme la dynamo, les moteurs électriques, le courant alternatif, le transport de l'énergie ...

S'intercale alors une troisième partie portant sur la nature discontinue de l'électricité, celle-ci étant évoquée à propos de l'étude de *L'électricité dans les gaz et les liquides.* C'est pour ce faire qu'on aborde les propriétés électromécaniques d'une charge électrique (8 pages), qu'on étudie les ions dans le vide (16 pages), l'ionisation des gaz (18 pages), les applications aux lampes, oscillographes, cellules photoélectriques ... (25 pages), l'électrolyse et les ions dans les liquides (27 pages), enfin quelques notions sur la théorie électronique des métaux et les phénomènes thermoélectriques (9 pages). Cet ensemble ne représente qu'une centaine de pages dont une cinquantaine pour des applications et l'électrolyse. On retrouve donc deux idées déjà évoquées: l'étude de la matière n'est pas traitée dans son intégralité mais à travers des cas particuliers (théorie des métaux par exemple) tandis que les propriétés phénoménologiques des corps — magnétiques, électriques — sont traitées ailleurs. De plus les théories les plus neuves pouvant permettre une réorganisation d'ensemble sont abordées marginalement, par raccroc pourrait-on dire, lorsque la nécessité s'en fait sentir ... et qu'on doit présenter des applications.

Reste enfin une dernière partie, la plus brève (70 pages) consacrée aux *ondes électromagnétiques.* C'est ici qu'apparaissent les équations de Maxwell (3 pages et demie), non conçues comme l'ensemble des équations à partir desquelles peuvent se déduire les phénomènes étudiés mais comme forme particulière que peuvent prendre les lois de l'électricité lorsqu'on étudie la *propagation* des ondes. C'est d'ailleurs à elles que sont dédiées ces 70 pages, ainsi qu'à leur production et à leur utilisation dans les radio-communications.[11]

L'approche est donc classique (attachée aux lois de l'électricité telles que le XIXème siècle les a énoncées), technique (préoccupée des applications), enfin peu théorique et éloignée des théories les plus générales disponibles depuis plusieurs dizaines d'années. Comme nous l'avons dit, nous ne pensons pas que ces caractères soient dûs aux élèves à qui le cours s'adresse, il n'est pas construit pour *s'adapter* à un public, celui des polytechniciens. La raison première de cette démarche est à chercher plutôt dans la personnalité de Charles Fabry lui-même, ancien polytechnicien et professeur de physique industrielle à Marseille, mais nommé comme professeur de physique générale à la Sorbonne, elle est à chercher dans la conviction qu'il a que les choses doivent être présentées de cette façon.[12]

D'ailleurs l'étude du manuel de Bruhat amène à des conclusions très proches. Les six premières parties suivent un ordre sensiblement équivalent à celui de Fabry dans ses parties I, II et IV, si ce n'est que Bruhat commence par la statique (200 première pages) avant d'introduire les courants dans les circuits. Pour le reste l'ordonnance est semblable et se termine donc par un chapitre 31 intitulé *Propagation du champ électromagnétique (théorie de Maxwell)* (p. 507, ed. de 1924). Enfin, comme chez Charles Fabry, une partie indépendante (la 7ème) s'attache aux *Bases expérimentales des théories modernes* (environ 100 pages). Partant de la notion d'électron, il étudie son mouvement dans des champs électriques et magnétiques, puis les courants dans le vide absolu et dans les gaz, les rayons cathodiques, les rayons X, la radioactivité et la constitution de la matière. On le voit, le parallélisme est très étroit avec Fabry: juxtaposition de cette étude "moderne" aux chapitres classiques, approche de celle-ci sous l'angle expérimental, marginalisation de la théorie maxwellienne.[13]

Deux premières conclusions peuvent être tirées de cette étude:

1) Prédomine d'abord dans ces manuels *la démarche historique d'exposition.* Nous voulons dire qu'est globalement reproduit l'ordre qui fut celui des découvertes, celui de l'esprit humain construisant les lois de la nature. Il semble normal, profitable, pour nos auteurs, que les apprentis physiciens refassent le trajet de leurs ancêtres: ainsi l'un commence par la statique, l'autre par les courants continus. Ainsi encore apparaissent à leur place les lois successives de Joule, d'Ohm, d'Ampère ..., la théorie de Maxwell et enfin les théories modernes comme les appelle Bruhat. Il n'est évidemment pas dans notre propos de dire qu'il s'agit d'un livre d'histoire, il s'agit bien d'un livre de physique. Il y a un ordre *logique* d'introduction des notions, des expériences, des lois et l'ensemble des matériaux est refondu: on n'expose pas la loi de Joule dans les termes même de Joule et souvent on introduit des notions qui ne seraient pas à leur place dans un livre d'histoire (Bruhat commence son cours par les notions de champ de vecteurs et de potentiel par exemple). Cependant la progression pédagogique adoptée reste proche de celle que l'histoire a imposé aux découvertes scientifiques.

Or rien n'oblige à cette démarche: il y a choix, choix de fait peut-être, choix traditionnel sûrement mais il y a choix et d'autres cohérences logiques auraient pu prévaloir. Ce ne fut pas le cas en France, ce fut plus souvent le cas à l'étranger nous le verrons.

2) La seconde conclusion pourrait se formuler ainsi: l'ordre d'exposition privilégie la méthode inductive au détriment de la méthode déductive, l'approche empirique et expérimentale et non l'approche postulatoire et théorique. Pour apprécier cette seconde conclusion nous allons entrer plus avant dans l'étude de quelques paragraphes des cours de Fabry et Bruhat et comparer avec les manuels étrangers que nous avons retenus.

Étude de certains passages

Reprenons le cours de Charles Fabry. Il *commence* par cette phrase:

Il existe des appareils appelés générateurs d'énergie électrique, qui permettent de produire les phénomènes variés que l'on range sous la dénomination de courant électrique (p. 360)

Il décrit alors ce qu'on appelle une pile et le circuit que l'on peut installer à partir de ses pôles. Il introduit ensuite la notion de courant, de sens du courant (sens conventionnel), d'intensité de courant, de quantité d'électricité ... De même au chapitre IV lorsqu'il *introduit* la notion de champ magnétique, il la définit à partir de la proposition: "toute portion de l'espace où une aiguille aimantée subit une action directrice" (p. 410). D'où la définition de la force magnétique comme force s'exerçant sur un pôle nord magnétique unitaire quelconque, puis celle de moment magnétique de l'aiguille. Il généralise alors à un aimant quelconque (i.e. une bobine). De même au chapitre V pour déterminer les lois d'action d'un champ magnétique $\vec{H}$ sur un circuit quelconque rectiligne de longueur l parcouru par un courant d'intensité i, il décrit diverses expériences précises, en donne les *résultats* et en *infère* la force agissante sur ce circuit: $\vec{F} = l.\vec{i} \wedge \vec{H}$.

On retrouverait toujours cette démarche expérimentale et inductive: on introduit d'abord une notion à partir d'expériences communes ou de l'existence d'un matériel simple (action d'un aimant sur une aiguille aimantée, existence de générateurs de courant continu). De là on introduit des définitions précises de type macroscopique et phénoménologique (force, intensité, quantité d'électricité ...). Enfin on décrit des expériences concrètes plus sophistiquées desquelles on *infère des lois.* Le cycle se répétant tout au long des chapitres, se compliquant par là-même, on introduit des concepts nouveaux de plus en plus abstraits. On reste cependant toujours le plus près possible d'expériences réalisables, de résultats expérimentaux, en un mot de l'induction. Comme le dit Charles Fabry lui-même en introduction à son cours de l'Ecole polytechnique, l'essentiel est de connaître les grandes lois et "d'apprendre à raisonner, non sur des abstractions mais sur des réalités". Il précise:

Toutes ces raisons conduisent à donner la place essentielle aux parties les plus solides de la physique, à celles qui prennent le plus directement contact avec les réalités, et cela aux dépens des parties les plus intéressantes, les plus hautement philosophiques des théories modernes. (p. V et VI de la préface).

Ou, si l'on préfère dans l'introduction aux *Eléments d'électricité* :

exposer ce qu'il y a d'essentiel dans les lois des phénomènes électriques, en les rattachant le plus étroitement possible aux notions de travail, de puissance et d'énergie (p. VII).

Cette méthode d'exposition a évidemment pour corollaire de

respecter globalement l'ordre historique: les lois induites successivement sont autant d'étapes dans l'avance pédagogique et historique. Nous pensons donc étendre notre première conclusion: *l'ordre pédagogique, l'ordre formateur du futur physicien se doit d'être historico-inductif, appuyé en permanence sur l'établissement de lois expérimentales et d'applications pratiques.*[14]

Quelques éléments de comparaison

Pour aller plus avant et faire apparaître une nouvelle caractéristique, liée aux précédentes elle aussi, nous nous proposons de regarder les trois manuels étrangers que nous avons choisis: celui de Norman Robert Campbell, *La théorie électrique moderne*, celui de Max Planck, *Electromagnétisme*, celui de R. Becker, *Théorie des électrons.*

L'introduction de Campbell est intéressante. A la première page, il explique:

> la science électrique du siècle dernier s'occupait des propriétés de l'électricité; la science électrique moderne s'occupe des relations de l'électricité et de la matière.

Il expose alors son projet: prendre "comme point de départ l'ensemble des propriétés de l'électricité" puis en donner des théories "explicatives" appuyées sur la théorie électronique. Aussi commence-t-il, en une trentaine de pages, par résumer les principales théories électromagnétiques classiques avant d'étudier, sous l'angle microscopique, les propriétés des corps matériels dans les champs électriques et magnétiques: diélectriques, conducteurs liquides et métalliques, les gaz, les corps magnétiques, enfin les effets magnéto-optiques. Dans les parties suivantes il appliquera la même démarche à l'étude des propriétés non-électriques des corps.[15]

La démarche est donc radicalement différente de celle de Bruhat et de Fabry: l'essentiel des cours de Bruhat (650 pages sur 750) ou de Fabry (460 pages sur 560) est en effet considéré ici comme relevant de la science du siècle dernier — et à ce titre traité en quelques dizaines de pages — alors que le reste — l'approche microscopique du comportement de la matière — constitue le corps du livre. On peut bien sûr objecter que ce livre n'est pas élémentaire, qu'il forme une suite à la science du XIXème siècle et qu'il faut bien exposer celle-ci; qu'ainsi, à juste titre, elle l'est dans les *manuels* français. L'argument qui n'est pas faux, nous semble cependant critiquable à trois titres: premièrement on peut contester que tout ce qui est dans le livre de Bruhat par exemple, soit fondamental au point de devoir être privilégié par rapport à ce que dit Campbell, au point que tout doive nécessairement être enseigné *avant.* Deuxièmement la différence entre les deux n'est pas tant de niveau — l'un antécédent indispensable, l'autre postérieur — que de choix méthodologique: Campbell réorganise le champ des connaissances, il modifie l'ordre des priorités, il propose qu'on repense ce qui doit être enseigné au regard des théories les plus récentes ouvertes par la recherche. Enfin, on doit noter qu'en aucun cas le livre de Campbell n'offre plus de difficultés aux étudiants. Peut-être en offre-t-il aux gens habitués aux compréhensions classiques, a priori pas aux esprits "neufs": le livre de Bruhat fait d'ailleurs appel dans certaines de ses parties à un outillage mathématique bien plus complexe. Il semble donc que la différence ne reflète pas essentiellement deux étapes, deux moments successifs indispensables dans l'apprentissage — les Français enseignant la base, Campbell le superflu ou le luxe — la différence est plutôt d'ordre *épistémologique et heuristique.*

Le livre de R. Becker, s'il part de constations identiques à celles de Campbell et est construit, de même, à partir de "la théorie des électrons", va répondre encore mieux à l'objection que nous présentions à l'instant: il mène en effet aux mêmes résultats que ceux recherchés par Fabry et bruhat, à savoir *l'établissement* des "lois de l'électricité" et des équations de Maxwell. Pour reprendre la phrase de Léon Brillouin, auteur de la préface à la version française, il s'agit "d'un exposé détaillé et méthodique de *la théorie électromagnétique classique* sous son aspect microscopique", je préciserais *reconstruite* à partir de l'aspect microscopique. En ce sens le fait qu'il s'agisse d'un choix, d'une option dans la manière d'exposer est clairement visible. Le plan peut donc être imaginé aisément. Le voici:

A) Principes généraux de la théorie des électrons (étude du champ engendré par une charge, équations du potentiel, du mouvement ...)

B) L'électron élastiquement lié (notamment la théorie du moment magnétique induit)

C) Les équations du champ dans les milieux en repos (cette partie commence par l'établissement des équations de Maxwell avant d'envisager la polarisation et les propriétés magnétiques de la matière)

D) La théorie électronique des métaux (cette partie envisage la théorie statistique de Boltzmann, puis celle de Drude, Lorentz, Hall, Fermi ...)

E) Les équations du champ dans les corps non magnétiques en mouvement lent

F) La théorie de la relativité (notamment l'électrodynamique relativiste)

G) La théorie du rayonnement

Quant au manuel de Max Planck, il est marqué par une démarche résolument déductive, différente à la fois de celle de Fabry et Bruhat et de celle de Campbell et Becker. D'emblée dans une première partie très courte, il établit les lois générales du champ électromagnétique sous forme d'un ensemble d'équations (p. 9 à 24). De ce point de départ postulatoire, deux grands problèmes sont envisagés: le cas des états statiques et des corps au repos, puis celui des états quasi-stationnaires et dynamiques. Autrement dit sont abordés tous les cas particuliers du plus simple au plus complexe, du cas où le système d'équations se réduit à un ensemble particulièrement élémentaire (le champ électrostatique sans tension de contact par exemple) au cas le plus complexe des phénomènes dynamiques dans les corps en mouvement et anisotropes. A chaque chapitre, M. Planck revient donc à son système d'équations initiales pour envisager quelles simplifications s'introduisent et résoudre alors le problème. Ainsi sont successivement abordés l'étude des champs statiques (électrostatique, magnétostatique), les actions pondéromotrices dans les champs statiques, le champ électromagnétique stationnaire (avec courant circulant mais d'intensité constante dans le temps), les effets moléculaires dans ces mêmes champs stationnaires, les phénomènes quasi-stationnaires (où le champ varie lentement) avec courants fermés et ouverts, enfin les phénomènes dynamiques dans les corps au repos puis en mouvement. Il conclut sur les limites de l'électromagnétisme de Maxwell-Hertz et introduit les réponses de Lorentz et d'Einstein. Enfin il indique les vérifications expérimentales des conclusions qu'il tire.[16]

L'intérêt de ce livre de Planck de 1922 est qu'il montre quelle démarche différente est possible relativement aux manuels français quand l'objectif est d'étudier les lois de l'électromagnétisme classique. Car dans ces deux cas, l'objectif est le même et les mêmes études se retrouvent dans le manuel allemand et dans les manuels français, évidemment à des places diverses. Ainsi la loi d'Ohm présentée par Charles Fabry comme une loi simple, première, expérimentale, apparaît-elle dans le livre de Planck comme une forme particulière d'une loi plus générale: ayant défini l'intensité d'un courant *constant* dans le temps (approximation du champ stationnaire), ayant introduit la résistance d'un conducteur linéaire quelconque par une équation intégrale, il *déduit* la loi d'Ohm comme cas particulier d'équations générales ($I = \Sigma E/\Sigma\omega$, I intensité du courant, E force électromotrice, ω résistance des conducteurs). De même avec la loi de Joule au chapitre 6 de la 2nde partie lorsqu'il étudie les effets moléculaires et pondéromoteurs dans l'approximation du champ stationnaire.[17]

On voit mieux j'espère, par contraste, l'homogénéité des manuels français.[18] Résumons de cette façon:

1) les Français préfèrent l'approche historico-inductive à l'approche logico-déductive (Planck). Dans ce sens leur préférence va aux plans classiques hérités du XIXème siècle. Cela n'est pas secondaire: l'approche déductive de Planck par exemple, mène nécessairement en effet à des problèmes fondamentaux que les auteurs français ignorent, comme le problème soulevé par Einstein dans son article de 1905. Autrement dit l'approche française conforte dans l'idée que la science est un bloc solide, définitivement acquis, achevé, une construction qu'on ne fait qu'agrandir alors que l'autre démarche est problématique: elle montre la science dans un état actuel, insatisfaisant à certains points de vue mais en perpétuelle refonte. Elle indique aux étudiants la part essentielle des hypothèses et les limites, voire les contradictions sur lesquelles la science ainsi élaborée débouche. Pour reprendre une phrase de Francis Perrin, les physiciens français préféraient exposer la science morte, passée, mais vécue comme certaine, comme sûre, à la science mouvante en train de se construire. Le paradoxe bien sûr est qu'elle n'en était que plus fausse, continuant de faire prévaloir des 'certitudes' dépassées. La conséquence en est que les nouvelles générations formées en France ne sont pas éduquées à l'indécision de la science et sont coupées des démarches les plus récentes.[19]

Il faut peut-être cependant nuancer cette conclusion. L'approche purement déductive est probablement plus difficile à mettre en oeuvre dans l'enseignement élémentaire et on peut comprendre la préférence accordée à la démarche historico-inductive qui a une réelle valeur pédagogique. D'ailleurs, parmi les manuels retenus ici, seul celui de Planck adopte la première attitude.

Deux de nos critiques restent toutefois pleinement fondées: la méthode adoptée par les Francais aurait pu elle aussi déboucher sur les problèmes recontrés par les physiciens depuis une trentaine d'années. Or ceci n'a pas lieu. D'autre part le remaniement du plan d'ensemble à partir des acquis les plus récents aurait été possible même dans le cas d'une démarche historico-inductive. Cela aurait été profitable et n'aurait pas accru le degré de complexité, au contraire. Qu'on en trouve au moins une preuve dans l'ouvrage de Millikan et de ses amis.

2) Les livres de Campbell et de Becker mènent à une seconde conclusion déjà évoquée: les manuels français sous-estiment l'approche électronique, l'approche qui reconstruit le champ de l'électromagnétisme classique à partir des notions de particules élémentaires. Ils restent pris dans une compréhension de la physique de plus en plus dépassée, celle de la science des phénomènes — électriques et magnétiques en l'occurence — mais de même la thermodynamique sera enseignée comme science des phénomènes d'échange travail-chaleur. Ceci conduit les Français à privilégier l'établissement des lois phénoménologiques sans s'orienter vers l'étude de la nature de celles-ci, de l'interaction matière-rayonnement, sans fabriquer de modèles "explicatifs" des lois mathématiques établies de longue date. Ce point est capital: la manière française semble trouver des racines encore bien vivaces dans la pratique positiviste-énergétiste du tournant du siècle. Il faudra nous tourner vers cette caractéristique des physiciens français lorsque nous étudierons leur monde culturel et mental.[20]

III — L'enseignement de la thermodynamique: la logique positiviste de la fin du XIXème siècle

La thermodynamique classique du XIXème siècle étudie les échanges travail — chaleur, "indépendamment de toute hypothèse sur la nature de la chaleur".[21] Elle postule l'existence des deux principes fondamentaux et de là, macroscopiquement, elle élève l'édifice de la thermodynamique, appliquant ses résultats aux machines thermiques et à leur rendement. Or la première chose qui frappe à l'étude des manuels français disponibles au début de ce siècle est qu'aucun changement notable n'est apporté à cette conception malgré les travaux de Maxwell, Boltzmann et autres. Prenons les leçons de Gabriel Lippmann, leçons professées à la faculté des sciences de Paris, telles qu'elles apparaissent dans la seconde édition de 1905.[22] Le plan du cours est classique: premier chapitre consacré au principe d'équivalence (premier principe), second chapitre consacré au principe de Carnot (second principe), les autres (environ la moitié du livre) étant consacrés aux applications (étude des vapeurs, des piles, des rendements des machines, de la thermochimie . . .). A aucun moment n'est fait référence aux "théories mécaniques de la chaleur", aux théories moléculaires ou atomiques qui "pénètrent au plus profond de l'essence même des phénomènes examinés[23]", si ce n'est dans la préface. Voici ce qu'en dit Gabriel Lippmann:

Par contre, les hypothèses et les théorèmes supplémentaires qui sont venus plus tard se greffer sur la thermodynamique à titre d'explications: hypothèses moléculaires, théories mécaniques des gaz, ont été à dessein passés sous silence. N'était-ce pas la manière la plus nette de montrer que la thermodynamique n'est pas fondée sur les dites hypothèses? Qu'on peut l'établir, qu'on peut l'appliquer sans s'inquiéter de la nature de la chaleur, ni de l'existence de vibrations moléculaires.[24]

Qu'on ne croit pas le phénomène isolé, P. Duhem et H. Poincaré font de même. Pour Duhem, cette attitude ne peut surprendre et dans son livre de 1902, *Thermodynamique et chimie*, l'absence de toute référence au nom même de Boltzmann parait logique (Maxwell n'est cité qu'une fois pour la notion d'entropie employée déjà par Clausius). Pour Poincaré, le résultat est plus significatif vu l'importance du personnage, son non-ralliement aux thèses de Duhem et d' Ostwald, ... et la date de la "seconde édition revue et corrigée": 1908. Le plan ne présente pas d'originalité, le seul chapitre 17, le dernier, posant le problème de "la réduction des principes de la thermodynamique aux principes généraux de la mécanique" (30 pages). En fait, 29 pages sont consacrées aux théories de Helmholtz et une demie seulement aux travaux de Boltzmann. Et le ton en est quelque peu méprisant. Nous citons intégralement ce paragraphe:

Toutes les tentatives de cette nature doivent donc être abandonnées; les seules qui aient quelque chance de succès sont celles qui sont fondées sur l'intervention des *lois statistiques* comme, par exemple, la théorie cinétique des gaz. Ce point de vue que je ne puis développer ici, peut se résumer d'une façon un peu vulgaire comme il suit: supposons que nous voulions placer un grain d'avoine au milieu d'un tas de blé; cela sera facile; supposons que nous voulions ensuite l'y retrouver et l'en retirer; nous ne pourrons y parvenir. Tous les phénomènes irréversibles, d'après certains physiciens, seraient construits sur ce modèle.[25]

Première conclusion donc: avant la guerre de 1914, une très vive résistance pour ne pas dire une occultation règne dans les manuels relativement aux théories statistiques de la thermodynamique. Qu' advient-il de cet état de fait après la guerre?[26] Il reste largement inchangé et le cours de Charles Fabry en est le meilleur exemple. Au plan classique, il adjoint simplement un chapitre XV (25 pages) intitulé "*Théorie cinétique des gaz*" et consacré à la théorie de Maxwell. On pourrait même préciser que rien ne présente ce chapitre: il fait suite sans articulation aux précédents et rien n'indique l'intérêt ou l'originalité de cette approche. Max Planck au contraire, dans les diverses préfaces de son manuel de thermodynamique, expose l'originalité de cette méthode, conclut que l'avenir se trouve probablement dans ces théories (préfaces de 1897 et 1905) et juge la chose suffisamment importante en 1905 pour envisager de l'étudier plus en détail dans un autre ouvrage.

Quant aux *Éléments de thermodynamique* publiés par Charles Fabry chez A. Colin ils ne contiennent *aucun* élément de théories statistiques.

Le cours de Georges Bruhat demande un peu plus de nuances. Donnons d'abord son plan:

Ière partie: notions préliminaires (définitions, thermométrie, calorimétrie ...)

IIème partie: les principes (présentation macroscopique, cycles, définition de l'entropie ...)

IIIème partie: états d'équilibre d'un corps pur

IVème partie: rayonnement par incandescence

Vème partie: notions sur quelques appareils industriels

C'est dans la IIIème partie qu'apparaissent quelques nouveautés. Dans cette partie, G. Bruhat aborde l'étude des états condensés, des équilibres liquide/vapeur et des gaz. Ce qui amène, pour l'étude des gaz, à l'introduction d'un chapitre (XIII) intitulé: "*Notions sur la théorie cinétique des gaz*", qui ne subit pas de changement important entre 1926 et 1942 (18 pages). Il y traite en 12 pages la théorie de Maxwell, concluant sur la détermination du nombre d'Avogadro et des dimensions moléculaires. Dans les 6 pages restantes, il introduit l'interprétation statistique du second principe (notamment en établissant la relation J.S. = k Log W et la théorie des fluctuations de Smoluchowski).

Dans la IVème partie enfin réapparaissent quelques-uns de ces éléments: il utilise la théorie de Boltzmann et l'hypothèse de Planck pour établir la loi de brillance spectrale du corps noir (dans l'édition de 1926), étudiant dans les rééditions ultérieures les théories des chaleurs spécifiques (Einstein, Debye, Nernst, Lindeman). Soit 5 pages en 1926, 12 en 1939.[27]

La conclusion est évidente: une place dérisoire, marginale est accordée à l'approche statistique en France dans l'enseignement, avant la guerre comme après, lorsqu'on aborde la thermodynamique. Il ne fait pas de doute pourtant qu'il ne s'agisse là d'une révolution d'importance et pour le moins assez ancienne: on a vu d'ailleurs ce qu'en dit Max Planck dans la préface à son livre: *Thermodynamique* et la place que lui réservent Millikan et ses amis dans leur *First Course for Colleges*. Une nouvelle fois précisons que notre propos n'est pas de contester l'importance de la thermodynamique macroscopique classique: comme le dit Max Planck dans une conférence devant la société chimique de Berlin en 1911, les avantages et les inconvénients de chacune des deux méthodes qui fréquemment se sont heureusement complétées ont été exposés si souvent et si bien à fond que je n'ai pas besoin de revenir sur ce point.[28]

Encore faudrait-il préciser que ce débat a dû contourner la France. Nos remarques visent plutôt à souligner un manque, un refus de prendre en compte une nouvelle réalité — indiscutée en 1930 — ce qui ne peut avoir que des conséquences fâcheuses pour les étudiants: 18 pages parmi plus de 400 ne peuvent que donner l'impression d'une curiosité scientifique, en aucune manière le sentiment qu'un champ de recherche essentiel est là découvert, champ qui a déjà illustré sa fécondité maintes fois depuis la théorie de Planck en 1900. Retenons donc ce fait qui confirme et précise nos remarques précédentes: retard, attachement à une physique dépassée (quant à l'enseignement); méfiance devant l'approche statistique et discontinuiste; enfin incompréhension de la valeur éminemment heuristique de la combinaison des deux approches. Citons encore une fois Max Planck

Aujourd'hui [1911], il n'est plus guère nécessaire, tout au moins devant une assemblée de chimistes, de répéter que la question de la signification atomistique d'une pareille proposition fondamentale [il parle du théorème de Nernst] est justifiée et même nécessaire. Et en réalité, non seulement parce qu'elle promet une plus grande clarté mais principalement parce qu'elle seule peut aider à découvrir, dans le jeu alternatif et varié des phénomènes, des régularités et des relations qui ne sont absolument point touchées par la thermodynamique pure.[29]

IV — Les manuels français et les nouvelles théories: relativité, mécanique des quanta (première manière), mécanique quantique

Reste à aborder ce dernier point de l'attitude de nos manuels vis à vis de la physique théorique ou plus précisément des théories nouvelles qui naissent entre 1905 et 1930 et qui concernent des conceptions d'ensemble de la physique.

La théorie de la relativité restreinte

Charles Fabry ne l'aborde pas et Georges Bruhat ne fait qu'en signaler l'existence. En deux endroits du manuel de Bruhat nous pouvions nous attendre à voir figurer la théorie de la relativité: lors de l'étude des ondes électromagnétiques et dans le tome consacré à la mécanique. Dans le tome d'électricité nous n'avons pas vu trace du problème de l'électrodynamique relativiste. Dans le tome consacré à la mécanique physique deux passages font allusion à la théorie relativiste: à la page 35, 8 lignes signalent l'expérience de Michelson et Morley pour conclure à la nécessité de la règle relativiste de composition des vitesses (sans la donner); à la page 114, 1 page et 5 lignes forment un paragraphe intitulé: "*Limites de validité de la mécanique classique*". En fait ici non plus n'est pas établie la loi de composition des vitesses, a fortiori la relation masse–énergie.[30]

La première théorie des quanta (nous pensons aux travaux de Planck depuis 1900, aux travaux d'Einstein, de Debye et autres sur les chaleurs spécifiques et l'effet photoélectrique ..., aux travaux de Bohr, Sommerfeld pour la théorie atomique)

L'attitude est ici différente: si ces théories ne sont pas abordées globalement, c'est-à-dire ne font pas l'objet d'une partie autonome dans les cours de Fabry et de Bruhat, on les retrouve totalement utilisées dans les diverses parties qui le demandent. Ainsi pour ne présenter que le manuel de G. Bruhat, le plus complet, le tome d'optique consacre une partie entière intitulée "Notions de spectroscopie" (180 pages environ) aux applications des modèles atomiques en optique, le tome d'électricité revient sur ces mêmes problèmes dans sa partie "Bases expérimentales des théories modernes" où est présentée la constitution de la matière, le tome de thermodynamique aborde la théorie de Planck dans son chapitre XVII "Répartition spectrale de l'énergie" (5 pages) et son chapitre XIII "Notions sur la théorie cinétique des gaz" (1 page). Si l'on entre dans le détail, sont donc présentés la thèse de Planck de 1900 (5 pages), quelques applications comme la détermination de h, du nombre d'Avogadro ou la théorie des chaleurs spécifiques (8 pages en 1942, en deux endroits), les théories atomiques de Bohr et Sommerfeld et les théories du noyau (13 pages en 1924, 38 en 1944) et le vaste domaine des applications spectroscopiques (180 pages) incluant les spectres optiques, les spectres de rayons X, les phénomènes Zeeman et Stark, la fluorescence et la phosphorescence. Il faudrait ajouter trois chapitres dans le tome d'électricité sur les rayons X à nouveau, sur la radioactivité et sur les effets thermoïoniques et photoélectriques (41 pages en 1929, 47 en 1942).[31]

La nouvelle mécanique quantique (toujours appelée mécanique ondulatoire)

Cette théorie n'est abordée que brièvement dans les tomes d'électricité et d'optique de Georges Bruhat, elle est ignorée chez Charles fabry. Ce dernier — qui réserve dans son cours de l'Ecole polytechnique trois chapitres à la radioactivité, aux phénomènes photo-électriques et aux notions sur la constitution de l'atome (25 pages environ) — précise cependant dans sa préface à propos "des parties les plus intéressantes, les plus hautement philosophiques des théories modernes" qu'une faible place leur est faite dans son cours. Il ajoute:

> Le jour où l'on trouvera nécessaire de les introduire dans l'enseignement de l'école, je pense qu'il faudra confier cet enseignement à un mathématicien et qu'il pourrait utilement prendre la place des parties les moins importantes de certains autres cours (p. VI).

Derrière la formule on lit le refus qu'il oppose, en tant que physicien, à ces théories, la place marginale qu'il leur accorde dans ce qu'*est* la physique qu'il enseigne — et qu'il choisit librement d'enseigner —, voire la condescendance qu'il affiche à leur égard.

Georges Bruhat aborde la mécanique ondulatoire dans la partie "La théorie des quanta et la théorie des ondulations" du chapitre 38, tome d'électricité: parlant de l'effet Compton, il donne d'abord sans démonstration, les formules de l'énergie et de la quantité de mouvement du photon, puis il résume la thèse de Louis de Broglie sur *la théorie corpusculaire et la théorie ondulatoire de la lumière* (1 page et demie), enfin il présente *la mécanique ondulatoire* (1 page et demie en 1929, 3 pages en 1934 et 1944) principalement autour de la diffraction électronique, donc de la vérification *expérimentale*. Il conclut respectivement ces deux paragraphes par:

> En résumé la théorie de Louis de Broglie, qui prend pour point de départ la structure discontinue de la lumière (...) conserve intégralement la théorie classique de Fresnel pour l'étude des effets statistiques dans le mouvement d'une multitude de particules. Mais elle la complète en rendant compte des effets individuels.

> En tout cas [conclusion du paragraphe *la mécanique ondulatoire*] il est certain que la mécanique ondulatoire doit être appliquée à l'étude des mouvements des électrons à l'intérieur de l'atome.

Il ne précise cependant pas davantage, l'ensemble restant un commentaire littéraire sur "l'intérêt de la chose". Il ne donne par exemple comme seule formule — et celle-ci est évidemment inutilisable sans autre précision — que celle relative à la quantification des orbites électroniques:

$$\int_0^t mv^2\, dt = ph \,.$$ [32]

Apparaissent enfin quelques pages dans le tome d'optique, lorsque sont étudiées les théories spectroscopiques (chapitre 27, "Les spectres optiques"). En 1931 après avoir présenté les théories quantiques première manière (états stationnaires et niveaux d'énergie de l'atome, théorie de Bohr de l'atome d'hydrogène, les orbites elliptiques, les divers nombres quantiques nécessaires) Georges Bruhat conclut:

La théorie des quanta a pris de plus en plus un aspect purement arithmétique et s'est préoccupée de moins en moins de la réalité des mouvements de l'électron dans l'atome.

Et quelques lignes plus loin il précise: il faudrait

une synthèse de la mécanique classique et de la mécanique des quanta: c'est le but que se propose la mécanique ondulatoire fondée par Louis de Broglie en 1925.

C'est tout: les commentaires sont donc très réduits. En 1942, quatre pages sont ajoutées sur ce sujet, regroupées en deux paragraphes: *la multiplicité des termes* (3 pages), *le modèle vectoriel de l'atome et la mécanique ondulatoire* (1 page): il y précise que

la plupart des difficultés que nous avons signalées ont été levées par l'application aux mouvements intra-atomiques de la mécanique ondulatoire, fondée par Louis de Broglie en 1925,

c'est-à-dire par l'introduction "naturelle", logique, de ce qui semblait dans la première théorie une correction arbitraire des termes, des nombres quantiques. Il ajoute, en insistant sur ce point, qu'il n'y a pas de contradiction entre les deux mécaniques (newtonienne et ondulatoire), la première étant une "première approximation", au même titre que l'optique géométrique l'est pour l'optique ondulatoire. (environ deux fois vingt lignes).[33]

Les conclusions de cette triple étude peuvent se formuler de cette façon:

1) Ce qui frappe d'abord, c'est la place importante réservée à la seule théorie des quanta première manière relativement à celle réservée aux théories de la relativité et de la mécanique quantique (mécanique des matrices). La raison nous en paraît évidente: cette théorie — ces théories plus exactement — appuyées sur la notion de quantum d'action de Planck et la théorie atomique de Bohr sont en réalité peu théoriques. Certes elles rompent radicalement avec les théories classiques, continuistes, mais elles sont formellement très simples, mathématiquement

sans difficultés: elles s'apparentent plus au bricolage qu'à une théorie mathématique. Et surtout elles sont performantes, à l'évidence: elles seules permettent la compréhension d'un vaste domaine expérimental très prisé des français, la spectroscopie, elles seules donnent le moyen d'unifier un vaste domaine d'expériences. En ce sens, pour des physiciens très attachés à la primauté de l'expérience, cette théorie a l'avantage de la simplicité dans l'unification qu' elle opère d'un vaste domaine d'observables, elle minimise l'itinéraire logico-linguistique séparant les processus d'observation de la théorie, enfin elle limite la complexité des formes mathématiques utilisées, témoignant ainsi de l'importance du complexe expérimental.[34]

2) Se comprend ainsi aisément l'attitude face à la relativité et la mécanique quantique: il s'agit là de théories radicalement neuves — remettant en cause les schémas classiques de pensée —, de théories formalisées — et pour la mécanique quantique dans un langage mathématique non habituel —, enfin de théories dont l'origine n'est pas dans la nécessité évidente et incontournable imposée par un complexe de résultats expérimentaux énormes mais dans un renversement d'hypothèses théoriques contraires à toute évidence. On retrouve donc le poids de la démarche expérimentale mais s'y ajoute une défiance à l'égard du théorique lorsqu'il remet en cause les schémas fondamentaux de la physique classique *et* qu'il ne trouve pas sa nécessité impérieuse dans l'expérience, dans une convergence d'expériences multiples: ainsi la relativité qui exige une hypothèse "invraisemblable" (la constance de la vitesse de la lumière relativement à tout référentiel inertiel) et dont les exigences expérimentales paraissent faibles relativement au sacrifice exigé par l'hypothèse, est-elle considérée avec méfiance; ainsi la mécanique quantique — et en particulier sous sa forme matricielle — qui exige une rupture profonde de pensée, qui s'autonomise de l'évidence dans un formalisme complexe et dont les "gains" dans le rapport à l'expérimentation paraissent faibles relativement à la première mécanique des quanta, est-elle seulement évoquée. Et ce sous l'angle expérimental (diffraction électronique) et "imagé" à la première façon de Louis de Broglie.

3) On ne peut que s'inquiéter pour les étudiants et les futurs chercheurs: jamais ils n'apprendront dans leur cours, leurs manuels, que la physique est en pleine mutation, qu'épistémologiquement elle se transforme. Ce retard, cette absence du théorique ne pourra qu'être une constante de la physique française des années 20 et même 30. Bien sûr, Fabry et Bruhat connaissent ces théories nouvelles et les suivent dans

leurs lectures mais ce qu'ils transmettent à leurs élèves avec leur crainte du théorique, c'est *leur compréhension* de ce qui fonde la pratique physicienne, et ce au moment où celle-ci est dépassée. Quant à l'argument pédagogique — il faut commencer par le début, la physique classique — il serait à notre avis plutôt de l'ordre de la justification et masquerait en réalité une attitude plus profonde. Intrinsèquement par exemple, la théorie de la relativité ne présente pas plus de difficultés que maintes théories classiques. Le problème nous semble être avant tout d'ordre mental, le refus se situer dans l'a priori du bon sens et non dans la complexité technique ou pédagogique. Il est vrai aussi que nous savons par d'autres sources que nos auteurs marquaient une réelle répugnance devant ces théories bizarres qui ne pouvaient, au fond, représenter l'avenir de La Physique. Comme le dit M. N. Félici, professeur à Grenoble, il y avait chez ses maîtres à la fin des années 30 (et il pense à Cotton ou Bruhat) "un refus des idées nouvelles, des structures logiques de la relativité par exemple". Il confirme que tout ce qui s'était construit depuis 1905 n'était pas enseigné ("j'ai dû me mettre à lire les ouvrages allemands du début du siècle" pour apprendre l'électromagnétisme), que Bruhat pensait que la théorie de la relativité restreinte serait caduque "de son vivant", que plus généralement, beaucoup de ces théories nouvelles n'étaient que des paroles. Bruhat par exemple répondait à ses élèves qui lui parlaient de la relativité restreinte:

> Vous avez quelques concordances expérimentales. Tant mieux, c'est une coïncidence (...). Plus tard on verra les discordances et vous prendrez la théorie n + 1.

Cotton encore, que N. Félici connaissait bien: il refusa de faire partie du jury de thèse de N. Félici car celle-ci était sans expériences — et ce refus fut définitif à la différence de celui de Bruhat qui accepta ... par solidarité entre élèves de l'Ecole normale supérieure. On le voit, ce que nous avons lu dans ces manuels marque une attitude profonde: l'attachement à l'idée que la théorie n'est que "la sténographie de l'expérience", que le théorique n'a pas d'autonomie, que le cadre de la physique classique hérité du XIXème siècle est immuable.[35]

4) Enfin, quoique cette remarque soit moins importante, nous voulons attirer l'attention sur le fait que les références à la mécanique quantique se font sous la forme quasi immuable de "la mécanique-ondulatoire-de-Louis-de-Broglie". Certes Bruhat cite le principe de correspondance de Bohr (principe de bon sens) mais ignore les auteurs allemands ou anglais: signe d'un nationalisme latent? signe que "la mécanique ondulatoire" telle qu'elle est commentée par Louis de

Broglie dans les années 20 est plus acceptable par les esprits français? Il nous faudra plus globalement y revenir. Retenons simplement que cette dernière hypothèse nous paraît avoir quelques arguments: Bruhat insiste sur la dualité onde/corpuscule et sur l'analogie mécanique classique/mécanique ondulatoire et optique géométrique/optique ondulatoire, c'est-à-dire sur l'idée du dépassement plus que sur celle de rupture.

V — Remarques et nuances

Avant d'achever cette étude des manuels de cours, nous voudrions revenir sur quelques remarques, quelques nuances: ce que nous avons dit ne concerne pas *tous* les physiciens, *tous* les cours de physique générale, *tous* les livres, *tous* les manuels. Ceci s'applique à *presque tous* les manuels et aux cours de physique générale de Paris (Sorbonne, Ecole polytechnique, Ecole normale supérieure).

Pour les cours, deux exceptions doivent être notées:

1) A Paris, Jean Becquerel qui a assuré des cours de physique à l'Ecole polytechnique de 1919 à 1921 et Paul Langevin qui assure des cours dans la chaire de physique expérimentale au Collège de France sont à traiter à part. Paul Langevin, qui n'a pas publié ses cours, exposait au Collège une physique très moderne et dénuée des craintes que nous avons évoquées chez Bruhat et Cotton. Mais ses cours étaient plutôt suivis par quelques professionnels que par des étudiants: le Collège de France le marginalisait. Quant à Jean Becquerel il n'enseigna que deux années à Polytechnique avant d'être relégué dans le désert que constituait le Muséum d'histoire naturelle.

2) En province, la situation est parfois différente. Les enseignants qu'on y rencontre sont de deux types: ceux qui resteront sur place pour y terminer leur carrière et ceux qui ne sont là qu'en attente ... de leur retour à Paris. Or ces derniers semblent avoir souvent présenté des cours beaucoup plus ouverts sur les nouveautés, plus proches de la physique nouvelle qui naît dans l'entre-deux-guerres. Donnons l'exemple de Bordeaux où enseignent à la fin des années 30 de jeunes physiciens comme Kastler ou Mercier. M. Bertaut rapporte qu'à cette époque le cours de physique générale commençait d'emblée par les équations de Maxwell (cours de M. Mercier) et que M. Kastler présentait souvent en conférence aux étudiants les dernières découvertes (radioactivité induite, neutrons ...). Il est probable que des situations analogues se

soient présentées à Clermont-Ferrand (Rocard, Jacquinot), à Montpellier (Cabannes) . . .[36]

Pour les manuels, deux exceptions seulement doivent être rapportées: en 1919, Léon Bloch écrit un *Précis d'électricité théorique* qui sera réédité une fois en 1933, et en 1924 Jean Becquerel commence la publication du cours cité précédemment (ce dernier n'est jamais réédité et seuls les deux premiers tomes sont imprimés). Bien qu'il semble donc que ces manuels n'aient pas eu un grand succès, et que leurs auteurs soient marginalisés dans les institutions d'enseignement françaises, il est indispensable d'en parler quelque peu.

1) Le manuel de Léon Bloch a comme originalité première d'être théorique et de s'affirmer comme tel: les applications si nombreuses et si essentielles dans les autres manuels sont donc négligées. Seconde originalité, il se termine par l'électrodynamique des corps en mouvement et l'optique des corps en mouvement, ce qui est inexistant ailleurs, nous l'avons vu. L. Bloch justifie d'ailleurs dans sa préface de 1919 son attitude:

Ces équations [celles de l'électrodynamique des corps en mouvement] ont une importance fondamentale dans la science de nos jours. Elles sont le point de départ des spéculations les plus récentes sur la physique de l'électron, sur la gravitation et sur la Mécanique elle-même. (p. V).

Enfin il utilise le calcul vectoriel et précise dans sa préface, s'excusant presque, "Souhaitons que le souci de concision [dû à la notation] n'ait pas nui outre mesure à la clarté" (p. VI). Quant au plan, il procède par généralisation progressive, de l'électrostatique aux théories einsteiniennes. Mais à la différence de celui de Bruhat, il introduit dans sa plénitude la théorie de Maxwell, puis celles de Hertz et de Lorentz. En d'autres termes, cet ouvrage envisage les théories du moment, y compris dans leurs limites, et ne s'arrête pas aux énoncés du XIXème siècle.[37]

2) Le cours de Jean Becquerel devait être formé de 7 parties dont deux totalement inattendues dans un manuel français: Livre 6 *Notions sur la théorie électronique*, Livre 7 *Notions sur le principe de relativité et la théorie de la gravitation.* C'est-à-dire sur la physique microscopique de l'électricité et du solide, et sur les théories d'Einstein. Malheureusement ces cours ne furent jamais imprimés. Pourtant le tome de thermodynamique est déjà riche de promesses.

Un avant-propos présente les principes généraux de la mécanique où est introduite l'inertie de l'énergie (formule d'Einstein et de Langevin). Celle-ci conduit à la formule développée:

TABLEAU 2.4

Nombre de pages	1924	1929	1944
Chap. 32 Généralités sur les théories électroniques	18	22	26
Chap. 33 Etude des courants dans le vide absolu	10	11	11
Chap. 34 Etude des courants dans les gaz	18	18	18
Chap. 35 Rayons cathodiques et rayons positifs	8	9	10
Chap. 36 Rayons X	19	20	20
Chap. 37 Radioactivité	15	15	16
Chap. 38 Constitution de la matière et émission des raies spectrales	14	20	38
Total	102	114	138

Remarques sur ce qui est ajouté dans le tableau 2.4.

— dans le chapitre 32, théorie électronique des métaux et une page sur les propriétés magnétiques.

— dans le chapitre 38, structure des molécules, transmutations atomiques, structure des noyaux.

14. Un cas caricatural et limite peut être proposé à partir du manuel de Henri Bouasse, *Cours de magnétisme et d'électricité.* Dans l'introduction il constate qu'il pourrait sembler équivalent de commencer par l'Electricité statique ou par le Magnétisme. Il répond:

    C'est une erreur absolue. En effet, dans aucune application, vous entendez bien, aucune, n'intervient le champ électrique. Pourquoi donc en parler d'abord? (p. XIV).

    On voit jusqu'où le respect de l'aspect pratique (applications ou expériences) peut entrainer. On se trouve bien loin d'une démarche logico-déductive qui privilégierait la cohérence d'un système de définitions et d'hypothèses et qui de cela, ferait découler tout le reste

15. Op cité, p. 1 et 2 de la préface; p. 169 lorsqu'il présente la seconde et la troisième partie. Duhem, dans cette volonté de trouver des 'théories explicatives', eût sans aucun doute retrouvé là les caractères de l'esprit anglais de Faraday et de Lord Kelvin.
16. Seul le tout premier chapitre (p. 3 à 8) présentant les notions d'électricité, de champ électrique, de champ magnétique est construit à partir de notions intuitives. Pour le reste, citons la préface de l'auteur qui précise avoir pris pour base la théorie dite classique fondée par Maxwell et complétée par Hertz et avoir adopté pour la présenter une "forme nettment déductive" (p V).
17. Pour la loi d'Ohm, Planck, op. cité chapitre V, 2nde partie, paragraphe 49, p. 110-112; pour la loi de Joule, note 20, p 315-316.

18. Rappelons que ces conclusions sont vraies pour l'ensemble des manuels français à l'exception de celui de Léon Bloch que nous étudierons par la suite. Bien sûr certains ont pu nous échapper mais dans l'entre-deux-guerres nous ne pensons pas avoir oublié un manuel français important. Donc, même s'il existait un contre-exemple, il est fort probable qu'il ait eu peu d'influence: peu de rééditions ou pas du tout et son auteur ne devait pas être un personnage important des institutions scientifiques françaises. Une preuve a contrario en est donnée par la nécessité ressentie de *traduire* ces manuels étrangers. Quant aux manuels anglais ou allemands, nous ne prétendons pas qu'ils furent tous sur les modèles étudiés ici. Nous constatons simplement leur existence et la renommée de leurs auteurs: nous pouvons donc en supposer l'influence.
19. Interview de Francis Perrin, par K. Pomain, Paris, 1979.
20. Cf IIème partie, chapitre 6.
21. Gabriel Lippmann, op. cité, p. 1.
22. Gabriel Lippmann, op. cité Rappelons que Gabriel Lippmann, professeur de physique générale à Paris jusqu'à la fin de la guerre, est né en 1845 et mort en 1921.
23. M. Planck, *Leçons de thermodynamique*, Hermann, 1913, traduit d'après la 3ème édition allemande de 1910, p. 2.
24. Op. cité p. l, préface de la première édition (août 1888) aucunement nuancée en 1905.
25. H. Poincaré, *Thermodynamique*, 2èmè édition, 1923, p. 450. (reproduction de l'édition de 1908).
26. Précisons que ces remarques concernent les manuels, les cours de faculté, et non les conférences entre physiciens: plusieurs physiciens français comme Langevin, Perrin, Bauer, Eugène Bloch ... connaissent ces théories moléculaires et mesurent l'ampleur des conséquences. On lira par exemple les rapports des conférences faites à la *Société française de Physique* en 1912 par les auteurs que nous venons de citer et qui traitent tant des quanta que de l'agitation moléculaire ou des théories électroniques. Cf: *Les idées modernes sur la constitution de la matière*, conférences faites en 1912 à la Société de Physique, Gauthier-Villars, 1913. On se reportera aussi aux *Oeuvres scientifiques de Paul Langevin*, C.N.R.S., 1950 ou à celles de Jean Perrin, C.N.R.S., 1950; en particulier à la conférence de Jean Perrin, "*Le contenu essentiel des principes de la thermodynamique*" in *Oeuvres*, p. 57-80.
27. Chapitre XIII du livre: *Thermodynamique* de G. Bruhat, op. cité, p. 228 à 246, éd. de 1926; p. 240-258, éd. de 1942. Dans le paragraphe III de ce chapitre, intitulé "*Théorie cinétique et principe de Carnot*," sont exposés en 6 pages, l'idée que le premier principe se réduit au théorème des forces vives (l'agitation thermique désordonnée est repérée par la température), l'inteprétation statistique du second principe, l'établissement de la relation de Boltzmann et l'étude des fluctuations. IVème partie, chapitre XVII, *Répartition spectrale de l'énergie*, paragraphe III, *Notions sur la théorie du rayonnement thermique*, p. 324 à 329 en 1926, p. 338 à 350 en 1942. Est ajoutée en 1942, la théorie des chaleurs spécifiques pour les solides, les gaz parfaits et les liquides.
28. Conférence sur le *Théorème de Nernst et l'hypothèse des quanta*, conférence le 16 décembre 1911 devant la Société chimique de Berlin, en annexe aux *Leçons de thermodynamique* de Max Planck, éd. française, 1913, p. 290. On comparera cette phrase à celles de Poincaré citées précédemment: le fossé est éloquent.
29. Conférence du 16 decembre 1911 citée supra, p. 303. Notons aussi que dans les rééditions que fera A. Kastler de ce tome de thermodynamique, la place des théories cinétiques et statistiques sera notablement réévaluée: théorie cinétique et transport dans les gaz, 33 pages au lieu de 12; rayonnement thermique et applications, 120 pages au lieu de 42 (éditions respectives de 1962 et 1942). D'autres points seraient aussi à souligner. Pour ne pas alourdir l'exposé, notons-en simplement un: dans les livres de Bruhat, Fabry, Bouasse ... n'apparaît jamais le

postulat proposé par Nernst et Planck communément connu maintenant sous le titre de 3ème principe (l'entropie a une valeur nulle au degré zéro de température absolue). Il est pourtant assez facilement admis dès la fin de la première décennie de ce siècle, et bien sûr on le trouve dans le *First Course for Colleges* (chap. XII) sous la forme statistique. Si sa seule interprétation statistique était absente, on pourrait conclure que l'origine s'en trouve encore dans la méfiance devant l'approche "explicative" microscopique. Mais c'est le postulat dans son ensemble que l'on n'a pas jugé bon de faire figurer, ce qui renforce la conviction qu'on préfère la science la plus normale pour reprendre le terme de Kuhn, qu'on préfère la science datant de plusieurs dizaines d'années, qu'on se méfie des nouveautés même couramment admises parmi les chercheurs scientifiques. A moins — et les deux explications ne sont pas exclusives — que d'admettre ce nouveau postulat ait trop de conséquences: il confirme "trop" l'interprétation boltzmannienne d'un côté, il ébranle le plan classique des deux principes de l'autre, en un mot il oblige à repenser toute la thermodynamique en la sortant de son moule 1900.

30. Tome de *mécanique*, éd. de 1934, p. 35 et 114. Dans le tome d'électricité, la propagation des ondes électromagnétiques en reste au cas des corps au repos (chapitre XV). Cependant dans le chapitre XXXVIII de l'édition de 1944, p. 649, Georges bruhat signale l'existence d'une théorie relativiste du photon, mais sans entrer dans le détail. Il dit simplement:

d'après la théorie de la relativité, un tel corpuscule possède une masse égale à $h\nu/C^2$ et une quantité de mouvement $p = h\nu/c$.

31. *Cours de thermodynamique*: IIIème partie, chap. XIII, "*Notions sur la théorie cinétique des gaz*" (18 pages), sous-chapitre *Variation des chaleurs spécifiques avec la température* (1 page) où est introduite l'hypothèse des quanta ("S'il existe dans une molécule un mouvement périodique de fréquence ν, *son énergie est nécessairement un nombre entier de fois hν*", p. 233 éd. de 1926; p. 246 éd. de 1942).
IVème partie, "*Rayonnement par incandescence*," chap. XVII "*Répartition spectrale de l'énergie*", sous-chapitre *Notions sur la théorie du rayonnement thermique* (5 pages en 1926, 12 en 1942). En 1942, des applications à la théorie des chaleurs spécifiques (Einstein, Debye, Nernst-Lindeman) ont été ajoutées. En 1926, la conclusion est celle-ci:

La théorie des quanta a été étendue à beaucoup d'autres phénomènes; on peut dire que toutes les fois qu'il y a échange d'énergie entre la matière et un rayonnement électromagnétique de fréquence ν, l'énergie échangée est toujours égale à un nombre entier de fois h ν. Cette loi s'applique par exemple aux phénomènes photo-électriques, à la production et à l'absorption des rayons X, à l'émission des raies spectrales: la théorie des quanta a pris dans la physique moderne une place extrêmement importante parce qu'elle a permis de rapprocher et d'interpréter un grand nombre de phénomènes extrêmement différents, alors que la théorie classique était impuissante à en prévoir les lois. (p. 329).

Cours d'électricité:
VIIème partie "*Bases expérimentales des théories modernes*," chapitre 33, "*Etude des courants dans le vide absolu*" où sont abordées la photo-électricité et la thermoïonie; chapitre 36, "*Rayons X*"; chapitre 37, *"Radioactivité"*, chapitre 38, "*Constitution de la matière et émission des raies spectrales*" (cf note 13 pour le détail).
Cours d'optique:
VIème partie, "*Notions de spectroscopie*" (170 p. en 1931, 188 en 1942, incluant la

notion de spin et l'étude, en 1942, de la structure hyperfine). Soit, sur cet ensemble de notions liées à la première théorie des quanta (et les quelques pages consacrées à la nouvelle mécanique quantique (cf infra), 246 pages vers 1929-31, 286 vers 1942-44.

32. Georges Bruhat, *Electricité*, 1929, p. 651; 1944, p. 652-53 pour la première citation; 1929, p. 652; 1944, p. 655 pour la seconde. Les paragraphes *Les quanta de lumière et l'effet Compton* et *Théorie corpusculaire et théorie ondulatoire de la lumière* sont identiques de 1929 à 1944. Seul le paragraphe *Mécanique ondulatoire* diffère d'une page et demie.
33. Georges Bruhat, *Optique*, p. 631, édition de 1942. Il écrit précisément:

La mécanique ondulatoire explique l'existence d'états stationnaires de l'atome aussi naturellement que la théorie ondulatoire du son explique l'existence d'ondes stationnaires dans un tuyau sonore, et introduit comme une conséquence de ses hypothèses générales les conditions de quanta écrites par Bohr et Sommerfeld. (p. 631).

34. Ces dernières lignes sont reprises de Terry Shinn, *Construction théorique et démarche expérimentale: essai d'analyse sociale et cognitive de la recherche.* Septembre 1981, p. 11. Il s'agit d'un texte écrit pour les Journées de la Société Francaise de Sociologie intitulées *Analyse sociologique de la recherche scientifique et technique*, Paris, 15 et 16 octobre 1981.
35. Interview de N. Félici par D. Pestre, Grenoble le 19 decembre 1979.
36. Interview de M. Bertaut par D. Pestre, Grenoble le 20 decembre 1979.
37. Le plan de l'ouvrage de Léon Bloch est le suivant: I, Electrostatique, II Diélectrique, III Energie électrique, IV Lois du courant électrique, V Champ magnétique des aimants, VI Champ magnétique des courants, VII Corps ferromagnétiques, aimants permanents, VIII Action des courants sur les courants, IX Induction, X Equations générales du champ électromagnétique dans les corps au repos, XI Phénomènes quasi-stationnaires, XII Propagation des ondes, rayonnement, XIII Optique électromagnétique, XIV Electrodynamique des corps en mouvement, XV Optique des corps en mouvement. A propos de la théorie de Maxwell (chapitre X) il indique qu'elle repose "sur l'extenstion des équations locales démontrées dans le cas quasi-stationnaire aux phénomènes rapidement variables (...). De la combinaison des équations fondamentales, on déduit, sans faire appel à l'expérience, la nécessité et la valeur d'une *vitesse de propagation.* L'expérience confirme cette valeur ainsi que les autres résultats déduits de la théorie de Maxwell" (p. 263-64). Dans le chapitre XIV, il présente les équations de Hertz (p. 386-397) puis celles de Lorentz (p. 398-422) en montrant l'incompatibilité de celles-ci avec les principes de la mécanique. Il termine ce chapitre sur le groupe de transformations de Lorentz. Enfin dans le chapitre XV, il conclut sur la notion de temps local et le postulat d'Einstein.
38. Op. cité, p. 11.
39. A noter le *chapitre I*: la structure discontinue de la matière, atomes et molécules, preuves de leur réalité, le *chapitre IV*: rotation des molécules et vibration des atomes, la discontinuité de l'énergie, *chapitre XII*: principe de Nernst, *chapitre XIII*: notions de thermodynamique statistique. Le chapitre XII est introduit par deux remarques intéressantes si l'on veut connaître l'attitude des physiciens français face à l'interprétation statistique, et ce encore en 1924. Jean Becquerel précise que ce chapitre est rédigé d'après une conférence de Langevin à la Société de Physique le 27 novembre 1913: n'est-ce pas avouer que ce domaine est à peu près inconnu en France alors qu'il est courant en Allemagne par exemple (cf la conférence de Planck citée à la note 28). Il précise d'ailleurs que cette partie n'est pas au programme officiel quoiqu'il en conseille la lecture. Cette fois c'est avouer ce

que nous proposions comme conclusion précédemment, à savoir le retard considérable de la thermodynamique française, du moins dans l'enseignement, son attachement à la version de 1870 ou 1880, son refus de l'approche atomistique. Qu'on imagine donc des étudiants en physique totalement ignorants des travaux de Boltzmann en 1930.

3. Les travaux de recherche. La physique expérimentale

NOUS QUITTONS maintenant le domaine de l'enseignement pour aborder celui de la recherche; c'est-à-dire que nous allons nous tourner vers la physique produite en France et repérable dans les revues et les livres originaux, et ce afin d'en connaître les domaines de force et de faiblesse. Dans ce chapitre, nous nous limitons à la physique de nature expérimentale: ne sont donc pas pris en compte les travaux des théoriciens, qu'ils traitent de théories fondamentales (mécanique quantique par exemple) ou de modèles théoriques explicatifs (théorie atomique, théorie des noyaux ...). Cet aspect sera abordé dans le chapitre suivant.

Nous commencerons cette étude par une description des équipes de recherche. Pour l'établir, nous suivrons deux directions: évaluation en taille des laboratoires par le biais du nombre des chercheurs, puis essai de mesure de leur productivité. Cette double approche nous mènera à une classification des centres de recherche français. Dans un second temps, nous sortirons du cadre national pour confronter cette physique française à ses consoeurs internationales. Nous essaierons ainsi d'apprécier la qualité de la physique française et de repérer les équipes les plus connues dans la cité physicienne internationale.

I — Descriptif des équipes de recherche françaises

Le personnel des laboratoires: les chercheurs

Vouloir recenser les chercheurs des laboratoires s'est avéré être une entreprise délicate, car à la différence du personnel enseignant dûment appointé par l'État ou les universités, les chercheurs relèvent de statuts fort divers et à ce titre sont rarement présents dans les données statistiques.

Quels sont ceux que l'on peut qualifier de chercheurs? D'abord le "personnel scientifique", c'est-à-dire les professeurs, maîtres de conférences, assistants, agrégés-préparateurs de l'Ecole normale; puis les boursiers de diverses obédiences, soit privées — bourses de fondation — soit publiques, principalement après 1930 — *Caisse Nationale des Sciences* puis CNRS —; enfin, "les travailleurs libres" accueillis dans les laboratoires. Nous n'avons pas en général tenu compte des étudiants préparant un D.E.S. (Diplôme d'Etudes Supérieures): celui-ci consiste en la rédaction d'un petit mémoire de recherche après une année de travail dans un laboratoire, en général l'année précédant l'agrégation.

Quelques remarques sont d'abord à faire sur la documentation disponible:

1) Chronologiquement, la première source eût pu être un rapport de 1922 établi par Charles Maurain, futur doyen de la faculté des sciences de Paris, et présentant les laboratoires français dans leur ensemble. Malheureusement nous n'avons pu le consulter à la Bibliothèque Nationale (il est en instance de micrographie depuis plus d'un an) et il s'est avéré introuvable ailleurs. Enfin l'espoir subsiste. . . .

2) En 1931 fut établie dans chaque laboratoire de la faculté des sciences de Paris, une liste du personnel-chercheur. Envoyées au doyen par les directeurs, ces listes avaient pour but de répartir la toute récente "subvention extraordinaire pour les laboratoires" connue plus communément sous le nom de son initiateur, Borel, et votée en 1925 par le Sénat. Ces listes nominales sont assez précises mais, malheureusement à nouveau, certaines d'entre elles sont manquantes — celle du laboratoire Jean Perrin en particulier — et ne concernent bien évidemment que la faculté parisienne.

3) En 1939, le doyen Maurain a écrit avec le secrétaire général de la faculté un petit livre consacré à la faculté des sciences de Paris. Il y énumère les différents laboratoires mais sans précision souvent sur le personnel. Cependant, confronté à un inventaire du personnel scientifique établi en vue de la mobilisation le premier mars 1940, il nous permettra une honnête estimation parisienne.

D'autant plus que de 1913 à 1939, quoique de façon décroissante avec les années, les *Annales de l'université de Paris* d'une part, les rapports des doyens de l'autre, publient des comptes-rendus de l'activité des laboratoires.

4) Le point noir est évidemment la province: nous nous sommes limité pour elle à quelques estimations hasardeuses au vu d'informations éparses.[1]

La faculté des sciences de Paris

Le tableau 3.5 en annexe résume l'information la plus précise, celle de 1931: 174 chercheurs sont recensés dans 14 laboratoires. Seules 4 équipes dépassent la quinzaine de chercheurs: il s'agit de celles de Mme Curie, d'Aimé Cotton, de Charles Maurain (physique du globe, physique de l'atmosphère) et du laboratoire de mécanique expérimentale des fluides de MM Bénard et Foch.

Partant de ce point médian de 1931, nous voudrions apprécier l'évolution dans les deux décennies qui encadrent cette date. De 1918 à 1931, nous avons pu établir le tableau 3.1 en utilisant les rapports des doyens ou des directeurs de laboratoires.[2]

La croissance est donc importante dans la première décennie, confirmant semble-t-il le développement du corps professoral que nous avons déjà relevé. Ainsi par rapport à 1913, le nombre de chercheurs est multiplié par 2 ou 3. Dans le cas du laboratoire de Charles Fabry le développement paraît très net: d'ailleurs en 1920-21, le doyen rapporte qu' "en prenant la direction du laboratoire, M. Fabry n'a trouvé qu'un petit nombre de travailleurs". Il ajoute: "aucune thèse de doctorat n'a été achevée depuis plusieurs années." En 1931 au contraire, 14 étudiants sont présents préparant probablement des D.E.S. et des thèses.[3]

Dans la seconde décennie par contre, la croissance parait ralentie, voire stoppée. On le jugera à la lecture du tableau 3.2.[4]

La conclusion est évidente: de 1931 à 1940, le personnel chercheur des laboratoires de physique de la faculté des sciences de Paris est stationnaire en nombre, à la différence de ce qui se passe dans la première décennie. Une exception cependant, la mécanique des fluides.

TABLEAU 3.1

Laboratoire	1912	1921 1922	1925 1926	1928	1931
Ch. Fabry	6-12*			23*	26*
A. Cotton		24		26	28
Mme Curie	17		26	28	34
Ch. Maurain		Création	11		21

TABLEAU 3.2

	Chiffres de M. Maurain (ensemble de la faculté) (1939) (1)	Personnel scientifique physicien (1/3/40) (2)	Part des physiciens (1939-40) (3)	Rappel (1931)
Professeurs ou maîtres de conférences	78	31	(25%) (33%) des chiffres de Maurain	(30)
Chefs de travaux et assistants	103	27		(32)
	}200	}72		
Préparateurs	14	9		(9)
Physiciens adjoints	5	5		(4)
Boursiers de fondation ou de doctorat	88		22-29	
Boursiers de la C.N.R.S.	95		24-32	
Travailleurs libres	150		37-50	
Total partiel	533	72	83-111	
Total physiciens		155-183		174

L'explication est simple: comme le déclare H. Villat, directeur du nouvel Institut de mécanique en 1933, ils ne seront pas touchés par la crise car les subventions du ministère de l'air ne baisseront pas.[5]

Les autres laboratoires parisiens

Un article de Charles Fabry est ici notre guide.[6]

Laboratoire de Paul Langevin au Collège de France

Charles Fabry est très imprécis, nous n'avons pas de chiffres a proposer.

Laboratoire de Jean Becquerel au Muséum

Charles Fabry dit que les locaux sont tellement petits qu'aucun chercheur ne peut y être accueilli: on ne trouverait donc que Jean Becquerel et M. Matou. Ce qui est totalement confirmé par la notice établie par Jean Becquerel lui-même en 1934.

Laboratoire du grand électro-aimant de Bellevue dirigé par A. Cotton

Bellevue est le siège de l'*Office national des recherches scientifiques et industrielles et des inventions.* Cet office n'a pas à proprement parler de laboratoire quoiqu'il emploie de nombreux techniciens et quelques chercheurs. Par contre, il abrite le grand électro-aimant installé par Aimé Cotton et qui fonctionne dans la seconde décennie. Selon M. Jacquinot, il abrite dans les années 30, 6 ou 7 personnes qui y travaillent régulièrement. En fait, il est déjà un lieu d'expérimentation national et international et c'est sa principale fonction.

Laboratoire privé de Maurice de Broglie

Isolé des autres dans l'ouest de Paris, et installé dans l'hôtel particulier du Duc de Broglie, c'est par ses travaux un important laboratoire: outre Maurice et Louis de Broglie, Dauvillier, Trillat et Thibaud y ont fait une grande part de leurs travaux. Il accueille aussi de nombreux chercheurs pour quelques mois ou quelques années (Lucas et Leprince-Ringuet y ont notamment travaillé). Un ordre de grandeur de 8 personnes permanentes dans la seconde décennie serait probablement satisfaisant.

Les laboratoires de l'Ecole de physique et de chimie de la ville de Paris et du Centre National des Arts et Métiers

Ils n'abritent que peu de chercheurs en dehors du personnel d'enseignement et de quelques élèves. Quant aux laboratoires des grandes écoles — Polytechnique, Centrale, Ecole des mines — ils ne pratiquent quasiment pas de recherches. A l'Ecole polytechnique, la situation commencera à changer avec la nomination de Louis Leprince-Ringuet en remplacement de Charles Fabry quelques années seulement avant la guerre.

Il faudrait ajouter le Laboratoire national de radio-électricité, fondé en 1926 et dirigé par M. Gutton en 1930, le laboratoire de physique du Service technique et industriel de l'aéronautique à Issy-les-Moulineaux, en banlieue, ainsi que les laboratoires d'essais de l'Institut d'optique et le Laboratoire central d'électricité. Mais leur vocation est plus axée sur les applications industrielles et les essais.

On arriverait donc à un total de chercheurs parisiens, à la veille de la guerre, compris entre 200 et 230 personnes selon une estimation plus ou moins optimiste et le degré de "recherche appliquée" que nous admettons. L'ensemble bien sûr à l'exclusion des laboratoires industriels ou militaires.[7]

La province

Il nous est à peu près impossible de donner des chiffres sûrs pour la province malgré nos lectures assidues des notices des professeurs. Le plus probable est pourtant qu'autour du maître et de son (ses) assistant, on trouve bien peu de personnes. Donnons quelques indices qui puissent justifier cette affirmation:

— d'abord les interviews que nous avons faites. M. Kastler rapporte qu'à Bordeaux et à Clermont-Ferrand où il fut nommé entre 1931 et 1941, bien peu de personnes faisaient de la recherche en dehors du personnel scientifique: il ne nous a cité aucun nom. M. Jacquinot qui fut étudiant à Nancy puis préparateur pendant quelques années, précise que dans le laboratoire de Croze, 3 personnes seulement travaillaient: Croze lui-même, son assistant et le thésard qu'il était. M. Trillat, nommé à Besançon à partir de 1933 était aidé d'un maître de conférences (c'est la seule chaire de physique dans cette ville), de deux assistants et d'un chef de travaux. Il eut quelques élèves durant son séjour, notamment quelques étrangers. On le voit n'apparaît jamais un bien grand nombre de chercheurs en dehors du personnel payé par la faculté.[8]

— Lorsqu'on lit les rapports des doyens et qu' apparaissent les publications faites au cours de l'année par les laboratoires, on rencontre extrêmement rarement des signatures inconnues, c'est à dire différentes de celles des professeurs ou des assistants. De même à la lecture des notices sur titres et travaux.[9]

— Enfin si on regarde la liste des postes attribués par la *Caisse nationale des sciences* on constate la faiblesse du nombre de postes accordés à la province (tableau 3.3).

TABLEAU 3.3

	Paris 1932	Province 1932	Paris 1936	Province 1936
Postes attribués par la C.N.S. en physique	48	15	55	22

Et encore ces chiffres sont-ils trompeurs. Dans 12 cas sur 15 en 1932 et 17 cas sur 22 en 1936, les sommes allouées ne sont que des demi-traitements. Ce qui veut dire qu'elles sont attribuées à des personnes percevant par ailleurs un salaire — de l'Education Nationale le plus souvent. Les listes permettent d'affirmer qu'il s'agit d'assistants dans la majorité des cas. Autrement dit il ne s'agit pas de personnel supplémentaire pour la recherche.[10]

Peut-on alors donner quelques chiffres pour la province? Nous pouvons le tenter en 1938 par exemple. En étudiant l'*Annuaire général de l'université et de l'enseignement français*, nous pouvons évaluer le nombre de laboratoires à plus d'une trentaine (probablement entre 32 et 37). Y travaillent 55 professeurs et maîtres de conférences — ce chiffre est sûrement fiable car il s'agit du "haut" de la hiérarchie — et une soixantaine de chefs de travaux et d'assistants (mais certaines facultés ne semblent avoir ni chef de travaux ni assistant). Soit environ 110 personnes. Peut-on supposer qu'un ou deux étudiants préparant une thèse travaillent dans chacun des laboratoires? Cela nous mènerait à 180 personnes. Dans ce cas, on compterait, en moyenne 5 personnes par laboratoire. La seule exception probable est le cas de Strasbourg avec le laboratoire de P. Weiss.

Ceci nous amène à une idée essentielle. Si on admet l'ordre de grandeur auquel nous venons d'aboutir et aucun indice ne s'y oppose, on ne peut qu'être frappé par l'émiettement, la parcellisation de la recherche en physique dans la province française: pas d'instituts mais des équipes de quelques personnes dispersées dans 16 villes et on le suppose bien, laissées avec peu de matériel et de crédits. C'est d'ailleurs l'image que donnent les contemporains dans leurs écrits lorsqu'ils parlent de la science française. C'est une donnée essentielle de la marginalité de la recherche fondamentale en province relativement à Paris. Non qu'on ne trouve que de gros laboratoires à Paris. Mais c'est là que sont les seuls groupes importants — et à vrai dire décisifs pour la qualité de la recherche française. L'hégémonie parisienne y trouve son renouveau constant et son pouvoir d'attraction. Là seulement un travail de haut niveau est possible.[11]

Les productions scientifiques de ces divers laboratoires

Deux méthodes nous ont semblé envisageables. Première méthode possible: relever pour chaque physicien l'ensemble de ses publications, regrouper ces hommes par laboratoire et conclure. Pour ce faire l'ouvrage collectif initié par J.C. Poggendorff s'avère le plus utile puisqu'y sont recensées, par périodes successives, les publications d'un grand nombre de scientifiques. L'ennui majeur — outre le temps considérable exigé quand on connait la taille de ces volumes et la masse de documentation qu'ils contiennent — est qu'on semble loin d'avoir relevé *tous* les physiciens français. Aussi pour un essai de mesure globale nous n'avons pas choisi cette solution.[12]

Seconde méthode: ne pas avoir la prétention de relever toutes les publications mais choisir une revue française importante, l'étudier durant 20 ans et en inférer un ordre de grandeur relatif à la productivité des différentes équipes françaises. C'est la méthode que nous avons retenue. Nous donnons en annexe une liste des revues françaises consacrées à la physique. Parmi celles-ci trois seulement concernent la physique fondamentale dans son ensemble: *les Comptes-rendus de l'académie des sciences, le Journal de physique, les Annales de physique.*[13] La plus riche d'informations eût été sans conteste *les Comptes-rendus,* mais pour qui les a déjà feuilletés, il apparaît tout de suite que le problème de traitement est immense: toutes les spécialités sont confondues, des mathématiques à la botanique et aucun index thématique n'est tenu à la fin des différents tomes. Nous avons donc préféré choisir *le Journal de physique* : cette revue est connue internationalement — c'est d'ailleurs elle que les Américains ont retenue en 1934 pour faire une étude de 5 périodiques scientifiques internationaux consacrés à la physique[14] — et les articles qui la composent sont souvent plus substantiels que les notes envoyées aux *Comptes-rendus.* Par ailleurs les scientifiques français écrivent souvent un article dans ce journal lorsqu'ils ont envoyé une note importante aux *Comptes-rendus.* Quant aux *Annales de physique,* elles occupent une place plus marginale, les articles y sont beaucoup moins nombreux et le plus souvent il s'agit de thèses. Aussi ce choix n'eût pas permis une étude de l'ensemble de la production scientifique française.

Nous avons donc traité les articles du *Journal de physique* de 1920, date de la première reparution après-guerre, à 1940, date à laquelle le volume se réduit considérablement — et pour cause. De 1921 à 1932, 40 articles sont publiés en moyenne par an; de 1933 à 1939 le rythme augmente rapidement, la moyenne s'élevant à 83 articles par an. Soit au total 1.134 articles. Sur cet ensemble une part importante est écrite par des physiciens étrangers (au minimum 200 articles, peut-être 225), une part par les théoriciens français (141 articles), 712 enfin étant écrits par des auteurs français ou étrangers séjournant dans les laboratoires de physique à dominante expérimentale de France. Restent 58 articles qui ne sont pas entrés dans nos classements.[15]

Sur les 712 articles de nature expérimentale produits en France, 650 ne posent pas de problèmes d'affectation dans les divers laboratoires. Malheureusement pour une soixantaine d'auteurs d'origine française, le laboratoire d'accueil ne nous est pas connu au moment où ils écrivent leur article.

La production des équipes de recherche en province

On peut affirmer avec certitude que 216 articles au minimum proviennent de la province. Si l'on tient compte de la soixantaine d'auteurs dont le laboratoire nous est inconnu, on peut proposer une estimation (forfaitaire) de 220 à 250 articles qui viennent de ces laboratoires provinciaux. Ce qui est faible comparé à la production du groupe parisien. Nous avons en effet estimé les chercheurs à 200-230 dans la capitale, à 180 pour le reste de la France. Or les articles du *Journal de physique* présentent de ce point de vue un déséquilibre beaucoup plus marqué: 430 à 460 pour Paris, 220 à 250 pour les autres laboratoires. Un premier ordre de grandeur peut donc être suggéré: un chercheur à Paris publie en moyenne deux fois plus qu' un chercheur en province.

En réalité, cette moyenne a peu de sens. Sur les 216 articles provinciaux, 147 ont pour origine 6 groupes. A proprement parler il ne s'agit pas toujours de laboratoires mais de groupes ayant chacun un ou deux maîtres en commun et qui au cours de ces vingt années ont pu se séparer. Enumérons les:

Le plus important quant à sa production et probablement quant à son homogénéité est *le groupe de Pierre Weiss à Strasbourg.* Consacré à l'étude des propriétés magnétiques des corps, il publie 53 articles durant cette période. G. Foëx, R. Forrer, L. Néel sont parmi ses membres les plus productifs. On pourrait lui associer le groupe de G. Ribaud, initialement collaborateur de P. Weiss à Strasbourg, qui se spécialise à la fin des années 20 dans les fours à induction et l'obtention de hautes températures et qui quitte l'Alsace pour la Sorbonne en 1933 (9 articles). Néanmoins G. Ribaud travaille avec fort peu de collaborateurs.

Le groupe suivant par ordre d'importance est celui constitué par *Jean Cabannes et ses élèves et collaborateurs.* A la différence du laboratoire de Pierre Weiss, ce groupe ne reste pas uni à Montpellier de 1920 à 1940: des élèves seront nommés dans d'autres villes (nous pensons à Rousset ou à Kastler par exemple) et des collaborateurs plus occasionnels publient avec lui (Rocard). Quoiqu'il en soit, si nous totalisons les articles écrits par Cabannes et ses élèves de 1920 à 1940 (en incluant les articles écrits en collaboration) nous obtenons le chiffre de 25.

L'objet des recherches porte principalement sur l'optique moléculaire (spectroscopie, diffusion, effet Raman ... en incluant des applications à l'étude de l'atmosphère).

Vient ensuite un groupe plus hétérogène qu'on peut constituer derrière les noms de *Dunoyer et Reboul, voire Dechêne dans les années 30.* Dans les années 20, ce groupe s'intéresse à la décharge dans les gaz, aux tubes électroniques, aux compteurs, aux oscillographes ... pour s'orienter par la suite vers les cellules semi-conductrices. Cet ensemble (22 articles) trouve son unité principale dans le champ d'étude qu'il pratique, rare en France à cette époque.[16]

Vient ensuite un cas particulier, celui de *Z. Carrière*, professeur à l'Institut catholique de Toulouse qui publie annuellement son article d'acoustique. Il ne semble pas avoir de collaborateurs (16 articles).

Les deux derniers groupes méritant mention sont des groupes formés dans les années 30 par deux élèves de Maurice de Broglie, Jean Thibaud et J.J. Trillat. Ce dernier est nommé à Besançon en 1933 où il se consacre à l'optique électronique et à ses applications à l'étude des composés organiques et des métaux (8 articles), le premier, nommé à Lyon quelques années avant la guerre, poursuit ses travaux de physique nucléaire (14 articles écrits par lui ou ses collaborateurs de l'Institut de physique atomique).

Restent donc 70 à 100 articles écrits par les autres physiciens de province. Voici brièvement résumée la liste que nous avons établie pour les 69 articles dont les auteurs nous sont précisément connus:

Caen — articles de Blanc et de Roux: 4.

Grenoble — articles de Boutaric: 6.

Grenoble — articles de Dejean, Fortrat, Vaillant: 7, principalement consacrés à la magnéto-optique, à la spectroscopie, à l'absorption des liquides, aux électrolytes.

Lille — articles de Cau, Guindin, Roig: 4, principalement axés sur la spectroscopie optique et les propriétés électromagnétiques. A noter que nous avons comptabilisé les travaux de M. Bruhat à part (cf infra, Paris, où Bruhat est nommé dès 1927. De 1920 à 1926, il publie 9 articles).

Lyon — articles de Gouy, Thovert, Liandrat, R. Ricard: 4. A part bien sûr, est comptabilisée l'équipe de J. Thibaud. Il faudrait aussi signaler l'activité de l'observatoire (Dufay).

Marseille — articles de Bogros, Buisson, Sève: 7, dédiés à l'optique classique. Il conviendrait de mentionner aussi le travail d'optique atmosphérique de D. Barbier.

Nancy — articles de Croze, de Malleman ...: 5, principalement consacrés à l'optique. Articles de l'équipe de Laporte: 7, consacrés aux tubes électroniques, à l'aimantation sous haute fréquence ... Ces 7 articles sont écrits de 1935 à 1938.

Poitiers — articles de Grumbach, Turpain et Sadron: 6. A noter que Sadron quitte Poitiers en 1935-36 pour Strasbourg où il poursuit ses travaux de mécanique des fluides (+3 articles).

Rennes — articles de Moreau, Grillet, Duffieux: 4.

Strasbourg — articles de Rothé et Cagniard: 2; de physique théorique: Yvon et Soleillet, 4; de Sadron: 3.

Alger — articles de Wolfers et Savornin: 5, consacrés à la diffraction optique.

Il conviendrait d'ajouter Montpellier (équipes de Cabannes — Rousset et de Reboul — Dechêne), Bordeaux (Daure — Rousset — Kastler), Besançon (Trillat mais rien avant lui), Clermont (pas de trace), Toulouse (1 article pour la faculté).

Nous nous permettons de répéter qu'il faut considérer ces chiffres comme des ordres de grandeur, des oublis, des inversions ayant pu avoir lieu. On peut néanmoins conclure avec certitude qu'à quelques exceptions près, ce qui caractérise la province, c'est le maintien d'un très grand nombre de laboratoires petits — c'est à dire composés seulement de quelques personnes — et peu productifs.

Pour terminer de caractériser cette physique provinciale, nous voudrions faire une remarque. Sur les 70 articles environ envoyés par les petites équipes, l'optique, la spectroscopie optique, l'électro et la magnéto-optique occupent 39 articles (c'est à dire 55%), la mécanique et l'électromagnétisme classique représentent respectivement 10 et entre 10 et 15% du total, tandis que l'étude de la décharge dans les gaz, la photoélectricité, la thermoionie, les tubes ... ne sont objets d'étude que dans 8 articles (11%). Ne parlons pas de physique nucléaire, de l'étude des rayons cosmiques ou autres nouveautés (un article en 1938), ni de la physique théorique (4 articles).

La production des équipes de recherche à Paris

Les articles produits par les laboratoires parisiens peuvent être estimés entre 430 et 460 avons-nous dit. Mais ici aussi la répartition est fort inégale suivant les laboratoires. En particulier une dizaine de grands noms dirigent les laboratoires responsables de 348 articles, c'est-à-dire de près de la moitié de la production française (712 articles). Il s'agit du groupe Curie (c'est-à-dire Mme Curie puis les Joliot-Curie), du groupe Perrin (c'est-à-dire Jean Perrin mais aussi Pierre Auger), du groupe de Maurice de Broglie, des groupes du laboratoire de l'Ecole normale (Bruhat et les frères Bloch), des groupes de Paul Langevin, des groupes enfin des deux laboratoires rattachés à la chaire de physique générale: Fabry et Cotton.

Dans cet ensemble, un groupe occupe une place particulièrement importante, celui formé par Mme Curie avant 1934 et que dirigent par la suite Debierne, Irène Curie et F. Joliot. Il publie 123 articles durant ces vingt années, c'est-à-dire plus de 6 articles par an, c'est-à-dire encore près de 11% de *tous* les articles du *Journal de physique* (1134). Et cette production est croissante au fil des années: 40 articles jusqu'en 1932, 83 de 1933 à 1940. Comme chacun le sait le centre d'intérêt est la radioactivité dans la première période, la physique nucléaire plus particulièrement par la suite. Jusqu'en 1929, les études physiques des rayonnements α, β, γ et des constantes de désintégration, dominent. Dans la décennie suivante les orientations les plus importantes se font vers l'étude des structures fines avec Rosenblum, des neutrons et de l'électron positif de 1930 à 1933, de la radioactivité artificielle à partir de 1934, pour s'orienter enfin vers la fission; restent cependant notables les recherches plus classiques (rayonnement β et γ, lois d'absorption, chimie nucléaire, propriétés électrochimiques et physico-chimiques des éléments, chimie des radioéléments). Parallèlement, et surtout dans les années 20, on mène quelques études sur le quartz piézoélectrique, les appareils d'amplification, les rayons X, la décharge dans les gaz... et on accueille de jeunes théoriciens (Goldstein, Proca).[17]

Par ordre d'importance est apparu ensuite un ensemble d'article dont l'unité est formée par la référence à Paul Langevin: 50 articles. Mais ici nous sommes à l'opposé du cas précédent. Paul Langevin n'a pas mené dans l'entre-deux-guerres d'études systématiques et dans ses laboratoires du Collège de France et de l'Ecole de physique et de chimie de la ville de Paris, on retrouve une gamme de sujets étonnants. Avec Lucas, à l'Ecole, on étudie le quartz piézoélectrique et les ultra-sons, mais aussi la biréfringence magnétique, la pyro-électricité, la fabrication d'amplificateurs tandis qu'au Collège, avec E. Bauer notamment, on travaille sur les spectres atomiques, la diffusion des rayons X, l'optique atmosphérique, les propriétés thermo-élastiques des métaux ferromagnétiques, l'effet Raman, l'état liquide ... et on continue d'écrire quelques articles théoriques. Cette multiplicité d'études — à l'image d'ailleurs de la variété des travaux du maître — n'est pas sans étonner au premier abord. Mais en fait elle permet de poser une question: la norme française ne serait-elle pas plutôt à l'image de ce "laboratoire" plutôt qu'à celle du laboratoire Curie? Un laboratoire français ne serait-il pas un assemblage d'individus indépendants et travaillant chacun sur un sujet (voire des sujets) autonome? La question est importante, nous la reprendrons après avoir regardé les autres groupes.[18]

Troisième groupe, celui de Perrin — Auger: 46 articles. Trois grands domaines apparaissent à la lecture des articles: d'abord l'étude des rayons X et des effets photo-électriques induits (10 articles assez régulièrement répartis), l'étude des neutrons et surtout du rayonnement cosmique (24 articles principalement dans la seconde décennie, autour de Pierre Auger et de sa petite équipe: Maze, Fréon, Ehrenfest Jr . . .), enfin un ensemble hétéroclite d'une douzaine d'articles traitant de chimie-physique, des couches monomoléculaires, mais aussi des semi-conducteurs ou du quartz. Aussi cet ensemble nous semble -t-il devoir être subdivisé: d'une part Pierre Auger travaillant successivement sur deux domaines essentiels: l'effet photo-électrique composé d'abord, les rayons cosmiques ensuite; puis les physico-chimistes travaillant avec les rayons X et dont Y. Cauchois serait la représentante; enfin des individus accueillis au laboratoire et travaillant sur des sujets indépendants. On retrouve donc partiellement la remarque faite à propos des équipes de Langevin — à l'exception peut-être du groupe de Pierre Auger dans les années 30, beaucoup plus homogène dans ses sujets d'étude.

Le groupe de Maurice de Broglie apparaît ensuite: 33 articles, sans compter bien sûr les travaux de Jean Thibaud et de Jean-Jacques Trillat après leur départ (l'ensemble se monterait à 55). Le laboratoire travaille d'abord sur les rayons X puis s'étend, avec le progrès de la science, vers la recherche nucléaire, Trillat continuant de son côté l'étude des longues chaines par les rayons X. Jean Thibaud travaille avec des sources radioactives classiques tandis que Maurice de Broglie et Dauvillier s'orientent vers l'étude du rayonnement cosmique. Enfin après le départ de Thibaud, Louis Cartan oriente le travail vers les lentilles électrostatiques et la spectroscopie de masse. Quoiqu'il en soit ce laboratoire est particulièrement actif dans la physique de pointe, adaptant rapidement ses centres d'intérêt et recevant de ce fait, comme le laboratoire Curie, un grand nombre de jeunes chercheurs venant séjourner quelques temps. Citons Bruno Rossi, Ponte, Leprince-Ringuet, Auger . . .. Ici le laboratoire semble plus homogène dans son fonctionnement, plus collectif dans ses chois, couvrant systématiquement les domaines majeurs de la recherche expérimentale de haut niveau.[19]

Les travaux effectués sous la direction d'Aimé Cotton: 32 articles. Dominent ici les travaux d'optique, l'électro et la magnéto-optique bien sûr mais de plus en plus la spectroscopie infra-rouge avec J. Lecomte et R. Freymann (17 articles sur 25 entre 1933 et 1940). Laboratoire donc assez homogène quoiqu'existent quelques travaux hétérodoxes.[20]

Sous les noms de Bruhat et de Pauthenier — souvent co-auteurs — nous avons regroupé 19 articles dans la décennie 1920-29. Par la suite, nous avons distingué: Bruhat signe assez souvent un article avec un élève de l'Ecole normale (9 fois), Pauthenier de son côté apparaît dans 5 articles. Du côté de Bruhat dominent la spectroscopie, l'absorption dans l'ultra-violet de divers composés, l'étude des pouvoirs rotatoires, de la dispersion rotatoire, de la biréfringence magnétique. Pour Pauthenier l'électrostatique et l'électromagnétisme forment l'essentiel des sujets. Hormis le caractère classique, dans la tradition française, de ces deux types d'études, nous voudrions surtout insister ici sur un point particulièrement visible à la lecture du *Journal de physique* et que confirme M. Guinier: l'activité de Georges Bruhat au laboratoire de l'Ecole normale consiste avant tout dans l'encadrement d'un élève rédigeant son Diplôme (D.E.S.). En dehors de cet étudiant, chaque année différent, il travaille pratiquement seul. Ceci signale une pratique probablement assez répandue dans les laboratoires français, même lorsque ceux-ci, comme à l'Ecole normale, regroupent plusieurs chercheurs confirmés. Et en effet, Eugène et Léon Bloch, voisins de Georges Bruhat à l'Ecole normale, publient, indépendamment de lui mais très régulièrement eux-aussi, leurs articles: 17 en 20 ans, environ un par an, en général axé sur la spectroscopie dans l'ultra-violet.[21]

Enfin, avec peu d'articles il est vrai, apparaît le laboratoire de Charles Fabry: 14 articles consacrés principalement à l'optique (appreillage par exemple), à la spectroscopie optique et à l'étude de l'atmosphère. Mais Charles Fabry qui dirige la *Revue d'optique* publie peut-être une part des travaux de ses élèves dans cette revue.

Nous cesserons ici ce tour d'horizon à la fois long et succinct pour ce qui concerne chaque laboratoire. Mais notre projet n'est pas d'écrire une somme de monographies. Terminons pour dire que d'autres auteurs parisiens apparaissent régulièrement eux-aussi: G. Ribaud, J. Becquerel, E. Darmois, Audubert, Rocard, Duclaux, Jeantet, le groupe de Charles Maurain, celui de Mauguin en cristallographie, ceux des mécaniciens (Bénard, Tréhin ...) et qu'on rencontre épisodiquement des signatures du laboratoire des poids et mesures, du laboratoire des poudres, des laboratoires de physique des facultés de médecine ou de pharmacie, des observatoires et de quelques laboratoires industriels ou de grandes écoles (Les Mines, ou la Société française radioélectrique).

Nous concluerons sur trois points relatifs à la France entière:

1) Peu de laboratoires semblent avoir une productivité notable durant l'entre-deux-guerres en France. Dans les années 20, 11 équipes sont dans ce cas, dans les années 30 une quinzaine.

2) Dans l'immense majorité des cas, le travail semble parcellisé, atomisé même dans les laboratoires assez gros. Peut-être ce schéma devrait-il être nuancé à la fin des années 30, les équipes regroupées autour des maîtres plus jeunes — Joliot, Auger, Thibaud — semblant pratiquer un travail collectif plus intense.

3) Dans des dizaines de laboratoires à Paris et en province, la faible productivité se double souvent d'une grande maigreur des effectifs. Mais même dans ce cas, les travaux effectués peuvent être de nature variée.[22]

Les sujets de recherche

Nous voudrions pour terminer cette étude essayer de repérer les domaines de prédilection de la recherche française. Nous avons ainsi classé les 712 articles en fonction de leur centre d'intérêt. Méthodologiquement deux remarques sont à faire. D'abord, pour les gros laboratoires dont la pratique est assez homogène (laboratoires Curie ou Weiss par exemple), nous n'avons pas traité à part les quelques articles hétérodoxes; ainsi les 123 articles des équipes Curie/Debierne/Joliot ont-ils été maintenus groupés dans la même rubrique. Ensuite nous voudrions attirer l'attention sur la difficulté d'un tel classement. Il est difficile d'établir une grille de classement homogène de 1920 à 1940 à moins de rester dans un classement assez lâche. D'ailleurs les index établis dans les revues sont fort variables au fil des années et d'une revue à l'autre. Enfin l'attribution des articles dans une rubrique est un problème délicat: plusieurs centres d'intérêt sont parfois présents dans un même article — ou si l'on veut un article peut sembler relever de différentes rubriques — et la complexité de certains articles nous a souvent gêné dans notre travail. Nous nous sommes pourtant efforcé de mener ce traitement jusqu'au bout[23] (tableau 3.4).

Nous remarquerons que la physique du "discontinu" est assez faiblement représentée au regard de la physique spectroscopique et de l'optique. De façon plus précise, la physique qui prend comme objet la structure de la matière sous son aspect microscopique (structure des métaux, étude du magnétisme sous son aspect atomique et moléculaire, étude de l'état liquide ...) est faiblement présente relativement à l'optique, à l'étude de la diffusion, des propriétés macroscopiques de la matière, du domaine des équations différentielles (électromagnétisme, acoustique, mécanique ...). Néanmoins pour apprécier plus finement ces caractères, il nous faut comparer: c'est l'objet de la partie suivante.

TABLEAU 3.4

Rubrique	Total	Années 1920 1932	Années 1933 1940	Remarques
Radioactivité, physique nucléaire (expérimentale), physique des particules ...	145	44 dont 40 du labo Curie	101 dont 83 du labo Curie et 14 du labo Thibaud	Quelques travaux du laboratoire Curie relèvent des rayons X
Rayons cosmiques	25	2	23 (Auger, Dauvillier)	Quelques articles du groupe d'Auger concernent les neutrons
Spectro-atomique et moléculaire, diffusion de la lumière, effet Raman ...	109	53	56	Principalement les laboratoires de Cabannes, Bloch, Bruhat, Cotton.
Magnéto-optique, electro-optique	32			Principalement laboratoires de Cotton, Bruhat
Autres articles d'optique (y compris l'appareillage)	39	23	16	
Rayons X, étude des structures cristallines, diffraction électronique	58	35	23	Principalement les laboratoires de de Broglie et Perrin
Propriétés magnétiques des corps	74	46	28	Principalement le laboratoire de P. Weiss et les travaux de J. Becquerel
Décharges dans les tubes, tubes, compteurs, semi-conducteurs ...	46	25	21	Principalement Dunoyer, Reboul, Dechêne
Électromagnétisme et électricité (exp. et appl.)	44	23	21	Dont 10: Pauthenier
Acoustique	30	18	12	Dont 16: Z. Carrière

Mécanique physique, mécanique des fluides	18	7	11	
Thermodynamique macroscopique classique	18	9	9	
Astrophysique, physique de l' atmosphère (entre parenthèses physique du globe)	26 (+7)	6 (+4)	20 (+3)	A noter que l'astrophysique et la physique de l'atmosphère utilisent principelement la spectroscopie
Chimie-physique poudres	41	17	24	Principalement les laboratoires de Perrin et E. Darmois

II — Comparaison avec la physique américaine: structure et qualité de la recherche française

La comparaison que nous allons tenter avec la physique américaine n'est pas l'effet d'une projection rétrospective: *la physique américaine n'est pas la norme et particulièrement pas dans la première décennie de l'entre-deux-guerres.* Mais il nous fallait une référence — et nous n'étions pas en mesure, seul, de faire la comparaison avec la physique allemande, la physique américaine et la physique anglaise. Dans les annés 30 le choix américain nous semblait préférable, dans les années 20 le choix allemand s'imposait. Nous avons en fait choisi la physique américaine pour des raisons de langue et de simplicité, car aussi surprenant que cela paraisse, la revue *Zeitschrift für Physik* n'est pas trouvable facilement: elle n'est pas par exemple à la Bibliothèque Nationale. Par ailleurs — et cela concerne la partie la plus intéressante de cette étude, à savoir la qualité de la physique française — *Zeitschrift für Physik, Physical Review* et *Proceedings of the Royal Society of London, portent à peu près la même attention à la physique française* (voir infra). On pouvait donc en première approximation se limiter à *une* revue étrangère.

Les centres d'intérêt des Français comparés à ceux des Américains

Le but de cette étude est simple: il consiste à confronter les sujets abordés par les Français à ceux des physiciens américains. Pour ce faire nous avons comparé, en volume et en préoccupation, les articles publiés au *Journal de physique* à ceux de la *Physical Review.* Mais la *Physical Review* est autrement plus épaisse que le *Journal de physique.* Aussi nous sommes-nous contenté de sondage. Nous avons choisi quatre années: 1922, 1927, 1934 et 1939 pour établir la confrontation. Les résultats sont dans le tableau 3.6 en annexe. Pour que la comparaison soit plus aisée et plus significative, nous avons mis en parallèle une année de la *Physical Review* et trois années du *Journal de physique.* Ainsi par exemple en 1927, nous comparons les articles de la *Physical Review* de 1927 (150 en physique à dominante expérimentale) aux articles correspondants du *Journal de physique* de 1926, 1927 et 1928 (100 articles de même nature).

Avant de commenter ce tableau nous voudrions rappeler que cette étude ne doit être considérée qu'avec prudence puisque les éléments de comparaison sont faibles (4 années choisies d'une seule revue étrangère) et que la part subjective n'est pas négligeable dans le classement. D'ailleurs, pour montrer les limites nous avons, pour deux années, 1927 et 1934, présenté les résultats obtenus à partir de l'*Analytic Subject Index* établi par la revue américaine: on constate parfois que celui-ci introduit des nuances importantes par rapport au classement établi par nous des seuls articles de la revue (cf notes du tableau). Ces nuances ont une double origine, la subjectivité de celui qui classe et le corpus lui-même: nous n'avons traité que les articles, l'index traite aussi les *Lettres à l'éditeur* et les rapports présentés aux "meetings" de la *Société américaine de physique* qui sont de loin les plus nombreux. Seconde remarque, la physique américaine — surtout en 1922 — présente un caractère assez "provincial": les références des articles sont par exemple peu nombreuses et moins internationales que par la suite. *Il ne faut donc la considérer que comme un point de comparaison particulier sans plus.*

Le commentaire peut s'organiser autour de six points:

1) Globalement les centres d'intérêt des physiciens américains semblent varier beaucoup plus rapidement que ceux de leurs collègues français, on le constatera aisément au vu des diverses rubriques. La spectroscopie atomique et moléculaire par exemple: faible en 1922, elle rejoint en importance la spectroscopie française en 1927 pour la dépasser nettement en 1934 et se réduire à nouveau en 1939. De même

avec les rayons X. A l'oposé, la physique française semble marquer une plus grande stabilité — ou une plus grande inertie si l'on préfère. Peut-être cela est-il le signe d'une moins grande adaptabilité de la part des chercheurs français qui suivent moins les domaines novateurs que leurs collègues américans et qui, malgré les intempéries et les tempêtes, préfèrent poursuivre leur chemin traditionnel. Cela semble très vrai pour une large part des physiciens de province et nous l'avons vu pour plusieurs laboratoires parisiens (nous pensons à Bloch, Bruhat, Cotton, Fabry ...). Par opposition, en France toujours, on pourrait citer le laboratoire de Maurice de Broglie qui suit dans ses recherches les fluctuations américaines: rayons X d'abord (1922, 1927), puis rayons X, rayons cosmiques et physique du noyau (1934), enfin principalement physique nucléaire et physique des particules (1939). Il serait juste aussi de citer l'équipe de Pierre Auger (rayons X, photo-électrons pui rayons cosmiques) ou celle de Frédéric Joliot (radioactivité classique et chimie des radioéléments, actions sur les noyaux (1934), physique du noyau (1939). Mais ces cas sont peu nombreux nous l'avons dit.

2) *radioactivité, physique des particules, physique nucléaire*
Jusqu'au milieu des années 30, la physique américaine semble marquer un certain retard dans ce domaine. Si nous avions comparé avec une revue anglaise ou allemande, il est probable que les chiffres eussent ressemblé davantage aux chiffres français. Par contre, après 1934, les Américains investissent massivement ce domaine de recherche: 4% en 1922, 3.5% en 1927 qu'on choisisse le seul classement des articles ou celui de l'index, 23 à 31% en 1934, 44% en 1939. Pour les français les pourcentages sont respectivement 9, 12, 37 et 32%. Mais peut-être plus significative apparaît une autre remarque. Les français maintiennent dans les années 30 des recherches importantes dans le domaine de la radioactivité "classique": rayons β and γ (connaissance de spectres radioactifs), lois d'absorption, propriétés des radio-éléments, radio-chimie ... alors que les Américains s'orientent davantage vers l'étude des noyaux, des particules, des rayons cosmiques, ce qui se marque par le fait que leurs articles débouchent souvent sur des travaux théoriques utilisant abondamment la mécanique quantique. Cette différence est donc sensible tant du point de vue des chiffres (le pourcentage de la radioactivité que nous avons appelée "classique" est de 71% en 1934 et de 53% en 1939 en France par rapport à l'ensemble radioactivité — physique nucléaire — rayons cosmiques contre 30% et 21% environ pour les Américains) que du point de vue de la teneur des articles (méthodologiquement et formellement).

3) *la physique "électronique"*
Nous pensons ici à la rubrique 11 du tableau 3.6: décharge dans les gaz, émissions anodiques, tubes, diffraction électronique, applications aux structures des solides, lentilles électroniques, photo-électricité.... Ici la faiblesse française paraît persistante même si l'écart se réduit de 1922 à 1940. Les pourcentages par rapport au total des articles sont les suivants: 4% pour le *Journal de physique* en 1922 contre 25% pour la *Physical Review*; respectivement 9 et 23% en 1927; 11 et 18% en 1934 (seulement 8% dans l'index: erreur de notre part dans le regroupement de l'index? classification différente?); 6 et 11% en 1939.

4) *L'étude de la physique des rayons X et des structures cristallines* conduit à des résultats de même type: les Français sous-estiment ce domaine d'étude. Nous avons vu que des études sont faites dans cette direction principalement chez M. de Broglie, chez Jean Perrin (Auger, Y. Cauchois) et au laboratoire Curie (Debierne, Holweck). En volume, l'écart est notable avec les américains: 11% au total en France en 1922 contre 15% dans la *Physical Review*; 8 contre 15% en 1927; 3 contre 14% en 1934 (23% selon l'index); 5 contre 7% en 1939. L'écart plus important vers 1930-35 se comprend par la "défection" des équipes d'Auger et de Maurice de Broglie.

5) Il semble donc que se trouve confirmée pour les travaux de recherche une idée déjà apparue, à savoir la faiblesse français en physique du solide. Deux rubriques du tableau semblent pourtant indiquer le contraire, celles concernant l'étude des propriétés magnétiques et électriques des corps: 11% en France contre 9% dans la *Physical Review* en 1922, 10 contre 9 en 1927, 9 contre 4 ou 6 en 1934, 15 contre 7 en 1939. Cela appelle néanmoins deux remarques. D'abord ces chiffres français ne sont essentiellement dus qu'à un seul laboratoire, celui de Pierre Weiss à Strasbourg; mais surtout, le type d'approche qui peut se cacher sous un label identique s'avère fort différent. De plus en plus, et notamment dans les années 30, les articles américains quittent la recherche des lois phénoménologiques qui régissent les propriétés des corps (étude des lois de saturation pour les ferromagnétiques par exemple), pour s'orienter vers une démarche qui prenant pour point de départ les lois expérimentales — qu'on vérifie et confronte à celles obtenues à l'étranger — envisage la construction de modèles explicatifs appuyés sur les théories atomiques quantiques. Pour paraphraser Louis Néel, on pourrait dire que les Français, lorsqu'ils interprètent les propriétés magnétiques, se limitent au "stade phénoménologique au cours duquel on introduit à priori les hypothèses nécessaires pour

coordonner théoriquement les phénomènes observés" (exemple le champ moléculaire de Pierre Weiss, champ local fictif représentatif de l'interaction de moments atomiques dans le réseau cristallin), tandis que les Américains s'orientent plus souvent vers "un stade plus fondamental destiné à justifier et à préciser les hypothèses précédentes dans le cadre des théories modernes générales de la matière", à la manière de Van Vleck (théorie quantique du diamagnétisme et du paramagnétisme), ou de Heisenberg (origine des interactions ferromagnétiques dans les échanges électroniques interatomiques).[24]

6) enfin, *l'optique et la spectroscopie atomique et moléculaire.* Ici les travaux français sont importants. Regardons d'abord les chiffres: en 1922, la production française est deux fois supérieure en pourcentage; en 1927, et en 1934, elle est du même ordre que la production américaine (en 1934, nous préférons prendre les résultats fournis par l'index de la *Physical Review* car nous avons de sérieux doutes sur notre classement: cf la note (6) du tableau); en 1939, la production française est à nouveau supérieure (22 contre 18% en prenant comme référence les totaux partiels). Encore faudrait-il tenir compte du fait que l'astrophysique et la physique de l'atmosphère utilisent le plus souvent la spectroscopie et que les articles français de ce type sont très nombreux. Cela n'est pas pour surprendre: il s'agit d'une vieille tradition française illustrée par les grands noms de Fabry, Pérot, Cotton, Cabannes. Le problème qui nous intéressera par contre, sera celui de savoir si ces travaux sont connus et utilisés internationalement, en proportion pourrait-on dire de leur importance en France. Nous répondrons dans quelques instants à cette question.

Retenons donc la moins grande adaptabilité de la physique française aux sujets novateurs, qu'il s'agisse de la physique électronique (ou plus généralement de la physique du solide abordée sous l'angle atomique) ou bien de la physique corpusculaire et du noyau, et au contraire la persistance d'un poids plus sensible des secteurs traditionnels de la recherche comme l'optique — ou bien sûr la mécanique des fluides, lieu par excellence de la physique continuiste, de la physique des équations différentielles et terre d'élection des mathématiciens.

La qualité de la physique française

Nous commencerons par rapporter une étude menée en 1935 par R.H. Hooker dans la *Review of Scientific Instruments.*[25] Il s'agit d'un travail de statistiques concernant les références bibliographiques citées dans tous les articles contenus au cours de l'année 1934, dans cinq des principaux périodiques de l'époque, et ce pour les sciences physiques. Ont été choisis: *Physical Review, Proceedings of the Royal Society of London, Zeitschrift für Physik, Physikalische Zeitschrift der Sowiet-Union* et le *Journal de physique* (les références retenues furent celles faites à des périodiques uniquement). Les résultats globaux les plus significatifs sont les suivants:

1) Les périodiques les plus cités sont dans l'ordre: *Zeitschrift für Physik*, 2488 références; *Physical Review*, 2118; *Proceedings of the Royal Society of London*, 1129; *Ann. der Physik*: 826; *Physik. Zeits*: 411; *Philo. Mag*: 319; *Comptes-rendus*: 284; *Nature*: 260; *J. Am. Chem. Soc.*: 185; *Naturwiss.*: 184; *Journal de physique*: 168 ..., les *Annales de physique* (3ème périodique français) arrivant en 34ème position avec 50 références. Ce qui d'emblée signale un maigre intérêt international pour la physique française, les revues allemandes, américaines et anglaises tenant sans conteste le haut du pavé.

2) De façon plus précise, cela est confirmé par l'étude des références dans chacun des 5 périodiques étudiés. La revue allemande consacre 26% de ses références aux articles en langue anglaise contre 3.5% aux articles en langue française; la revue américaine, 27% aux articles en langue allemande contre 3% aux articles en langue française; la revue anglaise, 30% aux articles en langue allemande contre 3.8% aux articles en langue française. Quant à la revue française, elle répartit assez équitablement ses choix: 35% de références à des articles en français, 34% à des articles en anglais, 27% à des articles en allemand.[26]

La première conclusion donc, relative à la qualité de la physique française, sera pessimiste: cette dernière est peu prise en compte internationalement.

Les Français cités dans la Physical Review

Appuyé sur cet article de 1935, nous avons voulu connaître quels étaient les Français connus dans la physique internationale. Il n'était toujours pas question pour nous d'étudier un grand nombre de revues et d'années, aussi avons nous repris le même parti-pris que dans l'étude faite précédemment , à savoir étudier 4 années de la *Physical Review*. Revue très ouverte, au-dessus des problèmes politiques européens, elle pouvait constituer un indice fiable. Les résultats globaux de cette étude sont dans le tableau 3.7 en annexe.[27]

Deux premières conclusions peuvent être immédiatement tirées:

1) L'étude faite sur ces 4 années confirme le résultat obtenu par R. H. Hooker en 1935: les auteurs français restent peu utilisés de 1920 à 1939 dans la *Physical Review*: 15 à 20% des articles seulement de la revue américaine font au moins une référence à un physicien français — du moins de 1927 à 1939. Il semblerait même qu'au fil des années la proportion tende à se réduire. Il est certain au contraire que les références aux Allemands ou Anglais sont d'une toute autre ampleur. Un indice supplémentaire peut en être donné par l'étude de la *Book Review* que tient la *Physical Review* en 1927: sur un total d'environ 90 titres recensés et commentés, 5 sont français tandis que 34 sont allemands (sans compter les traductions de livres allemands). Et encore, l'un des ouvrages français est-il un livre d'histoire des sciences, un autre un tableau résumé des formules, résultats et constantes du rayonnement électromagnétique et un troisième un livre de données numériques de spectroscopie.[28]

2) Les références aux Français le sont souvent à l'occasion de livres ou d'articles assez anciens. Notamment lorsqu'un auteur commence par un récapitulatif sommaire, en quelques lignes, des origines historiques de son sujet, on rencontre presque toujours un Français ou deux. Ainsi sont fréquemment cités Paul Langevin (7 fois de 1922 à 1939 inclus, dont 6 fois pour ses articles de 1905), Abraham (7 fois lui-aussi) pour des travaux antérieurs à la guerre, Cotton et Mouton pour leurs travaux de magnéto-optique établis entre 1907 et 1911 (5 fois) mais aussi Amagat, Benoist, P. et J. Curie pour leurs travaux de 1880, Fabry, Le Verrier, Lemoine, Pionchon ... et même Mascart cité en 1934 pour ses travaux de 1876. De façon plus globale, on remarquera que les références faites à des articles ou des livres de plus de 10 ans atteignent 71% en 1922, 53% en 1927, 26% en 1934 et 22% en 1939. Par comparaison, les références relevées par R.H. Hooker relatives à des articles de la *Physical Review*, de *Zeitschrift für Physik* et de *Proceedings of the Royal Society of London* vieilles de plus de 10 ans et qui apparaissent dans les cinq revues qu'il a étudiées, représentent respectivement 8, 6 et 10.5% du total des articles cités. On voit donc que le cas français marque quelque originalité: la physique française n'est plus ce qu'elle a été — ce qui n'est pas le cas des autres. Cependant — mais cela est significatif de l'évolution internationale de la physique — ces références à des articles anciens tendent à se réduire au cours de ces 20 années.[29]

Si on entre plus avant dans le détail des références faites, quatre éléments sont à noter:

1) Deux séries d'études françaises sont régulièrement citées par les auteurs de la *Physical Review*: celles relatives aux rayons X et à l'effet photoélectrique induit et celles qui ont trait à la radioactivité, à la physique nucléaire et aux rayons cosmiques. La part des références à ces sujets parmi l'ensemble français s'élève à la moitié des références vieilles de moins de 10 ans en 1927, à 49% et 61% des références françaises totales en 1934 et 1939. Trois groupes se partagent cet honneur: le (ou les) groupe Curie-Joliot-Debierne, c'est à dire le laboratoire de Mme Curie puis celui de Joliot au Collège de France, le laboratoire de Maurice de Broglie, enfin Pierre Auger et ses collaborateurs des années 30. Les références faites dans la *Physical Review* à ces trois groupes sont respectivement au nombre de 39, 10 et 24 pour les 3 années choisies.

Au laboratoire Curie, deux noms, évidents, reviennent régulièrement dans les années 30, ceux d'Irène Curie et de Frédéric Joliot: 25 citations en 1934 (dont 12 dans les lettres à l'éditeur), 9 en 1939 (dont 2 dans les lettres). A côte d'eux Debierne et Holweck en 1927, de nombreux colalborateurs du laboratoire Curie en 1934 et 1939 (Behounek, Francis, Mano, Marquès da Silva, Nahmias, Pontecorvo, Rosenblum, Savitch ...) et toute l'équipe de Joliot en 1939 (Von Halban, Kowarski, Preiswerk, Zlotowski ...). C'est cette équipe qui réunit le plus grand nombre de citations en 1939 (9 et 5 références dans les lettres).

Le laboratoire de Maurice de Broglie est cité pour l'ensemble de ses travaux, sur les rayons X et la photoélectricité X, le rayonnement cosmique, la diffraction électronique et les travaux de physique nucléaire de J. Thibaud. Trois noms reviennent le plus régulièrement: Maurice de Broglie (1927, 1934), A. Dauvillier (1922, 27 et 34) et J. Thibaud (1927, 34 et 39). Mais Louis de Broglie, Lepape, Laval et Trillat sont cités chacun au moins une fois.

Quant à Pierre Auger, son nom apparaît à propos de ses études sur les rayons X et l'effet photoélectrique composé et avec celui de ses élèves à propos des rayons cosmiques. Pierre Auger est ainsi cité une fois en 1927, 17 fois en 1934, 4 fois en 1939 tandis qu'apparaissent Louis Leprince-Ringuet (3 fois), F. Perrin (2 fois), Ehrenfest Jr, Fréon et Fournier (2 fois), Mlle Meyer (1 fois).

Sont à ajouter à cette liste quelques noms du laboratoire Perrin travaillant sur les rayons X comme Mlle Yvette Cauchois citée 3 fois en 1934.[30]

2) L'optique, aussi bien la spectroscopie optique que l'étude de la diffusion moléculaire, de la magnéto ou de l'électro-optique, forme, par

ordre d'importance, le second groupe de références à des Français. Outre les noms déjà cités de Cotton, Mouton, Fabry et Perot apparaissent le doyen Fortrat de Grenoble (étude sur les spectres de bandes et la liaison C-H, 1939), Eugène et Léon Bloch (spectres d'étincelles, 1927 et 1934), Kastler (3 fois en 1934), Lecomte pour son livre sur le spectre infra-rouge (1934), Daure (3 fois dans les lettres à l'éditeur, 1934), Croze (2 fois à propos des spectres infra-rouges, 1927), Jacquinot pour sa thèse, citée deux fois en 1939, Jean Becquerel pour ses travaux sur le paramagnétisme (12 fois dans le même article en 1934) mais aussi pour un article sur l'effet Hall (1927), Buisson et quelques autres. Ici, aucun laboratoire ne s'impose, on rencontre au contraire une gamme de travaux éclatés. La province est présente: Grenoble avec Fortrat, Nancy avec Croze, Marseille avec Buisson, Bordeaux avec Daure et Kastler, Paris aussi avec les frères Bloch, Becquerel, Lecomte ou Jacquinot. Ainsi donc est précisée une remarque faite lors de l'étude des laboratoires français: on avait noté la place importante tenue par les études d'optique au sens large au sein de la physique française, on avait noté leur éclatement. On persistera en ajoutant que l'audience internationale ne semble forte pour aucune équipe et que les travaux accomplis ne paraissent pas avoir marqué trés profondément les physiciens américains (pourtant fort friands de ce genre de travaux en 1927 en 1934). D'autant plus qu'ici les références anciennes sont proportionnellement assez nombreuses (par exemple 5 pour Cotton et Mouton, 2 pour Fabry et Pérot). On doit donc conclure à une faible qualité d'ensemble et à une audience qui se réduit au fil des ans.

3) L'étude de la physique du solide se résume (cf. tableau 3.7, avant-dernière colonne) à des études sur les propriétés magnétiques des corps et sur les chaleurs spécifiques. On constate que les travaux français dans ce domaine sont peu cités à l'étranger. Notamment le laboratoire de Pierre Weiss n'est cité que 7 fois dont 4 fois à propos de travaux anciens de Pierre Weiss. Outre 3 travaux de ce laboratoire, les travaux récents renvoient deux fois à Edmond Bauer, une fois aux travaux de Kurti — Lainé — Simon à Bellevue et une fois à E. Friedel. Ce faible intérêt américain pour les travaux français — du moins pour les quatre années que nous avons choisies car Louis Néel par exemple n'est jamais cité — est principalement dû au fait que les Américains ne considèrent ces travaux que comme des sources de résultats expérimentaux dénués d'intérêt théorique (nous avons déjà signalé ce fait dans la première partie de cette étude). Une preuve supplémentaire peut en être fournie par la lecture des articles de l'*Encyclopaedia Britannica.* A l'article *Solid State, Theory of* de l'encyclopédie de 1947, on lit par exemple:

magnetic properties: the theory has (...) served to give a clear-cut explanation of the origin of the differences between diam, para, and ferromagnetic substances; moreover, it has made possible the development of detailed pictures of the properties of materials in each of these categories. Most prominent among these developments are:

a) the theory of the paramagnetism of simple metals developed by Pauli,

b) the theory of ferromagnetism developed by Heisenberg, F. Bloch and a number of other investigators,

c) the treatment of the paramagnetic salts by J.H. Van Vleck,

d) the investigation of the strongly diamagnetic metals, such as antimony and bismuth by N.F. Mott and H. Jones.[31]

D'ailleurs la bibliographie fait apparaître 13 livres ou articles échelonné de 1931 à 1944, 10 en anglais et 3 en allemand. De même à la lecture de l'article *Magnetism*, l'étude des propriétés magnétiques des corps renvoie à des préoccupations abandonnées par les Français depuis Langevin en 1905 et si la théorie du champ moléculaire de Weiss est présentée, on passe très vite à la théorie quantique et aux structures atomiques des substances ferromagnétiques. Et bien sûr la bibliographie renvoie à E.C. Stoner, à R. Becker et W. Döring, à L.F. Bates, à R. M. Bozorth, à J.H. Van Vleck... sans citer d'articles ou de livres français.[32]

4) Reste la dernière rubrique mise en évidence par le tableau qui a trait à la physique électronique, à la décharge dans les gaz, aux tubes, aux semi-conducteurs .... La faiblesse déjà notée à l'étude du *Journal de physique* se trouve dramatiquement confirmée ici: les seuls travaux récents cités sont ceux de Dunoyer (cités en 1922); ensuite c'est le silence ou la référence historique de courtoisie.

Nous conclurons donc sur la faiblesse dramatique de la physique française du solide qui est presque absente de la *Physical Review* des années 27, 34 et 39, et totalement absente de l'*Encyclopaedia Britannica* de 1947, sur le niveau assez faible de l'optique en général malgré le nombre important de chercheurs français dans ce domaine, sur les étonnants travaux des petites équipes de Pierre Auger et de Maurice de Broglie (toutes proportions gardées bien sûr) et sur l'importance des laboratoires Curie — Joliot qui en 1939 représentent environ la moitié des références françaises dans la *Physical Review*.[33]

Annexes

TABLEAU 3.5
Personnel effectuant des recherches dans les laboratoires de la faculté des Sciences de Paris.
Enquête auprès des directeurs, 1932 (AN AJ[16] 5776)

Laboratoires	Total	Remarques
Ecole normale supérieure (E. Bloch, G. Bruhat)	9	Un seul étudiant signalé (D.E.S.)
Institut H. Poincaré (L. Brillouin, L. de Broglie)	8	Sans compter les mathématiciens (Borel, Fréchet ...) + chercheurs (?) préparant une thèse
Mécanique expérimentale des fluides (Bénard, Foch)	19	Dont 12 boursiers du ministère de l'air + 2 étudiants (D.E.S.)
Mécanique physique et expérimentale (Villey)	10	
Recherches physiques (Cotton)	28	Dont l'"équipe" de M. Guillet (2 personnes) + 2 étudiants préparant un D.E.S.
Enseignement de la physique (Fabry)	12	Dont 3 professeurs de lycée + 14 D.E.S. ou thèses
Physique générale et radioactivité (Mme Curie)	34	+ 4 chimistes; sont inclus 9 étrangers travaillant au laboratoire + 2 étudiants (D.E.S.)
Physique du P.C.N. (laboratoires de Maurice Curie et de Pauthenier)	7	
Physique du globe (Ch. Maurain — Labrouste)	21	Dont 3 physiciens-adjoints et 2 officiers de la marine + 1 étudiant (D.E.S.)
Minéralogie (Wallerant — Mauguin)	8	
Electrotechnique (Janet)	4	
Optique appliquée	3	Ne sont pas présents dans cette enquête Il s'agit d'estimations minimales[b]
Hautes températures (Ribaud)	1	
Chimie-physique (J. Perrin)	10[a]	
Total	174 ou 145 sans la mécanique	

[a] Le chiffre pour ce laboratoire a été établi en étudiant les publications du laboratoire de 1926 à 1931. On en trouve la liste aux A.N. série AJ[16] 5776.

[b] Peut-être aussi faudrait-il compter les recherches en *Techniques aéronautiques* absentes de l'enquête.

TABLEAU 3.6

Nombre d'articles comparés du Journal de Physique et de la Physical Review selon leurs centres d'interêt

	1922		1927			1934			1939[c]	
	J.P.	P.R.[a]	J.P.	P.R.[a]	P.R.[b]	J.P.	P.R.[a]	P.R.[b]	J.P.	P.R.[a]
1 Radioactivité[d]	9	4	12	5	25	46	19	73	29	15
2 Rayons cosmiques, particules élémentaires						8 } 64	14 } 61	52 } 262	4 } 55	12 } 71
3 Noyaux — théorie et expérience						10	23	103	20	39
4 Isotopes						0	5	34	2	5
5 Spectroscopie atomique et moléculaire	10	2	21	34	164 (+21)[e]	28	90[f]	162	25	16
6 Magnéto-optique, électro-optique	6 } 30	4 } 14	8	11	25	14	6	16	3	6
7 Autres articles optique	14	8	3	8	24	3	0	26	4	5
8 Rayons X, cristallographie[g]	8+3	9+5	8+0	21+2	69+16	2+3	32+6	113+82	5+3	6+5
9 Propriétés magnétiques	5	1	7	13	23	13	8	37	25	11

10 Propriétés électriques	6	8	3		9	3	3	11		
11 Décharges, rayons anodiques, tubes ...[h]	4	25	9	35	205	20	49	69	11	18
12 Électromagnétisme, électricité	5	12	8	9	70	11	4	32	4	4
13 Accoustique	6	14	5	1	12	3	2	16	6	1
14 Mécanique ...	7	1	10	4	13	—	—	—	7	2
15 Thermodynamique classique	7	5	1	5	21	1	4	—		2
16 Astrophysique, phys. du globe	8	0	5	2	10	9	2	15	19	8
Total	98	98	100	150	707	174	267	841	170	161
Total partiel[i,j]	85	97	85	144	694	165	263	826	144	151

J.P. *Journal de physique*, années 1921/22/24; 1926/27/28; 1933/34/35; 1938/39/40. Afin d'avoir des résultats un peu plus significatifs, nous avons comptabilisé 3 années pour le *Journal de physique*. Ainsi, *J.P. 1934* représente l'étude des articles du *Journal de physique* des années 1933, 34, 35.

P.R. *Physical Review*, année correspondante (donc 4 années choisies).

[a] il s'agit de *notre* classification des *articles* de la revue américaine.

[b] il s'agit du classement effectué par nous à partir de *l'index annuel* de la revue américaine. Dans celui-ci sont pris en compte, outre les articles, les *letters* (lettres à l'éditeur), et les sujets abordés aux réunions de la Société américaine de physique (exemple: juin 1927, comptes-rendus du Washington meeting: 94 rapports).

[c] en 1939, pour la *Physical Review* nous n'avons fait la classification que pour une demi-année seulement (un mois sur deux de janvier à novembre).

[d] dans les années 20, nous n'avons pas distingué les sous-rubriques relatives aux noyaux ... Tout est comptabilisé dans la rubrique *radio-activité.*

[e] 21 articles traitent de la spectroscopie en général.

[f] ce chiffre est probablement trop élevé, mais dans certains cas nous n'avons pas su distinguer la spectroscopie atomique ou moléculaire de la spectroscopie X. Dans ces cas-là, nous les avons comptabilisées avec spectroscopie atomique et moléculaire.

[g] les deux chiffres (8+3 par exemple) représentent la spectroscopie X d'une part (absorbtion, tubes, émission, diffraction, réfraction, polarisation ...), la cristallographie plus particulièrement d'autre part (même si elle utilise les rayons X).

[h] cette rubrique contient: décharge dans les gaz, émission anodique, diffraction électronique, lentilles électroniques, tubes, photo-électricité, thermoîonie, étude des théories électroniques des métaux, et la nouvelle physique du solide telle que la pratique Mott par exemple.

[i] on peut supposer que pour certaines études (mécanique physique et des fluides; astrophysique; physique du globe; physique de l'atmosphère) les américains utilisent des revues spécialisées. Le total partiel ne tient donc pas compte de ces rubriques.

[j] de façon plus générale, voici notre classification: pour la rubrique *noyaux ...:* structure hyperfine, moment nucléaire, désintégration nucléaire, bombardement de noyaux; pour la rubrique *radioactivité* (après 1930): désintégration radioactive, rayonnements α, β, γ, parfois des spectres ...; avec *rayons cosmiques*, on a classé l'étude des particules libres, hors du champ nucléaire (neutrons compris dans ce cas); avec *spectroscopie atomique et moléculaire* on a classé l'étude des spectres d'absorption, les techniques spectroscopiques, l'effet Raman; avec *autres articles d'optique*, on a regroupé les propriétés optiques, les constantes optiques, la photométrie, l'étude de la polarisation, de la diffraction ... y compris l'appareillage. Enfin les articles théoriques ne furent pas comptabilisés ici, en particulier la physique quantique appliquée pour établir des théories en physique du solide ou en physique nucléaire (cf. chap. 4).

TABLEAU 3.7
Les Français cités dans la Physical Review

	Nombre d'articles	Nombre de références	Nombre de références selon la date de publication		
			−10 ans	10-20	+20 ans
1922	16 (16%)	41 (2 à 6%)	12	12	17
1927	32 (19%)	46 (1.5 à 2.3%)	22	12	12
1934	37 (13%)	84 (2.5%)[f]	62	6	16
1939 (6 mois)	30 (19%)	41 (o.8 à 1.6%)	32	4	5

note: détails explicatifs dans la note 27 p102.

TABLEAU 3.7
Les Français cités dans la Physical Review

	Centre d'intérêt des articles (entre ( ), ceux vieux de moins de 10 ans)							
	Radioact.	Th. du noyau	Rayons cosmiques	Rayons X	Spectros. optique	Magnéto optique[a]	Propr. magnét.[b]	Physique electron. tubes[c]
1922				(2)	(3) *optique*			(5)
1927	2 (2)			11 (9)	8 (3)	5 (2)	8 (4) +4 (0)	0
1934	3 + 17	2	4	(15)	(5)	19 (12)[e]	1	3
		26 (31%) (récents)		après 1922	après 1924		(1912)	(anciens)
1939	9	11	3	2	0	2	5	2
(6 mois)		23 (55%) (récents)						(1922)

[a] rubrique 6 du tableau 3.6 en annexe.

[b] rubriques 9 et 10 du tableau 3.6 en annexe.

[c] rubrique 11 du tableau 3.6 en annexe.

[d] le chiffre 4 (0) concerne 4 références à des articles sur les chaleurs spécifiques.

[e] sur ce chiffre de 19, les 12 références récentes sont prises dans un seul article et concernent J. Becquerel.

[f] le chiffre de 2.5% peut sembler contradictoire avec le pourcentage de 3% d'articles en français dans la *Physical Review* obtenus par R.H. Hooker. C'est que nous n'avons retenu que les auteurs *français* ou séjournant en France. A noter aussi que nous n'avons pas relevé les citations faites par Jean Thibaud, auteur d'un article publié dans la *Physical Review* du 1er juin 1934, seul article d'un français que nous ayons rencontré.

Notes

1. Charles Maurain, *Répertoire des laboratoires français*, 1922. "*Personnel effectuant des recherches dans les laboratoires de la faculté des sciences de Paris; enquête auprès des directeurs*", feuilles manuscrites ou ronéotypées, in A.N. AJ^{16} 5776. Charles Maurain et A. Pacaud, *La faculté des sciences de l'université de Paris de 1906 à 1940*, PUF, Paris, 1940.

   Les rapports des directeurs des laboratoires parisiens se trouvent dans deux séries de documents différents: jusqu'en 1924 in *Académie de Paris. Conseil de l'université de Paris et conseil académique. Rapports sur les travaux et les actes des établissements d'enseignement supérieur* (ces rapports sont annuels). Après 1924 in *Annales de l'université de Paris*, revue trimestrielle, ed. Sorbonne, Paris Vème.

   Pour la province, il existe de nombreuses brochures et opuscules présentant les facultés des sciences. Elles sont établies à l'occasion d'anniversaires, de jubilés et leur style rappelle fâcheusement les discours édifiants des radicaux de la IIIème république lors de leurs tournées électorales... et bien sûr l'information précise y est aussi abondante. Lire cependant: *L'université de Caen, 1432-1957*, petit recueil de 20 pages, 4° LK^7 50139 (B.N., Paris); *L'université de Clermont-Ferrand fête son centenaire*, 1954, 8° R 59832 (B.N.); *Tableau de l'activité scientifique d'une faculté de province: Grenoble*, 1955, conférences faites au Palais de la découverte par le doyen Léon Moret, 21 mai 1955; *L'université de Grenoble*, 1948 (4° R 6289); *L'acitivité scientifique de la faculté des sciences de Montpellier*, conférence du doyen Paul Mathias, le 26 novembre 1955; *Les activités scientifiques et techniques de la faculté des sciences de Nancy*, conférence du doyen P. Delsarte, le 26 mai 1956; *L'université de Nancy, 1572-1934* (4° R 8051); *Tableau de l'activité scientifique d'une faculté de province: Poitiers*, conférence du doyen E. Patte, le 25 juin 1955; *Développement et activité scientifique de la faculté des sciences de Rennes*, conférence du doyen R. Tréhin le 17 décembre 1955; *Le développement et l'activité de la faculté des sciences de Toulouse*, conférence du doyen E. Durand, le 28 janvier 1956; plus quelques autres recueils dénués d'intérêt. Les conférences citées se sont toutes tenues dans le cadre du Palais de la découverte: elles sont les plus riches d'informations. Les cotes citées sont celles de la Bibliothèque Nationale.

2. En 1912, rapport du doyen, in *Académie de Paris. Conseil de l'université*..., année 1912/13. En 1922, idem, année scolaire 1921/22. En 1925, *Annales de l'université de Paris*. En 1928, article de Ch. Fabry, *La physique à Paris*, in *Annales de l'université de Paris*, 3, p. 551-575. Les chiffres marqués d'une étoile prennent en compte des étudiants "travaillant" au laboratoire sans qu'il soit possible de définir s'il le font pour un D.E.S. ou une thèse. La première hypothèse nous semble la plus probable pour la majorité. A noter aussi que dans le tableau 3.5 est comptabilisé le groupe des théoriciens de l'Institut Henri Poincaré autour de Léon Brillouin et Louis de Broglie, soit 8 personnes.

3. in *Rapports sur les travaux*..., 1920/21, p. 58.

4. (1) Ces chiffres sont ceux du doyen Maurain dans le livre cité précédemment. Mais ils concernent l'ensemble du personnel de la faculté, des mathématiciens aux naturalistes (p. XV et XVI).

   (2) Cette série est établie à partir d'une "*situation au 1er mars 1940 du personnel scientifique de la faculté des sciences de Paris*" en vue de la mobilisation (in Archives du Rectorat de Paris, Dossier "Conseil de Faculté 1916-1943"). Nos données résultent du comptage des personnes en incluant: probabilités et physique mathématique, minéralogie et mécanique appliquée (mécanique des fluides, aéronautique...). Elle est très précise et permet d'établir le pourcentage exact des "physiciens" en 1940 dans le personnel scientifique: 36% (i.e. 72/200).

(3) Cette colonne est établie par calcul: *il ne s'agit pas de données.* En effet nous n'avons pas le détail des boursiers et travailleurs libres de la faculté. Mais nous savons que le pourcentage des physiciens est d'environ 1/3 dans le personnel scientifique (36%) et que, concernant l'année 36/37, 96 physiciens ont reçu une bourse ou un salaire de la *Caisse nationale des sciences* sur 387 scientifiques, soit 25% (Document ronéotypé — Archives du Rectorat de Paris — Boîte 339). Aussi nous avons estimé par une fourchette la part des physiciens boursiers et des travailleurs libres de la faculté: entre 25 et 33% environ. D'où le calcul.

5. Rapport du directeur sur l'Institut de mécanique des fluides, in *Annales de l'université de Paris*, juillet-août 1933, VIII, 4, p 289.
6. Ch. Fabry, *La physique à Paris*, in *Annales de l'université de Paris*, 1928, n° 3, p. 551-575.
7. *Notice sur les travaux scientifiques de M. Jean Becquerel*, 2 fascicules, Hermann, 1934; Interview de M. Jacquinot par K. Pomian, à Paris le 27 octobre 1979.

   Notice nécrologique de Maurice de Broglie, par Louis Leprince-Ringuet, Académie des sciences, séance du lundi 18 Juillet 1960.

   Le total s'établirait comme suit: Faculté 155-183; Paul Langevin 10-15; Jean Becquerel 2; laboratoire de Bellevue 6-7; Maurice de Broglie 8-10; soit 181-217. En ajoutant les quelques enseignants des laboratoires des écoles d'ingénieurs et les deux ou trois physiciens des facultés de médecine ou de pharmacie, nous pensons rester dans l'ordre de grandeur en disant 200-230. Existe aussi à Paris *l'Institut de biologie physico-chimique* dont les effectifs totaux s'élèvent à 51 personnes en 1931, et 65 en 1938: 4 services le composent dont un de physique dirigé par Jean Perrin (aidé de F. Perrin, P. Auger, N. Choucroun). Sans que nous puissions apporter de preuves précises, nous avons tendance à penser que les physiciens travaillant dans ce laboratoire devaient officiellement relever d'autres laboratoires — et être déjà décomptés dans notre total; cf: *Cinquantième anniversaire de l'Institut de biologie physico-chimique 1927-1977*, brochure datée du 23-27 mai 1977.
8. Interview d'A. Kastler par K. Pomian et D. Pestre à Paris le 16 Octobre 1979; interview de M. Jacquinot à Paris par K. Pomian, le 27 Octobre; interview de M. Trillat par K. Pomian à Paris le 15 janvier 1980.
9. Pour les listes de signataires, voir les rapports des doyens des diverses facultés. Ou par exemple la notice de P. Rouard, professeur à Marseille (on la trouve à l'Académie des sciences de Paris).
10. Nous n'avons trouvé les rapports annuels de la *Caisse nationale des sciences* que pour trois années: 1931, 1932 et 1936. Cette caisse, créée en 1930, attribue des bourses de recherche à temps plein ou à mi-temps. Les premières sont attribuées à des chercheurs sans ressources, les secondes à des personnes disposant déjà d'un premier salaire (la pratique du cumul est en effet très répandue en France). Nous avons parfois rencontré des protestations contre cette pratique — dominante — des demi-traitements: voir par exemple la note de la section de Clermont-Ferrand du syndicat de l'enseignement supérieur in *Conseil supérieur de la recherche scientifique*, session du 2 au 5 mars 1938, Melun, Imprimerie administrative, 1938, p. 116-117. Les références des rapports de la Caisse nationale des sciences sont les suivantes: *Rapport annuel du sécrétaire de la C.N.S. en 1932*, Ministère de l'éducation nationale, C.N.S., Imprimerie administrative, 1934 (id pour 1930/31, daté de 1932). Pour 1936, document ronéotypé in *Archives du rectorat de Paris*, Boîte 339.
11. La section de Clermont-Ferrand du syndicat de l'enseignement supérieur (cité supra) donne quelques éléments complémentaires quant à la marginalité de la province. Les sommes totales affectées par la C.N.S. à la fin des années 30 se répartissent selon les proportions données dans le tableau 3.8.

Elle précise de même que la composition du *Conseil de la recherche scientifique* s'établit comme suit (tableau 3.9).

12. J.C. Poggendorff, *Biographisch-literarisches Handwörterbuch*, Verlag Chemie, G.M.B.H. Berlin. La série 5 couvre la période 1904-1922 (2 tomes), la série 6 la période de 1923-1931 (4 tomes), la série 7b (qui contient les physiciens français) les périodes 1932-1953 ou 1932-1962 suivant les tomes (6 au total). Malheureusement cette série 7b est encore en cours d'élaboration: on en est à la lettre Q. Autrement dit les travaux des physiciens dont les noms commencement par R,S. . . . ne sont pas encore répertoriés pour les années postérieures à 1931. Par ailleurs de nombreux scientifiques sont absents: citons Goldstein, Elsasser, Dechêne . . ..

13. Liste des principales revues françaises concernées par la physique et établie à partir du catalogue des Périodiques reçus à la bibliothèque de physique-recherches de Paris VI: c'est elle qui a hérité des collections du laboratoire d'enseignement de la physique de la Sorbonne (directeur Charles Fabry).

Annales de chimie et de physique, scindées en 1913 en *Annales de physique* et *Annales de chimie.*

Annales de l'Institut Henri Poincaré dont le premier numéro date de 1930.

Bulletin de la société française des électriciens, 3è série, 1919-1963. On trouve dans cette revue les comptes-rendus de la gestion de la chaire d'électrotechnique de la Sorbonne, du laboratoire et de l'Ecole supérieure d'électricité. C'est en effet la Société des électriciens qui finance une large part de ces trois institutions.

Comptes-rendus de l'académie des sciences.

Journal de physique théorique et appliquée qu fusionne avec *Le radium* pour donner le *Journal de physique et le radium* à partir de 1920.

Revue d'optique théorique et instrumentale dont le premier numéro date de 1922.

TABLEAU 3.8

Répartition des crédits	Paris	Province
Astronomie et mécanique statistique (incluant mécanique des fluides et physique mathématique)	74%	26%
Physique	78%	22%
Total	75%	25%

TABLEAU 3.9

Nombre de personnes	Paris	Province
Total	83	19
Dont Physique	10	1 (Cabannes, Montpellier)

Revue générale des industries radio-électriques. Le premier numéro est de 1934, le dernier et 6è de 1939.

Revue générale de l'électricité, organe de l'Union des syndicats de l'électricité, qui commence ses publications le 6 janvier 1917. Avant elle, avaient successivement existé *La lumière électrique* (1879-1894), *L'éclairage électrique* (1894-1907), *La lumière électrique* (1908-1916).

Société de physique, comptes-rendus des séances et communications faites à la Société française de physique, 1873-1921. Après cette date, ces comptes-rendus sont joints au *Journal de physique et le radium.*

N'ont pas été retenues les revues liées à l'aéronautique, à la physique de l'atmosphère, aux "poids et mesures".

14. R.H. Hooker, *A Study of Scientific Periodicals,* in *Rev. sc. Instr.*, 1935, 6, 333-338.
15. Le décompte s'établit ainsi: étrangers dont le lieu d'origine nous est connu: 198; étrangers probables dont l'origine nous est inconnue: 25 (dans quelques cas c'est la nature du nom qui nous a amené à supposer que les auteurs n'étaient pas Français: il peut donc y avoir quelques erreurs); articles écrits par des théoriciens parisiens: 141 (voir le chapitre 4); articles provenant de laboratoires français et de nature plus nettement expérimentale: 712; enfin 58 articles sont non classés: articles de chimie, de mathématiques, de physiologie physique... ou plus simplement inclassables par nous. Ceux-ci ne sont pas pris en considération ici. Cette étude est donc limitée par nos capacités de classement, tant du point de vue de nos connaissances en physique que de notre connaissance des hommes.
16. Pour Jean Cabannes, lire par exemple la *Notice nécrologique* lue par G. Ribaud à la séance du lundi 16 novembre 1959 de l'Académie des sciences (p. 1957-1959). Pour l'étude de la décharge dans les gaz et des tubes électroniques, rappelons que Louis Dunoyer enseigne à Paris de 1913 à 1939, aux Arts et Métiers d'abord, à l'Institut d'optique ensuite. Il écrit néanmoins en collaboration avec Reboul dans certains cas. Ce dernier est professeur à Poitiers de 1914 à 1927, à Montpellier ensuite. Il eut comme étudiant Gérard Dechêne de 1922 à 1925 avant de le retrouver à Montpellier comme chercheur en 1929. Georges Reboul travaille en outre sur la radioactivité. Gérard Dechêne quant à lui a travaillé de façon continue sur les semi-conducteurs, depuis son D.E.S. jusqu'à 1940, date à laquelle il trouve la mort sur le champ de bataille. Lire les notices de G. Reboul et L. Dunoyer dans J.C. Poggendorff, op. cité, et la notice nécrologique de G. Dechêne dans les *Cahiers de physique,* 1941, VI, p. 61-64, rédigée par G. Reboul. Les 22 articles se répartissent ainsi: Dunoyer 7, le dernier en 1928; G. Reboul 10, dont 5 concernant la radioactivité; G. Dechêne 7. Deux articles sont écrits en collaboration.
17. Lire entre autres Moïse Haissinski, *Le laboratoire Curie et son apport aux sciences nucléaires,* rapport au C.E.A., R. 4201, août 1971. Document photocopié.
18. Lire aussi la *Notice sur les travaux* de Ed. Bauer, 1935.
19. Pour plus de précision, *Notice nécrologique de Maurice de Broglie* par Louis Leprince-Ringuet, Académie des sciences, séance du lundi, 18 juillet 1960.
20. Nous avons comptabilisé ici les travaux effectués à Bellevue sous la direction du maître.
21. M. Guinier dans l'interview réalisée par K. Pomian et D. Pestre à Paris le 31 octobre 1979, précise que Bruhat travaillait dans une pièce, Eugène Bloch dans une autre, Abraham dans une troisième, chacun indépendamment des autres: ils ne se rencontraient point et ne tenaient pas de séminaires.
22. Donnons simplement l'exemple de Boutaric à Dijon. Ses 6 articles portent sur la diffraction par réseau (1926), sur la fluorescence (1933 et 1937), sur "quelques remarques sur le principe de la conservation de l'électricité" (1938), sur la dépolarisation de la lumière (1939) enfin sur "des remarques sur la formule de Gibbs et les formules d'absorption" (1940).
23. Si un travail de ce type devait être systématisé pour une étude comparative de revue

par exemple, il faudrait tendre à l'établissement d'une grille standard assez fine de classement — pour une époque bien sûr — telle que la propose par exemple la bibliographie analytique du C.N.R.S. et faire faire le travail de codage par au moins deux personnes. Ensuite, pour les besoins de l'analyse et du commentaire, on regrouperait les catégories en un nombre de chapitres plus réduits.

24. Louis Néel, article *Magnétisme, Encyclopaedia universalis*, volume 10, 1977, p. 308-313. Les citations sont prises à la page 309. (Ce n'est pas Louis Néel qui fait la comparaison Français/Américains. Il se contente de constater les deux approches théoriques possibles.) La démarche que nous évoquons est d'ailleurs bien visible chez le jeune Louis Néel lui-même en 1932 ("*Influence des fluctuations du champ moléculaire sur les propriétés magnétiques des corps*", in *Annales de physique*, 1932, tome 18, p. 5 à 105). Il signale la théorie de Heisenberg de 1928 qui "donne une interprétation satisfaisante des actions mutuelles, c'est à dire du champ moléculaire" (p. 7), il utilise "la quantification dans l'espace" et la formule établie par Stoner en 1930 (p. 47), mais les théories qu'il élabore ne prennent pas en compte la *nature* "des porteurs de moments".

25. *Rev. Sc. Instr.*, 1935, 6, 333-338.

26. De façon plus précise, le *Journal de physique* présente ses références dans l'ordre suivant: *Comptes-rendus*: 141; *Physical Review*: 121; *Journal de physique*: 85; *Zeitschrift für Physik*: 79; *Proceedings of the Royal Society*: 50 . . . Nous voudrions rectifier aussi une conclusion tirée par l'auteur et qui nous semble hâtive: il constate à juste titre que les références dans le *Journal de physique* sont moins nombreuses que dans les revues allemande, anglaise et américaine (884 dans la revue française contre respectivement 4072, 2097 et 3310). Il en conclut que, soit les Français sont moins zélés dans l'étude de la littérature scientifique, soit qu'ils citent moins les références qu'ils utilisent. Sans être catégorique nous pensons qu'une troisième explication est plus plausible: la revue française est moins volumineuse, tout simplement. Ceci est confirmé par le seul cas que nous ayons étudié, la *Physical Review*. En 1934 elle publie 350 articles, ce qui donne environ 9.4 références par article alors que le *Journal de physique* qui publie 95 articles propose donc 9.3 références par article. On le voit l'ordre de grandeur est le même. Une évaluation plus sommaire en pages conduit au même résultat: 1.38 références par page dans la revue française, 1.60 dans la revue américaine . . . dont les pages sont un peu plus grandes. D'ailleurs le *Journal de physique* tient à jour dans chacun de ses numéros une importante revue bibliographique (plusieurs milliers de titres en 1934).

27. Ont été à nouveau retenues les années 1922, 27, 34, 39; pour cette dernière ne furent utilisés que les mois de janvier, mars, mai, juillet, septembre, novembre. Les références citées ne concernent que les articles proprement dit, les références dans les lettres à l'éditeur étant comptabilisées à part. Nous donnons, pour chaque année, le nombre d'articles où apparaît au moins une référence à un Français (article ou livre) et le pourcentage par rapport au nombre total d'articles publiés l'année en question; le nombre total de références faites à des Français ainsi qu'une fourchette estimant le pourcentage de celui-ci par rapport au nombre total de références (établi par projection à l'ensemble de l'année de trois sondages faits sur une centaine de pages); le nombre de références à des Français suivant la date de publication de l'article ou du livre: vieux de moins de 10 ans, de 10 à 20 ans, de plus de 20 ans; enfin quelques indications sur les sujets des articles où sont cités ces auteurs français.

28. A. Forestier, *L'énergie rayonnante*; L. Brüninghaus, *Données numériques de spectroscopie*.

29. Calculs établis à partir du tableau I de R.H. Hooker, art. cité, p. 333. Pour les *Comptes-rendus* et le *Journal de physique*, R.H. Hooker arrive au chiffre de 18% des articles cités par les cinq revues et qui sont vieux de plus de 10 ans.

30. De nombreux articles sont écrits en collaboration, ce qui multiplie le nombre de références lorsqu'on fait une comptabilité par nom. Par ailleurs, sont compta-

bilisées les références faites dans les lettres à l'éditeur.

31. *Encyclopaedia Britannica*, article *"Theory of Solid State"*, tome 20, 1947, p. 945-950, ici p. 950.

32. *Encyclopaedia Britannica*, article *"Magnetism"*, tome 14, 1947, p. 637-667. L'article *"Kinetic Theory of Matter,"* tome 13, 1947, p. 385-391, conduit aux mêmes résultats.

33. Ceci est parfaitement confirmé par l'article de Louis A. Turner, de l'université de Princeton, publié dans la *Review of Modern Physics*, vol 12, n° 1, janvier 1940 et intitulé *"La fission nucléaire"* (traduction in *L'énergie atomique et son utilisation militaire*, éd. de la revue d'optique, 1946, trad. par E. Nahmias). On y constate sans doute possible l'importance des travaux français et du groupe Joliot en particulier: de 1934 à 1938 les références à des articles français sont au nombre de 5 sur 29 (4 italiennes, 19 allemandes) et en 1939, année cruciale, les références aux travaux français se montent à 24 sur un total de 103 (dont 19 allemandes, les autres renvoyant aux travaux danois et anglo-saxons incluant alors les italiens du groupe de Fermi) cf. p. 76-78.

4. Les travaux de recherche. La physique théorique

I — La marginalisation

NOUS ALLONS d'abord évaluer celle-ci par quelques données numériques relatives aux enseignants, aux laboratoires, aux chercheurs et en confrontant nos résultats à l'ensemble du monde physicien français.

Vers 1920, on a fait rapidement le compte des chaires consacrées à la physique théorique — ou plus souvent à la physique mathématique. A la Sorbonne existe une chaire de *calcul des probabilités et physique mathématique* dont l'origine remonte à 1834. C'est Emile Borel qui l'occupe en 1920, date à laquelle il remplace Boussinesq mis à la retraite. Par ailleurs, le 4 mars 1920, est instituée la chaire de *physique théorique et physique céleste* en remplacement d'une chaire de *théorie des fonctions* alors supprimée. Cotton y est nommé en 1920-21, Leduc lui succède de 1922 à 1926. Ceci peut paraître surprenant, ni l'un ni l'autre ne s'occupant de physique théorique ou de physique céleste. En fait Cotton et Leduc enseignent pour d'autres certificats et c'est Sagnac qui est chargé du cours.[1] Au Collège de France enfin, Marcel Brillouin est titulaire de la chaire de *physique mathématique.*

Voilà pour Paris. En province le tour est encore plus vite fait: seule Strasbourg dispose d'une maîtrise de conférences depuis 1919, confiée à Edmond Bauer. On notera qu'existait, avant guerre, une chaire de *physique théorique* à Bordeaux dont Duhem était le titulaire. Après sa mort pendant la guerre, la chaire est supprimée sans contrepartie.

Dans les années 26-30, à Paris seulement, deux changements surviennent. Eugène Bloch est nommé dans la chaire de *physique théorique et physique céleste* en remplacement de Leduc. Quoique non théoricien dans son travail de recherche, il commence un cours sur la théorie des quanta. On en trouvera le détail dans: Eugène Bloch, *L'ancienne et la nouvelle théorie des quanta,* édité chez Hermann en 1930.[2] En 1937, P. Auger le remplace, traitant des *Bases expérimentales de la théorie des quanta* (1937-40). Parallèlement, Bruhat est chargé du cours de physique céleste.

Le second changement important survient en 1928: la chaire de Borel est dédoublée en deux chaires, l'une de *probabilités et physique mathématique*, l'autre de *théories physiques*. Borel garde la première, Léon Brillouin est nommé dans la seconde. Deux maîtrises de conférences leurs sont associées dont la seconde confiée à Louis de Broglie.[3] Rappelons que dans le même temps est installé *l'Institut Poincaré* dont l'idée remonte à 1926 et à G.D. Birkhoff de Harvard: co-financé par la Fondation Rockefeller et le baron M. de Rothschild, il se veut un institut consacré à la physique mathématique et théorique.

Dernières modifications dans l'organigramme: en 1932, Léon Brillouin est nommé au Collège de France dans la chaire de son père qui devient chaire de *physique théorique*. A l'Institut H. Poincaré, Louis de Broglie devient titulaire, Francis Perrin maître de conférences.[4] Enfin à Strasbourg, Soleillet puis Yvon succède à Edmond Bauer.

Sur l'ensemble des enseignements en France, la part institutionnelle réservée à la théorie dans la physique est donc maigre. Résumons d'un chiffre: 7 enseignants en France de physique théorique ou de physique mathématique en 1939 sur un total d'environ 100 professeurs et maîtres de conférences.[5]

Pour ce qui regarde les étudiants qui assistent à ces cours, nous avons vu au chapitre 1 qu'ils sont peu nombreux à Paris et que les cours d'Eugène Bloch ne donnent d'ailleurs lieu à aucun examen. A Strasbourg d'autre part, Edmond Bauer dit n'avoir eu en moyenne que deux ou trois étudiants.[6]

Pour ce qui est des chercheurs, on peut d'abord comptabiliser les équipes existantes. Eugène Bloch comme Edmond Bauer à Strasbourg n'ont pas d'équipes consacrées à la physique théorique: ils sont tous deux expérimentalistes (Eugène Bloch totalement, Edmond Bauer partiellement) et n'ont pas de collaborateurs théoriciens. Le cas d'Edmond Bauer est cependant un peu particulier: en 1928, il est nommé sous-directeur du laboratoire de physique expérimentale du Collège de France, le laboratoire de Langevin. Or tous les deux s'intéressent beaucoup à la théorie et ils travaillent en collaboration ou aident des théoriciens: nous pensons à Solomon, beau-fils de Langevin et aux étrangers accueillis au Collège de France comme London ou Tisza.[7] Un cas similaire à celui-ci se présenterait au laboratoire Curie à la fin des années 20: deux jeunes théoriciens — L. Goldstein et A. Proca — y font leurs premiers travaux avant d'aller rejoindre l'Institut Henri Poincaré.

Restent deux théoriciens susceptibles d'avoir constitué des équipes de recherche, à savoir Louis de Broglie et Léon Brillouin. D'après J.L. Destouches, les premiers collaborateurs de Louis de Broglie datent de l'année 1930-31: André George, Claude Magnan, Jean-Louis Destouches lui-même. Par la suite, Jacques Winter, Gérard Petiau, Mari-Antoinette Baudot (future Mme Tonnelat), Assène Datzeff, Jules Géhéniau ... et selon le *Journal de Physique* René Dugas, Mlle Février, Jean Ullmo.[8]

Quant à Léon Brillouin, il nous semble avoir eu peu d'élèves: on ne trouve de remerciements à son égard que dans quelques articles de Jean Mariani, Alexandre Proca et J. Winter. Il conviendrait d'ajouter cependant qu'il a accueilli L.W. Nordheim en 1933 et travaillé quelques temps avec Félix Bloch à Paris en 1933.[9]

Il semble donc qu'on arrive à un ensemble réduit de personnes, particulièrement dans les années 20. Mais il ne s'agit pas que d'un problème de nombre. C'est l'ensemble de l'approche théorique qui est méconnue. Pour apprécier cette situation, nous allons présenter quelques avis. Edmond Bauer, dans l'interview citée supra, rapporte qu'il n'avait pas d'étudiants à Strasbourg car on disait que la physique théorique (en l'occurence les théories atomiques, les mécaniques statistiques) était une activité fantaisiste ("people said it was a fantasy, even at that time" 1927-28). Quand il rédigeait sa thèse (1912-13), on lui disait: "Oh, you are a fool, you are interested in theory"; il précise que dire de quelqu'un qu'il était théoricien était une offense, on riait des théoriciens:

> I think people thought theories were something like modes; people spoke of a fashion, a "théorie à la mode". And they thought they are interesting for some years and after that nothing exists.[10]

Léon Brillouin quant à lui critique plusieurs physiciens comme Bouasse ou Fabry:

> Spectroscopy and experimental optics was done in France especially by the group of Fabry's. Fabry was a typical experimenter, an excellent experimenter, but not interested at all in theoretical problems, not at all (...). For interpretation of his experiments, he didn't care.

Mais il condamne plus globalement. Parlant d'un chimiste de l'Ecole normale, il ajoute: "he was regarded by chemists as someone who was very cautious, not to mix up experiments and theories" et il commente: "theories are something not to be believed and experiments are the real things".[11]

On peut citer aussi Louis de Broglie, lors du jubilé de M. Emile Borel célébré à la Sorbonne le 14 janvier 1940: vos travaux [à Emile Borel]

vous amenaient à remarquer l'état un peu déficient des études de physique théorique en France à cette époque [vers 1910]. Des théories dont le succès était déjà ancien et incontestable et qui étaient devenues tout à fait classiques dans les pays étrangers, comme la théorie cinétique des gaz ou la théorie électromagnétique de Maxwell, n'avaient pas en France, tout au moins dans l'enseignement, la place qu'elles auraient dû avoir. D'autres théories plus nouvelles, moins solidement établies à cette époque, mais dont on pouvait pressentir déjà toute l'importance pour l'avenir, comme la théorie de la relativité ou celle des quanta, étaient souvent systématiquement ignorées. De ce ralentissement (...) il est résulté que, vers 1920, la France était, il faut l'avouer, très sensiblement en retard en ce qui concerne la physique théorique.[12]

Enfin on peut évoquer certains propos de Marcel Brillouin lors de la célébration du cinquantenaire de la Société française de physique en 1923. Son analyse envisage le dernier tiers du XIXè siècle et permet de constater le long passé de faiblesse en physique théorique en France. Il note d'abord, "il faut bien l'avouer, que la curiosité théorique des physiciens français était bien peu éveillée" dans les années 1870: l'inspecteur général Quet — familier des travaux de Poisson — "regardait comme tout à fait ridicule la curiosité que j'éprouvais pour la théorie cinétique des gaz"; "Desains en 1880, ne parlait encore que des longueurs réduites de M. Pouillet"; Jamin "ne parlait que de quantités de magnétisme" et seuls Radau et les "anciens élèves de Verdet connaissaient les progrès et le développement des théories physiques en Allemagne et en Angleterre, *jusqu'à la mort de Verdet ou à peu près*". C'est avec Poincaré seulement que se marqua, bien des années plus tard, "la renaissance de la curiosité théorique dans notre pays".[13]

Toutes ces remarques — et on pourrait citer d'autres auteurs, d'autres textes — permettent de confirmer la marginalisation de la théorie, de la physique théorique en France. Et ce jusqu'en 1930 sans l'ombre d'un doute. Pour la décennie suivante, nous aurions tendance à modifier quelque peu ce jugement: on s'intéresse plus aux théories, ne serait-ce que par curiosité, on les utilise aussi, du moins certaines (qu'on se rappelle l'usage fréquent fait de la théorie de Bohr — Sommerfeld dans la spectroscopie). Surtout on sent chez les plus jeunes (Auger, Joliot, F. Perrin ...) le besoin de connaître ces théories modernes même si on en est point spécialiste. Cela ne doit pourtant pas cacher la forêt: rappelons-nous l'étude des manuels que nous avons faite et leur silence sur la mécanique quantique et la relativité, rappelons-nous les avis de quelques élèves sur leurs maîtres des années 30, rappelons-nous particulièrement l'appréciation de N. Félici: elle ressemble trait pour trait à celles de Bauer et Brillouin parlant de la physique des années 1910-1920. Solide permanence ...

II — Les théoriciens: physiciens et mathématiciens jusqu'à la seconde moitié des années 20

Dans les deux ou trois premières décennies de ce siècle, deux sortes de personnages se consacrent à la physique théorique en France. Leurs formations, leurs habitudes de penser et de raisonner, les sujets qu'ils traitent le plus volontiers, les traditions qu'ils représentent ou qu'ils inaugurent sont différentes. Il nous faut donc comprendre ce qui les sépare et les incidences de cet état de fait. Nous pensons d'une part aux mathématiciens qui acceptent de faire de la physique et aux physiciens (expérimentalistes presque toujours) qui se passionnent pour la théorie.

Le poids des mathématiques

Les mathématiques occupent encore dans la physique théorique française une place décisive dans les années 1910 et 1920. Depuis un siècle, l'école mathématique française frappe par sa qualité; elle seule, en France, attire les esprits fascinés par l'exercice abstrait. Dans l'échelle des valeurs scientifiques les mathématiques occupent la place éminente, elles symbolisent pour les jeunes scientifiques, au fil des générations, l'activité noble par excellence. Les preuves historiques en sont nombreuses. Rapportons simplement ici une constatation et quelques appréciations de physiciens ayant travaillé dans l'entre-deux-guerres.

La France, dans son enseignement supérieur, fonctionne selon deux filières. La meilleure, celle qui attire l'élite de la nation, est constituée par les grandes écoles au sommet desquelles se placent l'Ecole normale supérieure et l'Ecole polytechnique. Pour y entrer des concours annuels sont organisés et le critère essentiel retenu est la qualification mathématique. Un coup d'oeil sur les programmes comparés de physique et de mathématique le prouverait aisément au XXème siècle. Mais ceci est bien connu. Les physiciens d'ailleurs admettent volontiers la réalité de cette situation. Pour A. Guinier par exemple, tous les élèves brillants du point de vue abstrait se retrouvent à Polytechnique ou à l'Ecole normale supérieure et au sein même de l'Ecole, tous les premiers classés choisissent les mathématiques, les autres se contentant de la physique et de la chimie (celle-ci d'ailleurs étant souvent le secteur le moins considéré, le moins valorisé). Pour Léon Brillouin:

> There was a glory in pure mathematics which was so much above applied mathematics or theoretical physics, that if one was able to do pure mathematics he would not condescend to do anything else.

Le résultat de cet état de fait est logique: "des bons mathématiciens, il en pleuvait" et les professeurs de mathématiques de la Sorbonne étaient bien meilleurs que les physiciens (A. Guinier). Mais surtout ne s'orientaient vers la physique que ceux qui étaient attirés par l'expérience, le côté manuel de la physique; les autres, passionnés par l'exercice théorique, devenaient de préférence mathématiciens.[14]

Cela permet de comprendre, au moins partiellement, le faible nombre de *physiciens* théoriciens français jusqu'aux années 25-30. Mais parallèlement se trouve mieux comprise la place des mathématiciens en France dans la physique et ce plus tardivement qu'ailleurs: citons Poincaré, Boussinesq, M. Brillouin, Borel dans les chaires de physique mathématique mais aussi Painlevé, Picard et Elie Cartan. Citons le rattachement, encore dans les années 30, des théoriciens de la physique à la section des mathématiques de la Caisse nationale des sciences. Citons la quasi-inexistence de chaires de physique théorique avant les années 20. Or cette situation paraît quelque peu originale dans l'Europe de cette époque: de nombreuses chaires de physique théorique, *occupées par des physiciens*, existent en Hollande, en Allemagne. Qu'on lise l'*Autobiographie* de Max Planck, la correspondance de Born avec Einstein, le livre de Werner Heisenberg, *La partie et le tout*: Berlin, Francfort, Kiel, Göttingen, Münich ... ont des chaires de physique théorique et faire des mathématiques appliquées n'apparaît pas déshonorant. Heisenberg par exemple, voulant faire de la physique rencontre Sommerfeld. Ce dernier sachant son futur élève attiré par la théorie lui dit qu'il peut se spécialiser en physique théorique, ce qu'Heisenberg accepte avec joie. A l'évidence cela paraît aussi noble que de faire des mathématiques (ce qui était la première intention d'Heisenberg) et la spécificité des études théoriques en physique est admise.[15]

Physique mathématique et physique théorique

Ce poids important des mathématiciens en France n'est pas sans conséquences. Des différences assez nettes séparent en effet la pratique des mathématiciens s'occupant de physique mathématique de celle des physiciens s'occupant de physique théorique. Donnons quelques remarques sur celles-ci, *valables pour la fin du XIXème siècle et le début du XXème.*[16]

1) Les mathématiciens gardent toujours plus ou moins une tendance à vouloir perfectionner l'outil mathématique lui-même, à le faire progresser même lorsqu'ils s'occupent de physique mathématique. Cela se manifeste par le fait qu'une fois choisi un sujet d'étude, ce que tendent à établir les mathématiciens a une double fonction: certes résoudre logiquement le problème, mais aussi élaborer des solutions susceptibles de servir dans d'autres domaines que le domaine originel. Ce qu'ils résolvent ne sont pas de simples problèmes de physique, ils visent à établir les lois rigoureuses d'une *classe* de problèmes, ils visent à faire de leurs théories des instruments essentiellement polyvalents. Comme le dit S. Bachelard, "le mathématicien va au-delà de ce qu'exigerait la problématique qu'il considère". Qu'on regarde par exemple le rôle de Borel dans l'étude des probabilités ou les travaux de Picard sur les théories de l'élasticité, de la chaleur ou de l'électricité:

> son tempérament d'analyste le portait plutôt à chercher dans la physique mathématique des types de problèmes concernant les équations différentielles aux dérivées partielles ou intégrales plutôt qu'à approfondir en elles-mêmes les théories physiques et leur adaptation aux faits expérimentaux. Les considérations physiques lui servaient surtout à poser des problèmes et à écrire les équations de départ dont il étudiait ensuite du point de vue purement analytique les solutions et les propriétés (Louis de Broglie).[17]

2) Cette citation de Louis de Broglie nous amène à un second caractère: les mathématiciens faisant de la physique ne sont pas en prise directe, immédiate et urgente avec la physique expérimentale. Les physiciens théoriciens au contraire sont préoccupés de la physique expérimentale la plus récente, ils sont en prise étroite avec elle et les problèmes insolubles qu'elle soulève, leur but est de la retrouver le plus rapidement possible. On peut dire ceci autrement: le mathématicien systématise avec retard, il travaille en retrait, loin de la nécessité physicienne du moment. Par voie de conclusion, ses travaux gardent plus longtemps toute leur pertinence et il y a une continuité de la physique mathématique. Ainsi Marcel Brillouin par exemple consacre dans les années 1910-1920 plusieurs de ses articles dans les *Annales de physique* aux "rayonnement et chaleur spécifique", "rayonnements et thermodynamique" ... mais il poursuit une grande part de ses recherches à propos de "plasticité et fragilité des solides isotropes", de la stabilité des solides, de leurs déformations ... tous sujets qui ne sont pas en prise directe avec la physique nouvelle du moment.[18]

3) Les hypothèses du mathématicien n'ont rien de pragmatique, rien de provisoire. Ce qui était hypothèse provisoire en physique, en physique théorique notamment, doit se transformer en postulat à caractère définitif. De là se construit un monde logique dont on cherche à éprouver d'abord la cohérence interne, duquel ensuite on essaie de déduire, par approximations contrôlées, un champ de conséquences, de prévisions. De plus l'ensemble des hypothèses de départ prend de préférence la forme d'un systéme d'équations différentielles. Le revers de cette démarche est que le mathématicien se permet rarement de fabriquer des modèles artisanaux, partiellement ou totalement appuyés sur des hypothèses contradictoires avec les règles de la physique mathématique couramment admise; si un heurt trop important survient, si un champ de recherche en physique s'ouvre en rupture avec la méthodologie dominante en mathématique, le mathématicien tend d'abord à l'ignorer et il ne peut se permettre de retoucher les principes de base de l'explication mathématico-physique au gré de quelques résultats expérimentaux, il peut encore moins accepter des hypothèses contradictoires entre elles. Or cela le théoricien peut être amené à le faire, lui peut se permettre de travailler dans une sorte de "pré-rationalité" (S. Bachelard), il doit chercher en permanence des ouvertures hors des cadres de la rationalité constitutée pour tenter d'assimiler tout réel nouveau. On pensera à ce propos à la première théorie de Bohr.[19]

4) Dans la physique mathématique, l'imagerie, la mentalité imaginative tendent à s'effacer devant le formalisme et son efficace propre. Au contraire dans la période physique, dans la période active et créatrice de la physique, cette imagerie peut être souvent présente: le physicien théoricien n'est pas qu'une conscience mathématique à l'oeuvre, il est un mixte de rationalité dominante et d'imagination analogique et métaphorique.

Physiciens théoriciens et mathématiciens face aux théories nouvelles

Ces brèves remarques permettent de comprendre certains caractères pris par la physique de nature théorique en France dans les années 1910 et 1920. Particulièrement — car ce point est décisif à ce moment — face aux théories nouvelles nées en Allemagne et en Angleterre. On peut formuler ici deux questions qui résument l'enjeu de cette analyse: pourquoi la France prend-elle si peu part à la naissance de ces théories? Pourquoi alors qu'elles prennent corps et se développent, les suit-elle avec tant de lenteur et d'inertie? Nous apporterons ici quelques réponses mais elles ne sont pas définitives. Des raisons culturelles plus globales propres à la France devront être envisagées et nous les reprendrons dans la seconde partie (chapitres 6 et 8). Néanmoins ce que nous proposons ici n'a pas été sans influence sur les formes concrètes et les modalités particulières prises par ce retard.

1) *relativité restreinte.* Sa reconnaissance en France est très différente suivant les groupes de scientifiques. Elle est plus facilement admise dans les milieux mathématiciens que dans les milieux de physiciens expérimentalistes mais ce sont les rares physiciens théoriciens qui l'accueillent le plus chaleureusement.

Quelques éléments d'abord pour mesurer ces affirmations. Pour les expérimentalistes, qu'on se souvienne de notre étude des manuels et de l'indifférence qui y règne vis à vis de la relativité, qu'on se souvienne aussi des avis recueillis au cours des interviews de physiciens et évoqués précédemment, qu'on lise enfin la thèse de Michel Biezunski qui confirme longuement cette méfiance. Pour les théoriciens de la physique, on peut regarder les attitudes de Langevin et Becquerel évoquées dans la thèse que nous venons de citer, ou celles d'Edmond Bauer et de Léon Brillouin dès leurs premiers travaux ou enseignements. Disons simplement la place fondamentale et unique en ce temps de Paul Langevin au Collège de France. Quant aux mathématiciens, nous rappellerons l'attitude de Henri Poincaré et sa critique, dès la fin du XIXéme siécle, des notions d'espace absolu, de temps absolu — problème de la simultanéité de deux événements se déroulant sur des théâtres différents — et de l'usage de l'espace euclidien. Pourtant son attitude vis à vis d'Einstein et de sa théorie n'est pas dépourvue de réserves comme le montre M. Biezunski. Il faut cependant dire que les mathématiciens — Borel, Painlevé, Picard — s'intéressent à ces théories, participent au débat et les prennent toujours en compte, même si des réticences apparaissent.[20]

La méfiance des expérimentalistes — sinon leur refus courtois ou brutal — peut se comprendre par le fait que la théorie de la relativité restreinte commande un complexe expérimental fort réduit, que ses incidences dans le domaine de la mesure sont faibles pendant longtemps: on peut continuer à travailler au laboratoire sans elle ou préférer les théories de Lorentz moins coûteuses en schèmes conceptuels (l'"invraisemblable" hypothèse de la constance de la vitesse de la lumière relativement à tout repère inertiel). En un mot, elle est "inutile", elle est du seul domaine de la spéculation. Pour les mathématiciens, le problème est différent: il est vrai que l'attachement à la mécanique classique comme système complet et clos, comme modèle parfait, peut engendrer la méfiance vis à vis de l'intruse. Pourtant elle est au coeur des débats de ces "mécaniciens", on la connaît et elle fascine par ce côté *formel et abstrait* qui horrifie les expérimentalistes. Mais pour les théoriciens de la physique, elle est plus que cela. Ils insistent sur la nature *physique* du travail d'Einstein, sur la voie qu'il ouvre vers "une synthèse explicative" (M. Biezunski), sur la nouvelle manière physicienne de penser qu'il inaugure. Et pour eux cette manière est féconde même si elle demande l'abandon ou la révision de théories consacrées. On pourrait même dire que son côté révolutionnaire gêne logiquement moins les théoriciens de la physique dont le rôle est précisement d'imaginer l'impossible et de bouleverser, que les mathématiciens plus enclins à systématiser et à conserver.[21]

2) *Vis à vis des théories statistiques — Maxwell, Boltzmann, Gibbs —*, l'écart entre mathématiciens et physiciens théoriciens est encore plus net. Nous avons déjà cité Poincaré dans l'édition "revue et corrigée" de son cours de thermodynamique de 1908: l'intéresse beaucoup plus la théorie de Helmholtz que celle de Boltzmann. Non qu'il ne connaisse pas la théorie statistique mais cela n'est pas dans ses préoccupations de recherche, cela ne peut constituer un domaine d'élection de ses talents de mathématicien. Il en parle certes, dans *La valeur de la science* par exemple, mais cela le préoccupe sous l'angle philosophique pourrait-on dire, sous l'angle des mutations dans l'histoire de la physique mathématique et pas dans son travail de chercheur. La même remarque s'appliquerait à Emile Picard. Dans son livre *La science moderne et son état actuel*, 1905, il aborde longuement le problème du second principe de la thermodynamique. Il le définit après Perrin comme principe d'évolution:

> on tend d'ailleurs de plus en plus aujord'hui à regarder, conformément aux idées de Boltzmann et de Gibbs, le principe de Carnot comme une loi de probabilités s'appliquant à des moyennes.

Pourtant — d'après la notice de Louis de Broglie résumant ses travaux — il ne semble pas que Picard ait lui-même travaillé dans cette direction. On pourrait dire que l'approche statistique si elle est jugée intéressante par les mathématiciens ne peut susciter chez eux de passion. Elle est trop loin des chemins habituels fréquentés par eux, elle est trop loin — à la différence des travaux de Maxwell, de Hertz ou de Lorentz sur l'électromagnétisme, à la difference même de nombreux chapitres de la themodynamique macroscopique classique comme la conduction de la chaleur — de leurs outils habituels de travail, de l'analyse mathématique notamment. Une exception serait probablement à citer, celle de Borel s'intéressant très tôt aux probabilités (1908).

Au contraire, c'est *dans le travail de la recherche lui-même* que les théoriciens de la physique rencontrent ces problèmes. Langevin d'abord, dès sa thèse de 1903 sur les gaz ionisés puis régulièrement par la suite dans les années 1903-1914; Edmond Bauer dès ses premiers travaux sur les rayonnements, travaux résumés dans la première partie de sa thèse consacrée au rayonnement du corps noir; Léon Brillouin, dans sa thèse lui-aussi, thèse largement ébauchée avant guerre, achevée en 1920 et consacrée à la théorie des solides et aux quanta ... Cette approche essentielle dans la recherche elle-même dès avant 1914 se trouve d'ailleurs illustrée dans l'ouvrage collectif *Les idées modernes sur la constitution de la matière*, édité par la Société de physique en 1913: Edmond Bauer et Eugène Bloch y abordent les quantités élémentaires d'énergie et d'action et la théorie électronique des métaux. On le voit, la place réservée à cette théorie statistique est bien différente chez les mathématiciens et les physiciens. Précisons cependant que seuls les physiciens intéressés par la théorie sont concernés. Le reste du monde physicien français demeure largement méfiant, nous l'avons constaté en étudiant les manuels. Pour la majorité, ces théories restent en dehors de leurs préoccupations expérimentalistes.[22]

3) Restent les attitudes différentielles de nos mathématiciens et de nos physiciens *face aux théories de la première mécanique des quanta.* Il faut distinguer les premières années du siècle (jusque vers 1910) et les périodes suivantes. Jusqu'en 1910, peu de personnes ont dû aborder ce sujet des quanta en France. Seul Edmond Bauer qui était allé en Allemagne en 1905 connaissait ces théories (il fit d'ailleurs le compte-rendu de l'article d'Einstein sur les chaleurs spécifiques dans le *Journal du Radium*). Bien sûr il en parla à Langevin, sans que celui-ci fût très intéressé. Il pensa d'abord que le calcul de Planck n'était pas rigoureux, ensuite Langevin était trop intéressé par la relativité. Avec le premier conseil Solvay et sa préparation, les choses changent d'ampleur. R. Mac Cormach a montré à ce moment l'importance de Henri Poincaré. Comme il le dit, tout concourt à penser que Poincaré ne connaissait pas la théorie avant le conseil — ce qui confirme les propos de Bauer — mais son rôle fut fondamental ensuite pour la reconnaissance de la théorie. C'est lui et sa grande autorité qui permirent la diffusion de celle-ci: la théorie, d'allemande, devint internationale.

En France, par la suite, quelques travaux originaux traitent de ce sujet (entre 1911, date du congrès Solvay et le début des années 20). Parmi eux, ceux des mathématiciens occupent une place très marginale. Hormis Poincaré et notamment sa célèbre démonstration de la nécessité de l'hypothèse discontinuiste pour établir la formule du rayonnement du corps noir, seul M. Brillouin aborde plusieurs fois la question . . . mais pour essayer de tourner l'hypothèse des quanta en revenant à des moyens classiques. Par exemple en 1913 lorsqu'il critique la démonstration de Poincaré ou en 1914 lorsqu'il montre qu'une hypothèse classique tout à fait indépendante des quanta peut permettre de relier les théories des chaleurs spécifiques et du rayonnement. Il vise là la théorie d'Einstein

qui donne l'illusion que la théorie des chaleurs spécifiques fournit une confirmation de l'hypothèse des quanta.

Par contraste et même si la mise en route est longue et que les premiers travaux sont surtout des synthèses, les physiciens théoriciens sont plus prolixes et concernés par cette question: Edmond Bauer plusieurs fois avant guerre; Langevin et Eugène Bloch lors des conférences déjà citées en 1912 à la S.F.P.; Langevin et M. de Broglie lors du 2nd conseil Solvay, avant-guerre; Léon Brillouin, Eugène Bloch, Edmond Bauer et Paul Langevin dès la reprise des activités scientifiques, dès les années 1919-1921.[23]

On le voit, ici aussi, les théoriciens de la physique abordent cette théorie de façon originale: ils sont beaucoup plus concernés que les mathématiciens et ce champ de recherche, très lié aux préoccupations des expérimentateurs qu'ils sont souvent par ailleurs, les passionne dans leur travail quotidien. Cela est vrai de Langevin travaillant expérimentalement sur l'ionisation des gaz et en établissant les théories statistiques, cela est vrai d'Edmond Bauer travaillant en 1907-1910 sur les rayonnements des flammes, des vapeurs métalliques et du corps noir et en étudiant les théories, cela est vrai d'Eugène Bloch s'attaquant à la structure électronique des métaux, théoriquement et expérimentalement grâce à l'exploration des spectres.[24]

Conclusions

Les mathématiciens

D'abord leur place est fondamentale en France: ils incarnent la recherche théorique abstraite et ils occupent la majorité des postes universitaires qui lui sont consacrés jusqu'en 1928.

De plus — mais en cela ils rejoignent l'appréciation de la majorité de leurs collègues physiciens — ils ne comprennent pas la spécificité de la physique théorique relativement à la physique mathématique. Il y a d'une part les pratiques "physiciennes" et l'établissement des lois phénoménologiques, il y a d'autre part les mathématiciens attelés à unifier les formalismes, à établir les synthèses générales entre les diverses lois, et ce de préférence par les méthodes de l'analyse (mathématique) ou de la mécanique. Citons Louis de Broglie parlant de Poincaré:

> certains auteurs ont distingué la physique théorique de la physique mathématique: c'est là une distinction que Henri Poincaré lui-même dans ses célèbres livres de Philosophie scientifique (...) n'a jamais faite.

On peut aussi proposer à la méditation la lettre du 20 novembre 1919 d'Henri Lebesgue à Paul Langevin:

> Mon cher ami, il est dégoûtant que tu ne fasses pas partie de la Société mathématique de France. En dehors de la physique générale, tu t'intéresses à une physique mathématique, qui est des mathématiques (...). A ce titre, tu nous appartiens, tu es même une espèce à part dans le genre mathématicien. Et si, comme l'ont demandé les Alliés, on organise un congrès de mathématiques en septembre 20 à Strasbourg, il faudra bien que ce soit toi qui représentes la physique mathématique susdite, sans quoi notre collection de mathématiciens serait déplorablement incomplète.

On peut aussi évoquer les tendances de ces mathématiciens quand une nouvelle chaire de mathématiques appliquées était créée:

> for the first few years it was held by someone who really gave a course in applied mathematics. But then very soon, this one went to pure mathematics and a pure mathematician came in (...). A new chair of applied mathematics was refounded every five or ten years, and after five or ten years it would drift to the pure mathematics ... (Léon Brillouin).[25]

Leur importance s'avère cependant décroissante au fil des années, des heures de gloire de Poincaré aux années 20. Avant-guerre leur rôle est encore décisif (Marcel Brillouin et Henri Poincaré sont membres du comité scientifique de l'Institut international de physique Solvay), par la suite, il tend à se circonscrire à la physique mathématique telle que nous l'avons définie. Les meilleurs exemples en sont Borel ou Elie Cartan.

Enfin, nous pensons pouvoir dire que leur formation, leurs habitudes de pensée, leurs certitudes sur ce que doit être leur travail — et la place centrale qu'ils occupent en France bien sûr — permettent de comprendre partiellement pourquoi la physique française n'a pas pris le tournant qui s'opère partout ailleurs depuis la fin du XIXème siècle. Certes cette spécificité mathématicienne française n'est pas seule responsable et elle relève elle-même de facteurs plus généraux mais on peut dire que, parce que la physique de nature théorique en France était le fait essentiel des mathématiciens, elle ne pouvait pas mener facilement aux théories nouvelles, au mieux elle ne pouvait que *suivre* le mouvement. Et ce quelque soit la qualité des mathématiciens car fondamentalement le problème n'était pas d'ordre mathématique, il était dans la possibilité d'accepter, de formuler, de suggérer des hypothèses *physiques* sur la *nature* de la matière, il n'était pas tant de systématiser que d'*imaginer* des solutions originales aux problèmes suggérés par les résultats expérimentaux concernant l'interaction rayonnement-matière.

Certes Poincaré eut un *rôle capital* dans la diffusion et la discussion en France des théories électromagnétiques de Maxwell, Hertz et Lorentz, nous n'en doutons point; mais cela n'est pas pour surprendre. Certes Poincaré connaissait avant Einstein les limites des théories classiques relativement au temps ou à la vitesse de la lumière, mais pouvait-il faire le saut physique opéré par Einstein? Pouvait-il surtout imaginer l'étonnante hypothèse de Planck, l'invraisemblable théorie einteinienne de l'effet photo-électrique ou envisager un modèle d'atome aussi peu orthodoxe face aux théories classiques que celui de Bohr? Nous en doutons. *Cela eût demandé un autre état d'esprit.* On pourrait, par une compaison, situer le rôle des mathématiciens français. Ils sont devant les théories nouvelles comme Poincaré face à l'hypothèse de Planck: quelques années plus tard, ils en démontrent la nécessité.

Les physiciens

La place des physiciens concernés par la théorie est au contraire bien étroite au début du siècle: institutionnellement, ils ne sont pas reconnus, culturellement, mentalement, ils sont contestés des deux côtés par les mathématiciens et les expérimentateurs, en un mot, ils sont des marginaux. Et pourtant leur apport est décisif.

Rappelons-le d'abord pour ces cinq personnes doublement marquées par l'expérience et la théorie: Léon et Eugène Bloch, Jean Becquerel, Edmond Bauer et Paul Langevin.

Léon et Eugène Bloch, comme Jean Becquerel sont plus des expérimentateurs que des théoriciens. Mais à la différence de presque tous leurs collègues, ils sont passionnés par les nouvelles théories, ils en évaluent l'importance et s'évertuent à les faire comprendre. Ils ne sont pas à proprement parler "productifs" dans le domaine théorique mais ils sont d'excellents diffuseurs, d'excellents enseignants, établissant régulièrement des synthèses pour les étudiants et les chercheurs.

Eugène Bloch a apporté trois contributions à cette oeuvre de diffusion en France: avant-guerre il tente une synthèse des théories électroniques des métaux, après-guerre, il publie "deux ouvrages qui sont destinés à lui survivre longtemps: le petit livre *La théorie cinétique des gaz* de la collection Armand Colin, livre de chevet de plusieurs générations de physiciens, et enfin le livre qui contient la quintessence de son enseignement en Sorbonne et qui est son véritable testament scientifique: *La théorie des quanta, ancienne et nouvelle* (Alfred Kastler).

Le rôle de Léon Bloch est plus réduit. Philosophe de formation, il arrive plus tard à la physique. Il publie cependant le traité d'électricité théorique que nous avons étudié au chapitre 2 et expose au début des années vingt l'évolution des théories atomiques.

Pour Jean Becquerel nous retiendrons l'ensemble des cours professés, d'une part pendant trois ans au Muséum d'histoire naturelle et consacrés aux théories de la relativité, d'autre part à l'Ecole polytechnique de 1920 à 1924. Nous avons dit au chapitre 2 la profonde originalité de ce cours dans la France de cette époque, son approche résolument moderne et théorique; Michel Biezunski, pour ce qui est de la relativité arrive à des conclusions proches.[26]

Avec Edmond Bauer et Paul Langevin, nous touchons deux cas un peu différents. Ils font certes régulièrement des travaux expérimentaux mais chez eux, y compris dans la recherche, priment les préoccupations théoriques (ceci est d'ailleurs plus juste pour Paul Langevin). On peut penser que, placés dans un contexte autre que le contexte français, ils seraient devenus de purs théoriciens. D'ailleurs dès leurs premiers travaux ou enseignements, ils résument, commentent, proposent des solutions originales, vis à vis de la théorie de la relativité restreinte pour Paul Langevin, vis à vis des quanta pour Edmond Bauer.

Pour ce dernier, nous avons cité les travaux les plus importants des années 1905-1925. Il faudrait ajouter par la suite des études théoriques sur les propriétés thermo-élastiques des métaux ferromagnétiques (1926-29) et la théorie quantique de la valence chimique (1932), une introduction à la théorie des groupes et à ses applications à la physique quantique (1933), des contributions à l'étude de l'état liquide (1936) et de la liaison hydrogène (1938), enfin ses travaux avec London sur la théorie de l'observation (1939).

Quant à Paul Langevin, il incarne par excellence l'"incitateur" dans la France de cette époque: il est celui qui fait connaître et approfondit dans ses cours les théories nouvelles, celui aussi qui suscite les passions pour la physique théorique. Nous ne reprendrons pas l'étude de son enseignement faite ailleurs par Michel Biezunski, nous ne rapporterons que l'avis de Jacques Hadamard, mathématicien, de dix ans l'aîné de Langevin, qui rappelle que tous les ans était abordée au Collège de France la dernière actualité scientifique (électromagnétisme et relativité avant guerre, théories magnétique, quantique et mécanique ondulatoire après) et ce devant tous les futurs noms de la physique française des années 20 et 30: Jean Becquerel, E. Bloch, E. Bauer, Maurice et Louis de Broglie, Léon Brillouin ....

ainsi fut-il donné à son auditoire de suivre sans rester en arrière, la course folle de la physique contemporaine.[27]

III — Les physiciens théoriciens à la fin des années 20 et dans les années 30

Jusqu'à présent, nous avons peu parlé des physiciens se consacrant à la seule physique théorique. C'est qu'ils sont peu nombreux dans la décennie 1918-1928 — Léon Brillouin et Louis de Broglie sont les deux seuls — leur nombre ne croissant qu'à partir des années 1928-30. Pour essayer de cerner ce groupe nouveau nous nous proposons d'étudier comme nous l'avons fait pour les expérimentalistes, les articles envoyés au *Journal de physique.* Nous commencerons néanmoins par l'étude d'une collection de livres dans laquelle les théoriciens ont beaucoup publié, la collection des *Actualités scientifiques et industrielles* éditées par Hermann.

Les actualités scientifiques et industrielles (Hermann éditeur)

Cette collection débute en 1929 mais les origines en remontent à 1927. C'est à cette époque en effet que la France scientifique commence à se passionner pour la nouvelle mécanique ondulatoire. Certes depuis le début des années 20, la relativité et dans une moindre mesure la première théorie des quanta recontrent un certain écho de curiosité: la venue d'Einstein à Paris en 1922 le montre bien. Mais quelques années plus tard, c'est Louis de Broglie qui crée l'attraction et les "nouvelles mécaniques" occupent le devant de la scène. L'attribution du prix Nobel à Louis de Broglie en 1929 couronne d'ailleurs le processus. Aussi, comme le dit Jules Lemoine dans la préface du premier numéro des *Actualités scientifiques*,

> on comprend sans peine que le Conservatoire national des arts et métiers, école de science et d'industrie, n'ait pu rester indifférent à ce spectacle [les grandes mutations de la physique moderne, de Planck à la "synthèse hardie" de Louis de Broglie] et qu'il ait voulu en prévenir à la fois son public ordinaire et tous ceux qui en dehors des écoles, sont épris de culture scientifique et curieux de savoir dans quelle direction vont actuellement les savants.

D'ou l'ouverture au C.N.A.M. en 1927, d'une série de conférences inaugurées par les "modernes", en particulier par Louis de Broglie (première conférence, *La crise récente de l'optique ondulatoire*), Eugène Bloch (troisième conférence, *Les atomes de lumière et les quanta*), L. Dunoyer (quatrième conférence, *La cellule photoélectrique et ses applications*), Léon Bloch (septième conférence, *Structures des spectres et structures des atomes*). Avec les années, le nombre de conférences augmente et bientôt la collection Hermann devient une importante collection d'ouvrages de plus en plus diversifiés, la plus importante collection scientifique française.[28]

Un premier coup d'oeil sur les publications des physiciens — les seuls à publier jusqu'en 1931 — nous amène à définir plusieurs moments chronologiques successifs de 1927 à 1940. Le tableau 4.1 résume les résultats de cette étude.

1) Les années 1927-1931 voient encore peu d'articles théoriques et ceux qui apparaissent sont plus souvent des articles de vulgarisation à l'usage des scientifiques curieux que des articles de physique originaux. C'est le cas notamment des articles cités de Louis de Broglie, Eugène Bloch, Léon Bloch. Une exception à cette règle, le numéro 15, publié en 1930 par Léon Brillouin, *Les statistiques quantiques et leur application aux électrons libres dans les métaux.* Dans les articles d'origine expérimentale, on rencontre plusieurs fois l'usage des théories quantiques, du moins dans la version de la première théorie des quanta: c'est le cas par exemple en 1931 dans les livres de E. Darmois et de R. Audubert. Deux fois, il est fait référence à la mécanique quantique (ou ondulatoire), avec beaucoup de prudence il est vrai. Dans le numéro 11, J. Cabannes traitant de l'*anisotropie des molécules* et de *l'effet Raman* (1930), montre comment construire la matrice d'émission/absorption d'une molécule, comment poursuivre les calculs et conclut:

> la mécanique ondulatoire permet de calculer l'intensité des radiations secondaires dans les

TABLEAU 4.1
Actualités Scientifiques et Industrielles, Hermann éditeur; étude des numéros consacrés a la physique théorique

	1929	1930	1931	1932	1933	1934	1935	1936	1937	1938	1939
Relativité	–	–	–	6	–	1	–	–	–	–	–
Mécanique quantique[a] (Mécanique ondulatoire)	2[d]	1	–	4	4	4	5	8	6	3	5
Mathématiques appliquées	–	–	–	–	–	–	3	2	2	5	1
Total: physique théorique[b]	3[d]	1	0	10	5	6	10	10	10	8	6
Articles présentés à des réunions internationales[c]	–	–	–	–	–	14	–	3	–	3	–
Débats philosophiques liés aux théories nouvelles	–	–	–	–	–	9	6	11	–	1	1
Total des articles consacrés à la physique par des Français	9	8	10	14	9	43	44	51	20	18	17

[a] ont été comptabilisés tant les articles consacrés aux théories quantiques que ceux les utilisant dans la construction de modèles nucléaires, moléculaires . . .

[b] cette rubrique comprend outre les études précédentes du tableau, des articles de physique théorique classique

[c] 1932. Réunion internationale de chimie-physique tenue à Paris en 1933, 14 communications
1936, Congrès international de physique tenu à Londres en 1934, 3 tomes
1938, Réunion internationale de physique, chimie, biologie, tenue à Paris en 1937, 3 tomes pour la physique

[d] articles à mi-chemin entre l'article scientifique et l'article de vulgarisation

spectres de diffusion; elle explique les règles de sélection. L'effet Raman qui avait été prévu très exactement par Kramers et Heisenberg, fournit une des plus belles vérifications de la nouvelle théorie de la dispersion.

Il marque néanmoins une hésitation: le gêne semble-t-il le principe de certains calculs quantiques dans la mesure où on ne peut

s'imaginer le mécanisme par lequel le quantum de la lumière serait capable de faire passer, même momentanément, la molécule du niveau électronique normal m au niveau plus élévé k.

(il parle ici de deux changements successifs de la configuration électronique, de m à k et de k à n, k> m et n, m et n appartenant à la même "orbite").

Le second article qui construit une théorique quantique explicative d'un phénomène expérimental est celui de Francis Perrin (n° 32, 1931) consacré à *La fluorescence: durée élémentaire d'émission lumineuse.* Après avoir exposé les deux types de fluorescence, il en établit les théories "electromagétique classique" et "quantique".[29]

2) Les années 1932-33 se caractérisent par le fait que si le nombre global des publications consacrées à la physique augmente peu, les articles théoriques y prennent une place un peu plus importante. C'est qu'en effet Louis de Broglie inaugure la première collection au sein des *Actualités scientifiques*, celle des *Exposés de physique théorique.* Dans l'introduction du premier numéro (n° 31), il constate la difficulté de suivre toutes les nouveautés et le fossé croissant qui sépare mathématiciens et théoriciens de la physique d'une part, théoriciens et expérimentateurs de l'autre. Il se propose donc d'offrir dans sa collection:

— "l'analyse commentée de certaines recherches récentes et remarquables" parues à l'étranger,
— "des remarques présentées par un mathématicien au sujet des méthodes analytiques des théories actuelles",
— "l'exposé fait par un physicien expérimentateur des résultats nouveaux, avec indication des questions où l'intervention des théoriciens serait particulièrement désirable".[30]

On le voit la démarche est intéressante et se matérialise très vite dans les années 32-33. Sont ainsi présentés les comptes-rendus de travaux de Landau et Peierls par Louis de Broglie (n° 31, 1932), de Fermi par A. George (n° 38, 1932), de C.G. Darwin par E. Néculcéa (n° 56, 1933).

Parallèlement Irène Curie et Frédéric Joliot (n° 32), S. Rosenblum (n° 34), G. Fournier et M. Guillot (n° 57) ... présentent des synthèses de résultats expérimentaux: y dominent très nettement les travaux liés à la radioactivité. Quant aux éléments de mathématiques appliquées, ils viendront plus tard avec J.L. Destouches et G. Bouligand (n° 143, 184, 219 ... années 1934-35).

A noter aussi que le haut chiffre de 1932 s'explique par les travaux de la deuxième semaine du *Centre international de synthèse* (H. Berr) consacrés à la relativité. Paul Langevin en est bien sûr l'organisateur. Y ont pris part et publient un livre dans la collection Hermann: E. Bauer, F. Perrin, L. de Broglie, P. Langevin et deux mathématiciens G. Darmois et E. Cartan.

3) Les années 34-36 voient d'abord augmenter considérablement le nombre des publications dans tous les domaines, y compris en physique (138 pour les trois ans), se multiplier les collections à l'image de celle de Louis de Broglie, mais aussi croître le nombre de fascicules théoriques parmi lesquels apparaissent des articles de mathématiques appliquées construits selon les suggestions de Louis de Broglie. Relevons les noms qui apparaissent: Louis de Broglie, Léon Brillouin, J.L. Destouches, L. Goldstein, J. Ullmo, R. Dugas, J. Solomon (ainsi que J. Yvon et Y. Rocard en physique théorique classique); pour les mathématiciens E. Cartan, G. Bouligand, G. Darmois; enfin quelques étrangers: A.F. Joffé, J. Von Neumann, Lee A. Dubridge, G. Gamow ... Deux éléments sont par ailleurs intéressants à noter: l'année 1934 voit la publication de 14 fascicules qui sont les comptes-rendus des travaux de la *Réunion internationale de chimie-physique* tenue en 1933 à Paris et à laquelle apparaissent Ewald, Debye, Nordheim, Benedicks, Félix Bloch, Joffé, M. Wilson, ... et de nombreux français. Par ailleurs ces années 34-36 voient se multiplier les articles de nature philosophique soit autour du problème du déterminisme (Langevin, Bouligand, Ullmo ...) soit autour des thèses de "l'école de Vienne": Franck, Carnap, H. Hahn ... Paris voit d'ailleurs se tenir en 1935 le congrès international de philosophie scientifique: *Philosophie scientifique et empirisme logique* dont les actes sont publiés en 1936 (n° 388 à 395). Il nous faudra revenir — car ce n'est pas ici le lieu — sur ce phénomène[31].

4) Les années 37-39: le nombre des numéros consacrés à la physique en général et à la phsique théorique en particulier baissent. Seules gardent leur importance les mathématiques appliquées. On voit donc que, même si les mathématiciens ont largement abandonné le domaine théorique de la physique à des physiciens, ils gardent toute leur place en

France. Apparaissent aussi quelques noms nouveaux par rapport à la période précédente: J. Mariani, F. London, E. Bauer, J. Géhéniau.

Pourtant un fait essentiel prend corps à l'étude des fascicules consacrés à la physique théorique de 1933 à 1940: de nombreux théoriciens dans les jeunes générations s'orientent de plus en plus vers une physique mathématique de nature épistémologique.

Soit par exemple le numéro 223 intitulé *Le rôle des espaces abstraits en physique nouvelle* publié en 1935 par J.L. Destouches dans la collection *Exposés d'analyse générale* de Maurice Fréchet. Dans la préface, M. Fréchet note que les physiciens ont usé de la théorie des espaces abstraits "sans le savoir" et qu'il est bon qu'on cherche à introduire, à la manière de J.L. Destouches, "plus de méthode" dans cet "abstractionisme empirique". Ceci aura le double avantage d'être utile à la physique nouvelle dont elle facilitera sans doute les extensions futures, mais aussi à la philosophie de la science "qui pourra maintenant concevoir une plus grande unité dans le développement des théories récentes". C'est donc à ce travail que se consacre J.L. Destouches. Il explique partir de la notion de transformation la plus large pour pouvoir définir la notion d'espace abstrait (c'est une classe pour laquelle il existe une certaine transformation appelée fermeture). De ce point général de départ sont introduits des espaces de plus en plus particuliers, les derniers étant affines. Ce qui lui permet alors d'esquisser ce que seraient les grandes lignes "de la mécanique générale abstraite" et "de la physique générale abstraite qui fait appel aux espaces abstraits les plus généraux" et dont les physiciens auraient besoin.[32]

Cette problématique se retrouve dans bien des travaux ultérieurs. On en verra d'autres exemples dans le tome I du livre *Corpuscules et systèmes de corpuscules* publié en 1941 (pour résumer, on peut dire qu'il s'agit d'un travail de type axiomatique et logique précédé d'une discussion philosophique préalable, l'ensemble visant à fonder "une théorie structurale"), dans le numéro 519 de la collection Hermann, dû à Jean Mariani, assistant de physique théorique au Collège de France: *Les limites des notions d'objet et d'objectivité*, dans le numéro 283 rédigé par Dugas ...[33]

La démarche commune à tous ces auteurs est qu'on commence par une discussion philosophique et épistémologique du problème (notion d'objet, notion de déterminisme ...). Ensuite est tentée l'écriture du système d'équations le plus général rendant compte de l'ensemble d'une classe de problèmes — et ce de la façon la plus abstraite et la plus rigoureuse. Sous-jacente se trouve l'idée qu'on peut tout repenser, tout réunifier, de la mécanique newtonienne aux mécaniques quantiques et relativistes, au sein d'une théorie générale. Qu'on regarde ces titres: *Les principes de la mécanique générale* (n° 140), *La rôle des espaces abstraits en physique nouvelle* (n° 223), *La cinétique opérationnelle, chapitre premier du Traité de Mécanique ondulatoire des systèmes* (n° 409)... pour ne citer que le physicien J.L. Destouches. Cette étape est toujours programmatique et totalement axiomatique et formelle. Enfin, troisième temps, on tente de résoudre les systèmes d'équations initiaux. De façon générale ceci est impossible vu la complexité du problème. Aussi sont envisagées des simplifications longuement justifiées par des calculs mathématiques et qui permettent dans certains cas particuliers de rejoindre les théories que les physiciens utilisent communément. Rarement cependant est-on conduit jusqu'aux résultats expérimentaux acquis ou à vérifier.

Ceci nous amène à faire deux remarques:

Premièrement ces travaux, qui n'ont pas de lien avec les pratiques expérimentales, ne peuvent être d'aucun secours aux expérimentateurs. Non que nous contestions l'intérêt de cette physique mathématique, mais la question se pose, dans le contexte de pénurie en théoriciens qui caractérise la France, de connaître la part relative des théoriciens français pratiquant de la sorte. D'autant plus que plusieurs mathématiciens travaillent déjà dans cette optique. Si cette part est importante, on risque de retrouver la situation du début du siècle et voir se perpétuer la situation de retard français, dans la théorie physique bien sûr, mais aussi dans la physique expérimentale non secondée. Nous tenterons cette "mesure" en étudiant le *Journal de physique.*

Deuxièmement, il nous semble que cette démarche, assez fréquente en France, le soit infiniment moins à l'étranger: plus souvent pendant cette période, les physiciens étrangers s'attachent aux lois quantiques des phénomènes et de la matière. Pour rester sommaire, nous dirons que leur démarche est inverse. Ils partent d'un modèle à l'échelle des particules, modèle simplifié et défini pour un groupe très particulier de problèmes. Le choix de ce modèle correspond au fait qu'il est conforme aux règles théoriques couramment admises — à moins qu'il ne propose une hypothèse nouvelle à confirmer — et qu'il peut être résolu d'emblée, soit exactement soit par approximations. Une fois accomplie cette résolution, le modèle mène à des prédictions expérimentales qui sont alors tentées. Si le résultat n'apparaît pas bien correspondre, on modifie le modèle initial en lui adjoignant de nouveaux paramètres qu'on avait de prime abord tenus pour négligeables ou constants. Ainsi donc les prédictions sont affinées et les effets suivis de plus près. Mathématiquement cette approche n'est pas toujours plus simple mais physiquement elle est probablement plus riche de promesses.

Il nous semble donc que la physique théorique française reprend des chemins que nous avons déjà évoqués. Certes il y a maintenant de notables exceptions nous le verrons, mais au-delà des nouveautés des années 1925-1933 environ, on sent chez beaucoup de jeunes théoriciens en France la tentation mathématique qui revient, on sent la difficulté qu'ils éprouvent à trouver leur place dans la physique théorique, ou pour être plus précis, la difficulté à trouver *une* place pour la physique théorique. Il y a donc des permanences culturelles profondes que nous ne pourrons pas ne pas aborder.

Le Journal de physique et les théoriciens

Le tableau 4.2 ci-joint regroupe une partie des résultats auxquels nous sommes arrivés.

Périodisation

Nous retrouvons bien évidemment la coupure de 1933 quant au nombre total d'articles publiés en physique théorique. Cette date est cependant intéressante à un autre titre: à partir d'elle l'étude des structures nucléaires, et de la physique mathématique telle que nous venons de l'évoquer, occupent une part non négligeable.

Dans le détail, nous évoquerons trois moments successifs:

Dans les premières années (1920-1925), on retrouve les caractères mis en évidence dans la partie 2 de ce chapitre, à savoir que le nombre de publications théoriques est faible (9 pour 6 années), que la nature des articles est variée (mécanique des quanta: 2, théorie de l'atome: 2, physique mathématique: 1, relativité: 1, théories statistiques: 3), que les mathématiciens et les expérimentateurs gardent une place non négligeable (M. Brillouin: 2, Léon Bloch: 1, d'autres expérimentateurs: 2), qu' enfin deux seuls théoriciens à part entière apparaissent: Léon Brillouin (2 articles) et Louis de Broglie (2 articles).

Dans les années suivantes (1926-1932), des caractères nouveaux succèdent aux précédents. Les mathématiciens et les expérimentateurs publient peu (de un à trois articles), une nouvelle génération de physiciens essentiellement théoriciens envoient des articles à partir de 1928-29 (A. Proca, J. Ullmo, L. Goldstein, J. Solomon) et bien sûr les articles concernent avant tout les nouvelles mécaniques ondulatoire et quantique (19 articles sur 28). Deux chercheurs cependant

TABLEAU 4.2
Le Journal de Physique et la Physique Théorique

	Mécanique quantique mécanique ondulatoire	Théories atomiques	Théories nucléaires	Théories moléculaires	Théories du solide	Physique mathématique	Divers	Total des Français	Etrangers
1920	—	—	—	—	—	—	—	0	—
1921	—	—	—	—	—	—	2[a]	2	—
1922	1	1	—	—	—	1	1[a]	4	—
1923	1	—	—	—	—	—	1[b]	2	—
1924	—	1	—	—	—	—	—	1	—
1925	—	—	—	—	—	—	—	0	—
1926	3	1	—	—	—	—	—	4	—
1927	3	1	—	—	—	2	—	6	2
1928	2	—	—	—	—	—	—	2	0
1929	3	1	—	—	—	—	—	4	1
1930	2	1	—	—	1	—	—	4	1
1931	2	—	—	—	—	—	—	2	1
1932	4	—	—	—	2	—	—	6	1
1933	6	—	2	3	3	—	1[c]	15	1
1934	4	—	7	—	2	1	5[c]	19	0
1935	4	—	3	—	1	4	1[c]	13	1
1936	2	1	4	—	—	6	4	17	2
1937	2	—	6	1	—	2	—	11	0
1938	1	—	3	—	—	4	2	10	2
1939	4	—	5	—	—	3	—	12	0
1940	2	—	1	2	—	2	—	7	1

[a] théories statistiques
[b] relativité
[c] électromagnétisme théorique et quantique

remarques: 1 — la classification de certains articles est délicate; un autre chercheur pourrait probablement en contester plusieurs. Nous avons retenu ce qui nous semblait le sujet dominant de l'article. 2 — les articles étrangers recensés sont uniquemont ceux d'étrangers ne travaillant pas à Paris au moment où est écrit l'article commencent à appliquer ces nouvelles théories, d'une part à la physique du solide (Léon Brillouin, électrons dans le réseau cristallin), d'autre part aux atomes et à la structure fine de l'hydrogène (L. Goldstein).

A partir de l'année 33, deux grands domaines se partagent les recherches: les applications de la mécanique quantique aux noyaux, aux liaisons atomiques et moléculaires, aux liquides et aux solides (44 articles dont 31 pour les interactions nucléaires) et les études de théorie proprement dites (47 articles). Cependant nous avons distingué les études classiques de théorie telles qu'on les mène chez Bohr, Dirac ou Heisenberg (25 articles), de celles qui sont de nature nettement programmatique et axiomatique, à la manière de J.L. Destouches (22 articles). La proportion de ces dernières n'est donc pas négligeable.

Les hommes

La mise en oeuvre simultanée de l'étude des générations, des filiations au sein de la physique française (rapport maître-élève) et du type de physique produite (théorie appliquée à des modèles, mathématique...) nous a amené à constituer quatre groupes d'hommes au sein de cette vingtaine de physiciens théoriciens qu'on recontre au *Journal de physique* après 1925.

Léon Brillouin, Louis de Broglie Ces deux personnes sont à placer à part principalement à cause de leur âge: leurs premiers travaux commencent aux alentours de la première guerre mondiale et ils forment la génération intermédiaire entre les Langevin, Bloch, Bauer et ceux qu'ils encadreront à la fin des années 20, Proca, Goldstein, Solomon. Leur "cas" est intéressant à un autre titre: ils sont les premiers théoriciens physiciens français qui ne soient pas expérimentateurs, ils sont les premiers non-mathématiciens à être résolument du seul côté de la théorie.

En 1912, Léon Brillouin termine ses études à l'Ecole normale supérieure. Jugeant les cours de la Sorbonne "sinistres, inintéressants et mal présentés", il est allé étudier auprès de Paul Langevin, de Mme Curie et de Jean Perrin. Après l'agrégation, il va travailler un an chez Sommerfeld à Münich et commence sa thèse. La guerre en retarde la rédaction: elle n'est soutenue qu'en 1920 (*La théorie des solides et des quanta*). Cette orientation de Léon Brillouin appliquant les théories quantiques aux structures cristallines restera une des constantes de ses travaux (théorie quantique des métaux, effet Brillouin, zones de Brillouin, théorie quantique du paramagnétisme, statistiques quantiques ...). Par ailleurs dans les années 26-34, il met au point diverses méthodes d'approximation en mécanique quantique (approximations successives, formule de Brillouin-Wigner, méthode des champs self-consistant). L'importance de Brillouin en France peut se mesurer à son rôle durant l'année 1926 par exemple. En décembre 1925 paraissent les premiers articles de Born, Jordan, Heisenberg. Il en fait rapidement une étude critique aux *Comptes-rendus.* Mais l'inflation est telle qu'en avril 1926, une dizaine d'articles nouveaux est parue: il la synthétise au *Journal de physique.* Quelques mois plus tard, en octobre, Schrödinger a publié sa fameuse équation: il reprend la plume, donne la méthode de résolution par approximations successives et publie au *Journal de physique.* Si on devait résumer sa place en France, on pourrait dire qu'il est le trait d'union quasi-unique entre la France et l'étranger: il lit, il recontre, il critique, il publie souvent, dans les revues principalement. Car il voyage et ses travaux sont connus à l'étranger: il est à Toronto en 1924, il enseigne aux Etats-Unis en 1924, 1928, 1929... il est à Moscou en 1928, il fait un séjour de recherche chez Niels Bohr en 1932, il travaille avec Félix Bloch ... Mais il est aussi, avec Edmond Bauer, un des rares maîtres de ces années à initier à la mécanique quantique appliquée, celle qu'il pratique le plus souvent, et qui prend comme objet les structures de la matière.[34]

La vie et l'oeuvre de Louis de Broglie ont fait l'objet de beaucoup de notes, conférences, articles et elles sont assez connues pour que nous ne nous y attardions pas ici. Rappelons simplement ses premières études littéraires (histoire et droit, 1910) sa reconversion à la physique (1911-1913), le travail en commun au laboratoire de son frère Maurice après-guerre, les premières publications au début des années 20, enfin à partir de 1923 les premières communications qui conduisent à sa thèse et à la célébrité. De 1925 à 1928, il poursuit ses travaux dans la perspective qu'il a lui-même ouverte cherchant à ne pas trop s'écarter

> des idées classiques admettant la possiblité de représenter toutes les réalités physiques par des images dans le cadre de l'espace et du temps et d'attibuer un déterminisme rigoureux à leur évolution,

c'est à dire à

> parvenir à *incorporer* le corpuscule à l'onde de façon à obtenir une image claire et cohérente du dualisme

(théorie de la double solution, théorie de l'onde pilote). En 1928, il abandonne les recherches dans cette direction et se rallie aux idées de Bohr et Heisenberg; c'est l'objet de son cours de 1928/1929 publié sous le titre *Introduction à l'étude de la mécanique ondulatoire.* Dans les années suivantes, il commence un séminaire à l'Institut Henri Poincaré où il travaille avec ses élèves, à la théorie du photon notamment. On pourrait reprendre une de ses formules pour caractériser l'esprit de ses recherces: il dit, dans *Physique et microphysique*, parlant de lui-même, qu'il a l' "état d'esprit d'un pur théoricien aimant particulièrement les vues générales et philosophiques." C'est d'ailleurs ce qui lui permit de formuler la dualité forndamentale onde/corpuscule.

Notons qu'à partir de 1928, Louis de Broglie publie un nombre considérable de livres — proches de ses cours le plus souvent — mais qu'il publie peu d'articles dans les revues (*Journal de physique, Annales de physique*).[35]

Proca, Goldstein, Solomon Quatre traits différencient ces physiciens: d'abord ils publient à partir des années 1928/29 pour les premiers, 1931 pour le troisième qui est un peu plus jeune; deuxièmement domine chez eux la physique quantique appliquée, liée aux problèmes des expérimentateurs; troisièmement, ils publient au *Journal de physique* un nombre important d'articles (respectivement 8, 17 et 11); enfin leur bibliographie est toujours très internationale, à jour et abondante. On pourrait compléter ce point en signalant que Proca a travaillé chez Schrödinger à Berlin en 1933 et avec Goudsmit en 1938/39 à Paris (détermination théorique de la masse du méson) tandis que Solomon travaillait chez Bohr (1931), avec Rosenfeld (1931), chez Pauli à Zürich (1932), chez Bohr une nouvelle fois (1932) ...

Alexandre Proca (comme L. Goldstein) a d'abord travaillé au laboratoire Curie avant de rejoindre l'Institut Henri Poincaré. Dans ce laboratoire d'accueil il a d'abord fait quelques travaux expérimentaux mais très vite il s'est consacré à la théorie, travaillant quelques temps avec Léon Brillouin. Son travail est plus souvent théorique que celui des deux autres: sa thèse d'ailleurs est sur *La théorie relativiste de l'électron de Dirac* (les équations relativistes de la particule de spin l sont depuis appelées équations de Proca). Par la suite il étendra ses travaux à la théorie du méson.

Louis Goldstein par contre a presque toujours pratiqué une mécanique quantique appliquée: structures fines de l'hydrogène, atomes à plusieurs électrons, spectres moléculaires et dissociation chimique, théories électromagnétiques, désintégrations radioactives, collisions et structures nucléaires. Il publie d'ailleurs en collaboration avec des expérimentateurs dans certains cas (laboratoires Curie et Joliot) et travaille en rapport avec F. Perrin, P. Langevin et F. Joliot à la fin de la période.

Solomon enfin, gendre de Langevin, est le plus "international" des trois. Il publie avec Rosenfeld sur la théorie quantique du rayonnement, avec Pauli sur la théorie unitaire d'Einstein-Mayer et les équations de Dirac, il propose une démonstration de l'impossibilité d'une théorie à variables cachées qui soit équivalente à la mécanique quantique, enfin il s'oriente de plus en plus à partir de 1934/35 vers la physique théorique des particules (annihilation des positons, désintégration provoquée par le rayonnement cosmique, théorie du neutrino, ...)

Il s'agit donc d'un groupe très lié à la physique internationale et aux préoccupations de celle-ci, et qui en France gravite autour du groupe Perrin – Joliot — Langevin et de Léon Brillouin.[36]

Les étrangers qui travaillent à Paris Au *Journal de physique* apparaissent W.M. Elsasser (1933-36, 7 articles), K. Guggenheimer (1934), F. London (1937-1940), L. Tisza (1940). Leurs travaux sont toujours liés à des préoccupations expérimentales, leurs bibliographies sont essentiellement internationales et ils sont très liés à Paris aux groupes de F. Perrin, F. Joliot et Paul Langevin. Elsasser consacre ses articles aux théories nucléaires (interactions dans les noyaux, principe de Pauli dans les noyaux, énergies de liaisons, niveaux nucléaires), London, qui travaille avec E. Bauer chez Paul Langevin, s'intéresse aux liaisons chimiques, à l'anisotropie diamagnétique, à la théorie de la mesure, Tisza, secondé par London et Bauer, aux liquides quantiques, Guggenheimer, travaillant lui-aussi chez Langevin, aux théories du noyau. Il conviendrait enfin d'évoquer Nordheim accueilli un an chez L. Brillouin (1933 ?).

Frappe ici l'importance du laboratoire Langevin comme lieu d'accueil et de Bauer, grande figure que nous avons déjà évoquée[37].

Les élèves de Louis de Broglie Le dernier groupe est surtout uni en effet par la personnalité de Louis de Broglie. Nous citerons J.L. Destouches (8 articles), J. Winter (7 articles), G. Petiau (5 articles), R. Dugas, Mlle Février, A. Datzeff, J. Géhéniau (1 article). Un certain nombre de caractères unifient les pratiques théoriques de ces sept chercheurs. Dominent en effet les études telles que nous les avons rencontrées dans les ouvrages de J.L. Destouches, ***même si elles ne sont pas systématiques***: démarche programmatique, positionnement des problèmes à partir du cas le plus général (volonté de construire une théorie générale), indépendance vis-à-vis des problèmes posés par les expérimentateurs (peu de traitement théorique des structures du noyau, des liaisons chimiques ...), en un mot préférence pour une physique mathématique générale et épistémologique. Le travail est donc souvent très formalisé, parfois à la limite de la philosophie (Mlle Février). Enfin les références bibliographiques sont souvent peu nombreuses ou renvoient de préférence aux mathématiciens ou aux membres du groupe.[38]

Restent quelques personnes: Jean Mariani déjà évoqué, G. Beck de l'Institut de physique atomique de Lyon (Jean Thibaud) qui se consacre à la physique théorique nucléaire (1940), T. Kahan de l'I.H.P. sur la théorie du deuton (1937) et sur les courbes théoriques relatives aux rayons γ (1939), B. Kwal enfin qui publie 4 articles de 1934 à 1938, deux sur l'électrodynamique quantique et deux de nature plus théorique et mathématique[39].

Nous retiendrons trois éléments de cette étude de la collection *Hermann* et du *Journal de physique*:

1) Une périodisation fait apparaître une première croissance, un nouvel intérêt pour la théorie vers 1926: c'est la trace en France de la large ouverture occasionnée par la mécanique ondulatoire et la mécanique quantique. La seconde rupture, plus importante, se situe vers 1933/34: elle reflète certes la croissance d'ensemble de la physique internationale mais elle signale aussi l'arrivée à la recherche des théoriciens formés à la fin des années 20. Elle est le signe, qu'avec retard, la France se dote de physiciens théoriciens.

2) Deux groupes principaux de théoriciens apparaissent en France: d'une part des personnes liées à la physique internationale, préoccupées par les mêmes questions, d'autre part une école plus spécifiquement française qui rejoint les traditions de physique mathématique du pays.

3) Enfin cette physique théorique reste totalement parisienne.

Quelques éléments sur la qualité de la physique théorique française

Pour mesurer celle-ci, nous prendrons trois critères: la *Physical Review*, selon les mêmes modalités que lors de l'étude expérimentale, les références faites dans l'*Encyclopaedia Britannica*, enfin les participations des Français aux congrès cités dans la collection Hermann.

L'étude des références dans la *Physical Review* amène à des résultats simples: au cours des quatre années étudiées, les théoriciens français sont peu cités. Parmi les références historiques, on trouve Langevin, Abraham et Fréchet, le mathématicien. Pour les autres, Francis Perrin est cité deux fois (1934 et 1939) ainsi que Léon Brillouin (1927 et 1934), Louis de Broglie (1927 et 1934), J.L. Destouches (1934). A côté d'eux Emile Borel (1927) Elsasser (1939) et Bauer-Magat-Surdin (1939) sont cités une seule fois.

Précisons de plus que les travaux cités de Louis de Broglie ont trait à la théorie de l'absorption des rayons X (article de 1922) et aux rayons X et l'effet Compton (article de 1925) et qu'un des deux articles de Léon Brillouin présente une théorie des quanta (article de 1922). Il ne s'agit donc pas de mécanique quantique ou de mécanique ondulatoire. Concernent celle-ci le livre de Léon Brillouin sur les statistiques quantiques (édition en allemand en 1931), et les *Exposés de physique théorique* (tome III) de J.L. Destouches (1932). Concernent la mécanique quantique appliquée un article de F. Perrin de 1933 (possibilité de production de paires d'électrons dans le champ d'électrons atomiques), celui de Elsasser de 1936 (sur les niveaux nucléaires) et celui de Bauer-Magat-Surdin de 1936 (sur l'état liquide).

La part des théoriciens français paraît donc maigre parmi les références des articles théoriques. En 1939 par exemple deux articles théoriques importants sont écrits dans la *Physical Review* du mois de septembre. L'un par Niels Bohr et J. Wheeler sur le mécanisme de la fission, l'autre par P. Wigner sur les noyaux légers: seul W. Elsasser y est cité (par contre, dans la partie expérimentale de l'article de Bohr et Wheeler, F. Joliot est lui-aussi cité).[40]

Cette faiblesse est confirmée par l'étude des articles *Quantum theory* et *Theory of Solid State* de l'*Encyclopaedia Britannica* de 1947. Sont présentés dans la bibliographie de ces deux articles 29 livres écrits de 1930 à 1944. Or aucun français n'est évoqué. On renvoie aux auteurs allemands (notamment au *Handbuch der Physik*), aux auteurs anglais ou néerlandais, aux Américains, mais point aux Français. A une nuance près, le résultat est le même dans l'article de Louis A. Turner sur la fission nucléaire. Nous avons dit que les Français sont souvent cités, en particulier les équipes du laboratoire Curie et des laboratoires de Joliot, mais les théoriciens apparaissent peu: seuls F. Perrin et J. Solomon sont nommés.[41]

Enfin un coup d'oeil sur les numéros 340 à 342 de la collection Hermann rendant compte du Congrès international de physique de Londres de 1934, conduit aux mêmes appréciations: dans la section

Rayons cosmiques apparaissent des comptes-rendus expérimentaux (Auger, Leprince-Ringuet), dans la section *Transmutations* on trouve les signatures des Joliot mais aucun théoricien français ne prend part aux débats qui sont rapportés et ce, quelle que soit la section.[42]

La physique théorique en France est donc bien en croissance dans les années 30 mais cela ne semble pas laisser beaucoup de traces dans la physique internationale. Aucune des deux principales tendances de la physique théorique française que nous avons évoquées ne semble à cette date avoir acquis une stature mondiale. Devant le faible nombre de citations françaises, il faudrait sûrement organiser une étude plus systématique et ne pas se contenter de sondages; peut-être alors arriverait-on mieux à connaître les quelques personnes dont les travaux sont suivis avec le plus d'attention. Quoiqu'il en soit il est probable que le nombre en resterait très faible.

Notes

1. Celui-ci consacre son enseignement à l'astronomie (mouvement des astres, projection de la lumière des étoiles doubles, étude des nébuleuses ...) et aux théories de Lorentz et d'Einstein relatives à la mécanique de la lumière, aux systèmes en mouvement, aux ondes et à l'éther ... Pour les attributions des chaires cf Charles Maurain et Anatole Pacaud, op cité, où sont présentées toutes les chaires ainsi que R. Poullain, *Chaires et maîtrises de conférences de la faculté des sciences de Paris,* document reproduit en off-set, disponible aux archives du rectorat de Paris — Sorbonne. Pour les cours assurés, cf la collection *Livret de l'étudiant,* cité au chapitre I.
2. Comme le dit l'auteur,

   le but poursuivi a été simplement de donner aux étudiants une notion précise du développement historique de la théorie des quanta depuis les orgines jusqu'à l'époque actuelle

   (E. Bloch, op cité, préface p. 0.). Dans les années 30, ce cours, variable d'une année sur l'autre traite de la spectroscopie et des théories de la gravitation (1930), de la physique moléculaire (1931), de la mécanique ondulatoire et de ses applications récentes (1932), de la physique de l'électron (1933), des structures atomiques (1934), de l'optique électromagnétique et de la relativité (1935), de la physique nucléaire (1936). On voit qu'Eugène Bloch suit l'actualité dans les divers domaines théoriques.
3. Cf Charles Maurain, op cité; Louis de Broglie, *Sur les sentiers de la science,* Albin Michel, 1960, où se trouve la notice sur Emile Borel lue par Louis de Broglie à la séance publique annuelle de l'Académie des sciences le 9 décembre 1957, p. 77-100; lire notamment p. 92-93.
4. F. Perrin se consacre à l'enseignement des mécaniques statistiques et de leurs applications à la théorie des gaz usuels, du rayonnement isotherme et des gaz électroniques dégénérés (cf *Livret de l'étudiant, programme des cours,* années 1933 à 1939).

5. Cette étude est institutionnelle. Elle ne prend pas en compte l'enseignement de Paul Langevin dans sa chaire de physique *expérimentale* du Collège de France. En réalité, c'est de physique théorique qu'il traite (cf infra, partie II).
6. Pour Edmond Bauer, lire *Interview with Edmond Bauer* conducted by T.S. Kuhn and T. Kahan, à l'Ecole de chimie et de physique à Paris, le 8 janvier 1963, p. 10-11 du premier enregistrement. Bauer précise cependant:

> only for relativity theory because it was à la mode. Then, I had all the engineers of the town who came all year for hearing my lectures on relativity theory, but on quantum theory, they didn't attend. I had about ten to fifteen people for relativity theory and one or two for quantum theory. (p. 11)

7. Ceci est induit de l'étude du *Journal de physique* et des remerciements qui accompagnent souvent les articles. Cf pour L. Tisza, *Journal de physique*, 1940, p. 164, 350. Pour London, voir ses travaux avec E. Bauer: F. London et E. Bauer, *La théorie de l'observation en mécanique quantique*, Hermann, 1939.
8. *Louis de Broglie, sa conception du monde physique*, par A. George, F. Kubli . . . , préface de Maurice Druon, Gauthier-Villars, 1973. Il s'agit d'allocutions présentées le 18/10/1972. A noter particulièrement J.L. Destouches, *Le séminaire de Louis de Broglie depuis ses débuts à l'I.H.P. jusqu'à nos jours à l'Académie des sciences*, p. 53-62. Le début du séminaire date de l'année 1930/31 (p. 55).
9. *Journal de physique*: Proca, 1928, p. 73; Winter, 1933, p. 132, 646; F. Bloch, 1933, p. 486; Nordheim, 1934, p. 135, 449; Mariani, 1939, p. 32, 296; . . .
10. Interview by T.S. Kuhn cité, p. 9-10-11, p. 13.
11. *Interview with Léon Brillouin* conducted by T.S. Kuhn, New-York City, 3 april 1962, p. 9 et 13 du premier enregistrement, p. 8 du second.
12. Louis de Broglie, *Savants et découvertes*, Albin Michel, 1951, p. 292-297, ici p. 293-294.
13. *Livre du cinquantenaire de la société française de physique*, 1925, introduction de Marcel Brillouin, "*Les débuts de la Société française de physique*", citations p. 16 à 18, souligné par nous.
14. Interview de A. Guinier déjà citée; interview de Léon Brillouin déjà citée, p. 8, 2nde bande. C'est aussi à cette situation que font référence E. Bauer et L. Brillouin lorsqu'ils parlent des conseils qu'on leur prodiga de ne pas choisir la physique théorique, voie sans issue.
15. Rapport annuel du secrétaire de la Caisse nationale des sciences en 1932, op cité daté de 1934, rubrique *Liste des bénéficiaires des allocations*, p. 21, allocations distributées du 1er octobre 1932 au 30 septembre 1933. Dans la section des *sciences mathématiques*, on relève les noms de Jean-Louis Destouches (I.H.P.), Alexandre Proca (I.H.P.), Jean Ullmo (physique expérimentale au Collège de France), c'est à dire des théoriciens de la physique. A noter que les mécaniciens (mécanique des fluides) relèvent aussi de cette section. En 1938 les théoriciens de la physique sont regroupés avec les mécaniciens et les astronomes dans la section d'*astronomie et mécanique statistique* (in *Conseil supérieur de la recherche scientifique*, op cité, p. 116-117).
    Max Planck, *Autobiographie scientifique*, Albin Michel, 1960.
    Werner Heisenberg, *La partie et le tout, le monde de la physique atomique*, collection *Les savants et le monde*, Albin Michel, 1972; voir notamment p. 30-33.
    Max Born, *Albert Einstein, Max Born, Hedwig Born, correspondance 1916-1955*, Paris, Seuil, 1972.
16. Nous avons entre autres utilisé le livre de Suzanne Bachelard, *La conscience de rationalité*, P.U.F., 1958. Nous ne prétendons cependant pas exposer ici sa pensée: S. Bachelard nous semble sous-estimer l'importance de la physique théorique. Mais nous avons retenu de ses analyses de nombreux points de vue que nous utilisons ici

(parties I, *Spécificité de la physique mathématique* et II, *La physique théorique et la physique mathématique*).

17. Suzanne Bachelard, op cité p. 32; Louis de Broglie, *La vie et l'oeuvre d'Emile Picard*, lecture faite dans la séance publique de l'Académie des sciences du 21 décembre 1942, in *Savants et découvertes*, Albin Michel, 1951, p. 122-171, ici p. 147.
18. Articles de M. Brillouin dans les *Annales de physique*: 1913, 8ème série, n° 28 (deux articles sur les actions entre molécules et les propriétés mécaniques de la matière qui en résultent); 1914, 9ème série, n° 1 (trois articles sur le rayonnement, les chaleurs spécifiques et la thermodynamique des solides isotropes peu déformés); 1916, 9ème série, n° 5-6 (un article sur la méthode des moindres carrés et les équations aux dérivées partielles de la physique mathématique); 1920 et 1921, 9ème série, n° 13, 14, 15 et 16 (quatre articles consacrés aux propriétés mécaniques des solides isotropes) ...
19. Voici les paroles qu'Heisenberg rapporte comme étant celles de Niels Bohr lorsque les deux hommes se recontrèrent pour la première fois en 1922 à Göttingen. Ils parlent du modèle atomique de Bohr:

    Ces images, répondit Bohr, ont été déduites, ou plutôt, si vous préférez, "devinées" à partir des faits expérimentaux; elles ne sont pas le fruit de quelconques calculs théoriques.

    Heisenberg commente, quelques pages plus loin:

    on s'habituait au fait que les conceptions et les images que l'on avait transposées dans le domaine atomique à partir de la physique antérieure se révélaient, dans le nouveau domaine, à moitié justes et à moitié fausses en même temps (...) D'un autre côté on pouvait parfois, en exploitant habilement la souplesse de la théorie, deviner par simple intuition la formulation mathématique concrète des détails.

    In Werner Heisenberg, *La partie et le tout, le monde de la physique atomique*, op cité, p. 65 et 88.

    Aussi les caractères 2 et 3 peuvent être formulés ainsi: le mathématicien se voue, avec l'aide du temps, à "une totale mathématicité" (S. Bachelard) tandis que le physicien, dans une plus grande urgence, cherche à féconder l'interaction théorie-expérience même si le résultat doit en être provisoire.
20. Michel Biezunski, *La diffusion de la théorie de la relativité en France*, thèse de doctorat de 3ème cycle soutenue à Paris le 12 mai 1981. Pour Paul Langevin, voir infra; voir aussi M. Biezunski, p. 184-191, p. 212-227. Pour Poincaré, voir *Revue de métaphysique et de morale*, 1898, VI, 1-13; voir aussi M. Biezunski p. 192-197 qui cite d'ailleurs un large extrait de l'article de 1898. Pour Borel, même si le livre est plus récent, voir son livre *L'espace et le temps*, 1922. Pour Picard, voir Louis de Broglie, in *Savants et découvertes*, op cité, p. 159.
21. Lire par exemple les chapitres consacrés à la venue d'Einstein à Paris dans la thèse de M. Biezunski pour voir la part des mathématiciens dans ces débats (relativité restreinte et générale).
22. Poincaré, *La valeur de la science*, lère éd. 1905, éd. utilisée 1970, Flammarion, p. 129-132.

    Poincaré, "*Cinétique des gaz*", in *Journal de physique*, 1906.

    Emile Picard, *La science moderne et son état actuel*, 1905, Flammarion, notamment p. 127-135, citation p. 131.

    Louis de Broglie, "*La vie et l'oeuvre d'Emile Picard*", in *Savants et découvertes*, op cité, p. 147.

    Louis de Broglie, "*La vie et l'oeuvre d'Emile Borel*", in *Sur les sentiers de la science*, op cité, p. 88-90.

Paul Langevin, *Oeuvres scientifiques*, C.N.R.S., 1950: *Recherches sur les gaz ionisés*, 1903; *Une formule fondamentale de théorie cinétique*, 1905; *Sur la théorie du mouvement brownien*, 1908; ...

Jean Perrin, *Oeuvres scientifiques*, C.N.R.S., 1950: *Mouvement brownien et réalité moléculaire*, 1909; ...

Edmond Bauer, *Notice*... déjà citée; thèse in *Annales de chimie et de physique*, 8ème série, n° 29.

Léon Brillouin, *Notice*... déjà citée; thèse in *Annales scientifiques de l'E.N.S.*, 1920; ...

On pourrait multiplier les exemples de travaux de recherches de ces 5 ou 6 physiciens qui utilisent et développent la théorie cinétique et la mécanique statistique. Mais nous voudrions ajouter un mot à propos des mathématiciens: nous n'avons pas regardé systématiquement leurs travaux, à la différence de ceux des physiciens. Aussi certains ont pu nous échapper. Par ailleurs, le cas de M. Brillouin semble un peu différent. Selon son fils, il fut le premier à utiliser en France la mécanique statistique, notamment dans son livre sur la viscosité des gaz et des liquides. Il précise d'ailleurs — ceci est un peu exagéré — que seuls son père et Langevin la connaissaient (Léon Brillouin, interview citée p. 14, premier enregistrement). Paul Langevin cite d'ailleurs dans un article de 1905 (in *Oeuvres*, p. 271) une note de "M. Brillouin dans la traduction française du premier volume de Boltzmann". Quoiqu'il en soit de certaines nuances, notre appréciation sur la différence de comportement mathématiciens/physiciens théoriciens nous semble fiable et logiquement compréhensible.

23. Edmond Bauer, interview citée p. 6-7, premier enregistrement.
Russel Mac Cormach, "*Henri Poincaré and the Quantum Theory*", *Isis*, 1967, 58, p. 37-55.

Dans le *Journal de physique* et les *Annales de physique* (sans tenir compte de nombreux comptes-rendus de travaux étrangers de Bose, Einstein, Planck, Born, Debye, Nernst, Sommerfeld, Bohr, Franck):

— Marcel Brillouin, deux comptes-rendus d'articles publiés aux "*Comptes-rendus de l'académie des sciences*", in *Journal de physique*, 1913.

— "*Rayonnement et chaleur spécifique", Annales*, 1914.

— Edmond Bauer, articles ou comptes-rendus dans le *Journal de physique* en 1912 et 1913; "*Recherches sur le rayonnement*" dans les *Annales* de 1913 (sa thèse).

— Henri Poincaré, "*La théorie des quanta*", *Journal de physique*, 1912.

— Paul Langevin, intervention à la séance du 7 mars 1919 de la S.F.P., in *P. V. et résumés des communications faites pendant l'année* 1919, Gauthier-Villars, 1920, p. 19.

— Eugène Bloch, id, à la séance du 21 mars 1919, op cité, p. 20-21.

— Edmond Bauer, conférence tenue le 19 fevrier 1921, *La théorie de Bohr, la constitution de l'atome et la classification périodique des éléments*, Hermann, 1922.

A noter que les travaux relatifs à l'atome de Bohr ne semblent commencer en France qu' après la guerre. Avant-guerre, deux comptes-rendus sont publiés au *Journal de physique* par des spectroscopistes: Boutaric en 1913 (20 lignes), Croze en 1914 (3 pages). Après-guerre, la théorie de Bohr et celle de Sommerfeld sont utilisées par Langevin, par exemple à la séance du 21 mars 1919 de la S.F.P. (p. 18, op cité). Pendant la guerre, aucun article aux *Annales*.

24. Edmond Bauer, *Recherches sur le rayonnement des gaz et des flammes* (1907) et du corps noir (1909 et 1910, *Mesure de la constante de la loi de Stephan*), rayonnement des vapeurs métalliques (1909-1912), résonance optique de la vapeur de mercure (1912-14), mesure de la durée d'émission d'une raie spectrale par les atomes d'un gaz lumineux (1924) ... tous travaux de nature expérimentale, tandis qu'en 1912 (sa thèse) et en 1922-23 il publie des travaux théoriques sur les théories du

rayonnement, sur les trajectoires de Bohr, sur la diffusion des rayons X et l'effet Compton. Cf sa notice déjà citée pour les références exactes.

Alfred Kastler, "*Deux savants qui honorent l'Alsace, Léon et Eugène Bloch*", in *Saisons d'Alsace,* 14ème année, nouvelle série, numéro 29, 1969, p. 41-52, ici p. 42-43.

25. Louis de Broglie, *Savants et découvertes,* article "*Henri Poincaré et les théories de la physique*", p. 45-65, ici p. 45-46.

La lettre d'Henri Lebesgue est citée par M. Biezunski (p. 180) et par André Langevin, in *Paul Langevin, mon père,* Éditeurs français réunis, 1971, p. 88.

Léon Brillouin, interview citée, p. 8, 2nde bande.

26. Alfred Kastler, *Deux savants qui honorent l'Alsace,* op cité, p. 42 à propos des travaux sur la théorie électronique dans les métaux d'Eugène Bloch. Cf aussi *Conférences de la SFP,* 1912, op cité, p. 148-191.

Alfred Kastler, op cité p. 49 à propos des livres sur la théorie cinétique des gaz et les quanta. Alfred Kastler commente:

L'ambition d'Eugène Bloch était de faire connaître en France, où les réticences étaient fortes et nombreuses, cette théorie si féconde des quanta, mais d'origine essentiellement germanique et scandinave. Il a été, hélas, bien mal récompensé (p. 49).

Léon Bloch, "*La structure des atomes d'après les travaux récents de Bohr*", in *Journal de physique,* 1922, p. 110-124. Voir aussi sa conférence-rapport sur les potentiels de résonnance et d'ionisation des atomes, citée par A. Kastler, p. 49.

Pour Jean Becquerel, Michel Biezunski, thèse, p. 230.

27. Notice d'Edmond Bauer déjà citée.

Article de Jacques Hadamard in *La pensée,* mai-juin 1947, n° 12, numéro spécial sur Paul Langevin; citation p. 32. Lire aussi les textes de René Lucas, Léon Brillouin, A. Datzeff in André Langevin, *Paul Langevin, mon père.*

28. Préface de Jules Lemoine au premier fascicule de Louis de Broglie, *La crise récente de l'optique ondulatoire,* 1929.

Les actualités scientifiques et industrielles ont publié en juillet 1950, un catalogue chronologique de leurs publications. Il est évidemment très utile pour connaître la liste des fascicules écrits par les physiciens.

29. N° 11 de Jean Cabannes (deux conférences). Pour l'étude quantique voir par exemple p. 57 et suivantes. Les citations proviennent de la page 66 pour la première, 61 pour la seconde.

30 N° 31 de Louis de Broglie, introduction, citations p. 3.

31. A noter une confirmation de la faiblesse française dans la physique des solides: la collection des exposés relatifs à ce sujet sont sous la direction de A.F. Joffé; or la quasi-totalité des autres collections sont sous la responsabilité de physiciens français. D'ailleurs les auteurs de la série de A. Joffé sont en général des étrangers et la bibliographie qu'il donne dans le premier numéro (n° 202) ne contient aucune référence française (elle envisage principalement les semi-conducteurs).

32. N° 223, fascicule J.L. Destouches; voir la préface de M. Fréchet p. 3-4; la méthodologie présentée par l'auteur est résumée à la page 63.

33. N° 283, René Dugas, *La méthode dans la mécanique des quanta* (*axiomatique, déterminisme et représentations*); n° 519, Jean Mariani, *Les limites des notions d'objet et d'objectivité*; J.L. Destouches, *Corpuscules et systémes de corpuscules,* Gauthier-Villars, 1941.

En préface au livre de Mariani, Léon Brillouin déclare:

c'est une audacieuse tentative de synthèse, et l'effort considérable de réflexion développé par son auteur mérite de retenir l'attention. Cet exposé de principe est d'ailleurs destiné à servir de préface, d'introduction, à des recherces mathématiques qui préciseront la pensée de l'auteur et en marqueront les applications précises. (préface du 10 avril 1937).

On peut aussi regarder le n° 140 des *Actualités scientifiques Hermann.* Rédigé par J.L. Destouches, il vise "dans le champ de la logistique, à «faire le point»" (p. 5). Le projet de l'ouvrage est le suivant:

1) énoncer "les concepts et postulats de la mécanique ondulatoire simple"
2) construire une "mécanique générale abstraite" (p. 8)

Quatre parties sont successivement abordées:

1) Les mécaniques abstraites et les espaces configuratifs
2) La mécanique ponctuelle générale
3) La mécanique ondulatoire générale
4) Connexion entre les diverses mécaniques

34. Léon Brillouin, *Titres et travaux scientifiques,* 1931.
Alfred Kastler, "*La vie et l'oeuvre de Léon Brillouin*", in *L'onde électrique,* avril 1970, volume 50, p. 269-280. La citation est d'Alfred Kastler rapportant les paroles de Léon Brillouin, p. 270.
Voir aussi les nombreux articles au *Journal de physique* et aux *Annales de physique.*

35. M.A. Tonnelat, *Louis de Broglie,* coll. *Savants du monde entier,* Seghers, 1966.
Louis de Broglie, sa conception du monde physique, ouvrage collectif cité.
Louis de Broglie, *Physique et microphysique,* Albin Michel, 1947 (Il s'agit d'un recueil d'articles). Est particulièrement intéressant le chapitre VIII, *Souvenirs personnels sur les débuts de la mécanique ondulatoire* (p. 163-190). Les deux premières citations sont prises dans cet article p. 174 et 183. Louis de Broglie rappelle que le désir de ne pas trop s'écarter des idées classiques était "la norme, la base intangible" des travaux à cette époque (p. 174) et que c'est ce moule qui le freina toute l'année 1925. La dernière citation sur l'état d'esprit est prise au début du quatrième article, p. 78. La bibliographie sur Louis de Broglie est évidemment bien plus importante que celle que nous donnons ici. On en trouvera une large part dans le livre de Mme Tonnelat.

36. M.A. Tonnelat, "*Alexandre Proca (1897-1955)*" in *Cahiers de physique,* avril 1956, n° 68, pl-3.
La plus grande partie des informations provient cependant de la lecture des articles du *Journal de physique,* en particulier des remerciements.

37. On pourra lire aussi Walter M. Elsasser, *Memoirs of a Physicist in the Atomic Age,* Science History Publications, Adam Hilger Limited, New York and Bristol, 1978, en particulier le chapitre 7, "*Rue Pierre Curie, Paris*", p. 161-189. Deux noms dont nous ne savons rien apparaissent aussi au *Journal de Physique,* R.L. Gomez en 1938 et R. Zaïcoff en 1934 et 1935.

38. Nous insistons sur le fait que ceci est une caractérisation d'ensemble et par là même contestable sur des cas particuliers. Les cas de J.L. Destouches, G. Petiau, R. Dugas, Mlle Février sont les plus nets. J. Winter qui publie de brefs articles en 1933 et 35 présente au contraire le cas le plus complexe: ses études sont parfois moins mathématiques et certains articles présentent des remerciements à Léon Brillouin.

39. T. Kahan fait référence notamment au laboratoire Curie (1939), B. Kwal à Louis de Broglie, F. Perrin et J. Solomon.

40. *Physical Review,* années 1927, 34, 39. Article de N. Bohr et J. Wheeler, numéro du 1er septembre 1939; article de P. Wigner, numéro du 15 septembre 1939.

41. *Encyclopædia Britannica*, 1947, article *Quantum Theory*, tome 18, p. 814, 16 références bibliographiques; article *Solid State (Theory of)*, tome 20, 13 références bibliographiques.
Louis A. Turner, op cité, p. 76-78.
42. Trois sections ont travaillé à ce congrès:

    1) Les rayons cosmiques
    2) Transmutations
    3) L'état solide de la matière

    Dans les deux premières, des rapports sont présentés par des expérimentateurs français, dans la troisième aucun Français n'apparaît. Lorsque les sujets abordés sont théoriques, aucun Français n'est cité, ni à l'occasion des rapports, ni à l'occasion des débats.

Conclusion de la première partie

DANS LE BUT de ne pas simplement répéter les résultats déjà acquis, nous proposons ici quelques mots très brefs de réflexion sur la manière dont les expérimentateurs perçoivent le travail théorique, et de façon plus générale, sur la manière dont les physiciens français perçoivent la nouvelle physique théorique qui naît. Car il est sûr que quelque chose de nouveau se dessine depuis Maxwell, Boltzmann, Planck, Einstein et Bohr, que quelque chose de neuf devient objet d'études, qu'un champ inédit de travail se constitue, celui de la physique théorique. Ce nouveau chapitre de l'histoire de la physique se déploie pleinement dans l'entre-deux-guerres hors de France et il peut être intéressant de regarder comment les Français y font face. Non que nous voulions accorder une place exagérée à la théorie et considérer comme quantité négligeable le travail de laboratoire, le travail moins spectaculaire du physicien expérimentaliste; mais la "révolution" qui s'opère mérite quelques attentions particulières.

Reprenons donc nos résultats à la lumière de ce fait.

1) La physique française présente une faiblesse particulière dans ce champ de la physique théorique.

Dans les années 20 encore, celle-ci reste mal dégagée de la physique mathématique et présente de nets retards face aux physiques allemandes et anglaises. Notamment les théories nouvelles, nées à l'étranger — théories statistiques, relativité, premières théories des quanta — ont pénétré tardivement et de façon très différente suivant les milieux (mathématiciens, expérimentalistes, théoriciens physiciens).

Dans les années 30, une physique théorique pratiquée par des spécialistes apparaît en France. Deux grandes tendances y sont repérables, l'une plus mathématique et abstraite, l'autre plus appliquée et liée aux expérimentateurs. Cependant aucun des deux groupes ne semble avoir rejoint le niveau international.

2) Les études expérimentales occupent l'immense majorité des physiciens français.

Ceux-ci, de 1920 à 1940, restent peu intéressés par les théories physiques. Pour reprendre la phrase de Léon Brillouin, "theories are something not to be believed and experiments are the real things". Cet aspect a été longuement évoqué et on en trouvera des indices supplémentaires dans la vénération qu'on porte souvent à Regnault en France (ou du moins dans la reconnaissance de son influence), dans la pratique générale jusque dans les années 50 des "expériences de cours" réalisées devant les étudiants et sans lesquelles un cours de faculté est difficilement pensable, ou encore dans celle des réunions de la Société de physique au cours desquelles on présente à ses collègues, encore dans les années 20, expériences et matériels.[1]

Par ailleurs, cette physique expérimentale néglige souvent les domaines les plus novateurs de la physique: on les laisse à quelques équipes réduites. Nous pensons à la physique du solide et à l'étude de la matière, à l'étude des rayons X et des tubes électroniques dans les années 20, à celle des rayonnements cosmiques et des noyaux durant les années 30. Existent cependant de remarquables équipes dans ces domaines, équipes qui seules permettent à la physique française de garder un certain renom.[2]

La question se pose de savoir dans quelle mesure la faiblesse théorique en France, y compris chez les expérimentateurs, n'a pas été un facteur supplémentaire de faiblesse dans certains domaines. Ceci est possible. Nous pensons ici aux travaux de Joliot et de sa femme en 1932: étudiant la radiation émise par leur source de Polonium-Béryllium, ils constatent qu' elle est capable d'éjecter des protons d'une couche de paraffine. Or ils ne proposent pas la seule hypothèse vraisemblable, celle d'une particule neutre, le neutron. C'est Chadwick, du Cavendish Laboratory qui le fit. Peut-être la présence de théoriciens à leurs côtés, ou plus simplement une meilleure diffusion des articles théoriques étrangers en France, eût permis, dans ce cas, de formuler les bonnes hypothèses. Toutefois, cette remarque demanderait plus ample étude et nous ne la formulons qu'a titre de supposition[3].

3) Reste à préciser l'attitude la plus courante des expérimentateurs face à la physique théorique. Trois éléments primordiaux nous semblent pouvoir la définir:

a) Dans leur pratique quotidienne, les expérimentateurs français usent bien évidemment de théories. Mais celles-ci restent souvent de type phénoménologique, c'est-à-dire qu'elles se limitent à coordonner les phénomènes observés dans le cadre du corpus théorique couramment admis, classique le plus souvent. Au mieux, ce dernier est modifié par l'introduction de quelques hypothèses supplémentaires qui ne préjugent pas de la nature profonde des choses, de la nature des actions moléculaires ou atomiques par exemple. A titre d'illustration, donnons la théorie du champ moléculaire formulée par P. Weiss. Autrement dit sont réduits au minimum, d'une part l'écart entre le complexe expérimental et les théories courantes, d'autre part l'appareillage mathématique utilisé, l'ensemble ne menant pas aux théories fondamentales — en l'occurence les théories quantiques.

b) En dehors de ces pratiques, c'est plutôt la méfiance qui règne devant les constructions des théoriciens. La théorie fondamentale est surtout vécue comme discours à la limite de la métaphysique, comme discours difficilement vérifiable et par là-même douteux: "les théories passent" dit-on et on préfère la science achevée telle que le XIXéme siècle l'a léguée — c'est-à-dire une science qui privilégie l'expérience, la loi et le sens commun — aux révolutions étrangères.

Mais la crainte du théorique ne renvoie pas seulement au refus de discours par trop éloignés de l'expérience, elle trouve aussi ses racines dans la défiance devant la puissance de la logique mathématique. En particulier lorsque, appuyée sur des hypothèses de départ "un peu folles", elle conduit par le seul jeu d'un formalisme trop abstrait et qu'on ne peut "contrôler", à des cohérences nouvelles qui remettent en cause les schèmes courants de pensée. Précisons qu'il ne s'agit pas de fuir les mathématiques, car les physiciens les connaissent bien, eux qui ont dû passer à leur contact de longues heures sur les bancs du lycée et des classes préparatoires: la mathématique de Poincaré ne les effraie pas. Ils craignent par contre les logiques trop abstraites qui débouchent sur des résultats et des interprétations trop dérangeantes pour un physicien classique.

Toutefois cette crainte du théorique est probablement répandue elle aussi à l'étranger et il serait intéressant que d'autres travaux la mesurent. On peut simplement affirmer ici qu'en France, la réticence est assez générale devant ce qui peut apparaître comme extravagant, outre-passant les évidences sur lesquelles s'est fondée la science jusqu'en 1905.[4]

c) Règne donc un modèle sous-jacent définissant ce qui doit fonder une "bonne théorie". D'abord elle doit rester, dans la tradition de Mach, un simple moyen économique de transcription de l'expérience. De plus, il est mieux qu' elle reste fille de la mécanique rationnelle, et dans son essence déterministe: l'explication causale est un principe qu'on continue de chérir (avec nostalgie) même chez certains théoriciens comme Langevin ou le jeune Louis de Broglie. En corollaire, on préfère une physique imagée construite à partir d'une visualisation concrète des phénomènes. Nous avons remarqué cette préférence chez Georges Bruhat ou chez Jean Cabannes, nous la voyons à l'oeuvre dans la facile acceptation du modèle de Bohr — Sommerfeld, nous la retrouverions dans l'usage en France de l'expression *mécanique ondulatoire* au détriment de celle de *mécanique quantique.* Bien sûr, la première est associée au nom de Louis de Broglie, mais il y a plus que cela: les Français remarquent deux approches méthodologiques différentes et ils choisissent celle qui leur semble la plus raisonnable, c'est à dire la première, celle de Louis de Broglie. Ce dernier s'en est expliqué dans l'article *Souvenirs personnels sur les débuts de la mécanique ondulatoire* que nous avons déjà évoqué. Dans sa thèse, dans ses recherches postérieures sur la théorie de la double solution ou celle de l'onde pilote, il cherche à élaborer des modèles *concrets* à base de corpuscules et d'ondes classiques qui permettent d'obtenir une *image* claire et cohérente du *dualisme,* il cherche à maintenir l'existence de particules définies totalement dans leur *mouvement dans l'espace.* Or ceci correspond à la tendance profonde du milieu français et en 1928 ces principes fondamentaux sur ce que doit être l'explication en physique sont probablement universellement admis dans le pays.[5]

Par la suite, ces principes connaissent quelques assouplissements. Mais l'un nous semble garder toute sa force. On connait le débat entre l'interprétation de Copenhague et celle d'Einstein — Schrödinger. Nous dirions qu'en France, à de rares exceptions près, la première n'a jamais triomphé: le principe déterministe, la croyance dans la possibilité de trouver un jour une explication causale à tous les phénomènes, sont restés des convictions assez générales. Bien sûr, la majorité des physiciens semble penser que l'indéterminisme est là, présent dans la théorie, qu'il faut donc en prendre son parti, qu'il faut même utiliser la mécanique quantique, mais ils le feront avec prudence, voire réticence. Chacun semble considérer cet état de fait probabiliste comme un mal nécessaire dont rien n'autorise qu'on l'érige en principe.[6] Ceci nous semble acquis pour la plupart des expérimentalistes, et le resterait pour bien des théoriciens français. Langevin peut symboliser cette attitude car lui, comme Einstein, l'expose régulièrement. Selon Edmond Bauer, "until he died Langevin (did) believe in De Broglie's theory of double solution". Probablement car c'était la voie pour conserver le déterminisme. Certes il admet l'intérêt de la mécanique des matrices, certes il reconnaît une validité aux inégalités d'Heisenberg, mais il récuse fondamentalement l'interprétation de Bohr, qui ne peut être que *provisoire*: "le succès de la *mécanique ondulatoire* montre la nécessité de rester fidèle au guide le plus sûr de l'activité du physicien qui est d'aller toujours plus loin dans la *recherche d'un déterminisme*". Et ce trait nous semble non seulement propre à la génération de Langevin, mais aussi à un esprit français largement répandu dans toutes les générations et pour qui la science ne peut qu'être conforme à la Raison, entendons l'évidence causale, entendons la Raison positive du XIXème siècle.[7]

Notes

1. Regnault est reconnu en France comme un de ceux dont le rôle a été décisif pour la qualité du travail expérimental de laboratoire au milieu du XIXè siècle. Voici ce qu'en dit Edmond Bouty, professeur de physique générale à la Sorbonne, en 1915: A cette époque (après 1845), la science connait beaucoup de lois

   dont la découverte a demandé plus de génie que de ressources expérimentales (...). Mais pour aller plus loin, le besoin d'un outillage perfectionné et surtout d'une critique expérimentale rigoureuse, commence à se faire sentir. La réforme nécessaire est l'oeuvre à peu près exclusive d'un français, Regnault.

   (*La science français*, 1915, tome I, p. 138). De son côté Paul Langevin souligne en 1932: "l'ensemble de la physique, particulièrement en France, s'est longuement ressentie de l'influence de Regnault". (*Quatrième centenaire du Collège de France*, Paris, 1932, article de Langevin, *La physique au Collège de France*, p. 65). Chacun reconnaît donc l'influence considérable du Maître du Collège de France. Cependant la tonalité des articles diffère: les expérimtalistes sont plus nettement laudatifs, les théoriciens plus critiques. Il ne fait pas de doute que pour Langevin par exemple, ce poids de Regnault a un côté négatif: d'avoir confondu parfois physique et métrologie, but et moyen, Regnault est censé être responsable, de part son influence, d'une partie des carences en physique théorique.

   A propos des expériences de cours, on peut retenir qu'elles sont à peu près générales dans l'entre-deux-guerres: c'est autour d'elles que sont organisés les cours. Pour comprendre leur importance et peut-être la nostalgie qui entoure leur disparition dans les années 50, on pourra écouter les interviews de nombreux physiciens de cette génération, réalisées par K. Pomian et moi-même, ou lire les livres jubilaires dédiés aux grands expérimentateurs français.

   Les comptes-rendus des réunions de la Société de physique sont en annexe du *Journal de physique*. On y constate que les physiciens français présentent assez régulièrement leurs expériences lors des réunions.

   Un dernier exemple de l'importance qu'on attache au matériel, aux mesures dans les années 20, serait à trouver dans l'exposition organisée par la Société de physique en 1923 au Grand Palais pour fêter son cinquantenaire: 55 montages ou appareils sont présentés. Cf *Journal de physique*, déc. 1923.
2. Nous avons tenté une mesure de cette qualité dans le chapitre 3. Peut-être pourrait-on ajouter "l'affaire" des rayons N, "découverts" par Blondlot au début du siècle. "La méthode purement subjective employée pour déceleder les effets" (J. Becquerel), le fait que des dizaines de travaux furent publiés sur ce sujet aux

Comtes-rendus, laissent une impression désagréable sur le sérieux scientifique de certains travaux expérimentaux de cette époque. Lire par exemple la *Notice sur titres et travaux* de J. Becquerel et surtout l'article de Pierre Thuillier, "*La triste histoire des rayons N*", in *La Recherche*, n̊ 95, déc. 1978, p. 1092-1101.

3. On lira Spencer Weart, op. cité, p. 74-75 de la version française; Emilio Segré, *From X-Rays to Quarks*, W.H. Freeman and Company, San Francisco, 1980, p. 183-185; Gérard Holton, "*Striking Gold in Science: Fermi's Group and the Recapture of Italy's Place in Physics*", in *Minerva, 12*(1974), n° 2, p 159-198, ici p 162; l'interview de P. Auger par K. Pomian à Paris le 23 octobre 1979.
4. Il est probable cependant que les plus jeunes de ces expérimentateurs, même s'ils ne sont pas eux-mêmes théoriciens, marquent un plus grand intérêt à la physique théorique et reconnaissent sa raison d'être.
5. Se reporter à notre étude des manuels de Bruhat ou Fabry (chapitre 2), à l'étude de la collection Hermann (chapitre 4). L'article de Louis de Broglie est dans *Physique et microphysique*, op. cité au chapitre IV, article VIII, notamment p. 165, 173-174, 183-186. L'exception importance serait ici Léon Brillouin.
6. Ce comportement n'est sûrement pas propre aux Français dans les années 30, mais il nous est difficile d'apprécier s'il est aussi largement répandu parmi les expérimentalistes d'Allemagne ou de Grande-Bretagne. Quant au problème particulier de la réception de l'interprétation de Copenhague, nous savons que d'autres études l'éclaireront prochainement.
7. Paul Langevin, *La notion de corpuscules et d'atomes*, collection Hermann, n° 132, 1934, citation p. 43. Il précise, parlant de Dirac et d'Eddington,

> alors tout de suite nous concluons: les lois de la nature comportent une indétermination fondamentale. Pourquoi ne pas admettre plutôt, que notre conception corpusculaire est inadéquate, qu'il n'est pas possible de représenter le monde intra-atomique en extrapolant jusqu'à l'extrême limite notre conception macroscopique du mobile (...) Ce dont il s'agit, en réalité, ce n'est pas du tout d'une crise du déterminisme (... mais) de l'insuffisance, dans le microscopique, des notions et idées qui avaient réussi dans le macroscopique. (p. 35).

Lire aussi *Interview with Edmond Bauer* by T.S. Kuhn, op cité, p. 12 du premier enregistrement. Les exceptions à cet état d'esprit seraient à trouver chez Solomon par exemple, ou chez certains étrangers travaillant en France. Louis de Broglie dit avoir accepté l'interprétation dominante à l'étranger après 1928. Chacun sait pourtant qu'il reviendra à ses premières certitudes au début des années 1950. Pour clore cette partie et anticiper quelque peu, nous citerons enfin un texte de Jacques Maritain, philosophe catholique, texte écrit en 1932.

> Il arrive en effet que dans quelques-uns de ses chapitres (...) la physique fasse usage de purs symboles mathématiques, sans tenter alors d'*explication causale* ni construire d'hypothèses figuratives grâce auxquelles l'esprit démontre en quelque façon le mécanisme des phénomènes. Mais à vrai dire quand elle s'abstient ainsi, c'est qu'elle ne peut pas faire autrement, et qu'elle doit faire de nécessité vertu. (Jacques Maritain, *Distinguer pour unir ou Les degrés du savoir*, Desclée de Brouwer, 1963, p. 88.)

PARENTHESE: UN MONDE FERME

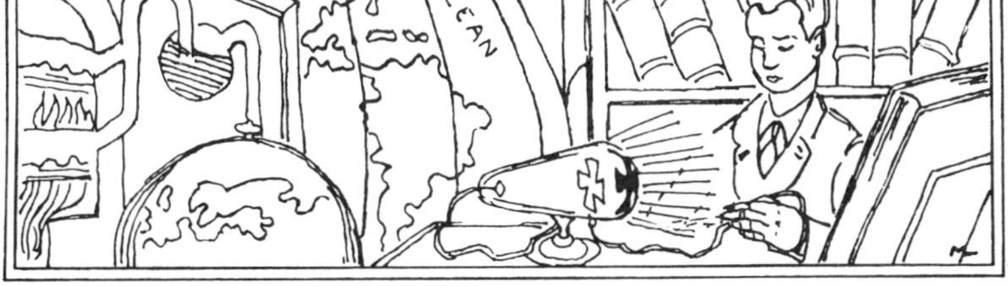

5. Les Français et leurs collègues étrangers

ANALYSER ET décrire la relation des physiciens français à leurs collègues étrangers oblige à distinguer deux angles d'approche. D'une part celui des relations de maître à maître, d'autre part celui qui regarde les jeunes chercheurs et leur formation.

La communauté scientifique internationale est réglée par un certain nombre d'échanges officiels organisés par les institutions des divers pays. Ainsi en est-il des commémorations périodiques (anniversaires d'Etats, de grandes universités, de savants illustres), des invitations aux congrès ou réunions internationales, des voyages entrepris pour présenter des cycles de conférences dans les universités amies. Cet ensemble de relations — du moins dans l'entre-deux-guerres en France — ne concerne qu'un nombre assez réduit de personnes (une vingtaine environ), et si les raisons scientifiques sont décisives dans les choix qui sont faits, elles ne sont jamais suffisantes. En effet, au-delà des discours qui placent la science dans une certaine universalité, la pratique quotidienne apparaît marquée sinon dictée par des considérations politiques, "nationales" le plus souvent, comme l'exclusion de l'Allemagne dans les années d'après-guerre, les relations d'amitié avec les alliés puissants (Angleterre, Etats-Unis), les liens scientifiques étroits avec les pays culturellement proches et où l'influence française persiste sous divers aspects, linguistiques, politiques ou économiques (Belgique et Pologne par exemple).

Mais en rester à ce niveau "officiel" serait manquer le fond de l'affaire. Les échanges ne se font pas seulement par ces visites de maîtres reconnus. Ils passent aussi — nous allions dire surtout — par l'accueil de jeunes chercheurs étrangers et l'envoi hors des frontières des jeunes chercheurs français. Qu'une personne de 25 ou 30 ans ne connaisse les travaux internationaux que par des conférences ou des lectures, cela représente de fait une relative méconnaissance de ce qui se fait ailleurs. Au contraire, seul un travail de quelques années dans un laboratoire étranger peut permettre de sortir des habitudes nationales et d'acquérir ce qui se fait de plus neuf dans les autres pays: modes de fonctionnement des équipes de recherche, techniques expériementales, appareillage conceptuel, formes de pensée originales et stimulantes.

Or cette pratique des échanges de jeunes n'est pas dans les habitudes françaises d'avant 1945. Les jeunes physiciens sont enserrés par une sérieuse barrière douanière, tout s'oppose aux séjours dans les laboratoires renommés d'Allemagne, mais aussi d'Angleterre ou des Etats-Unis. Ceci ne peut bien sûr que rendre plus fortes les pesanteurs évoquées dans la première partie et faire craindre pour l'avenir.

Cette étude sera menée selon deux périodes chronologiques successives. La première s'intéressera à l'immédiat après-guerre (1918-1927 environ). On peut la caractériser par le titre d'un des chapitres de J.D. Kevles: la guerre froide dans la science. La seconde, de 1928 à 1940, est plus complexe à définir. Les échanges scientifiques se diversifient et prennent de l'ampleur tant du côté cour (les échanges scientifiques entre maîtres) que du côté jardin (les échanges de nature plus politique). Néanmoins une forte tendance isolationiste subsiste.[1]

I — "Cold war in science"

Nous avons dit l'importance des déterminations politiques dans les relations scientifiques internationales dans l'immédiat après-guerre. Des articles ont déjà permis d'éclairer cet aspect, les uns l'abordant sous l'angle privilégié des alliés — Belges et Français en particulier —, un autre sous l'angle des physiciens de l'Allemagne de Weimar. Sans remettre le moins du monde en cause ces thèses, nous nous permettrons d'en rappeler les grandes lignes en les complétant sur quelques points propres aux Français.[2]

Dès avant la fin des hostilités, des réunions interalliées se sont tenues à Londres et à Paris en octobre et novembre 1918, afin d'envisager la réorganisation des relations scientifiques internationales. Y fut pris surtout l'engagement de n'avoir plus aucun contact après-guerre avec les puissances de l'Axe, cette exclusion devant durer 12 ans. A l'origine de cette attitude intransigeante, les Français, les Belges, les Anglais et les Italiens, par la voix de leurs représentants à l'*International Research Council*, Emile Picard, Georges Lecointe, Sir Arthur Schuster et Vito Volterra. Pour leur part, les Américains et leur représentant à l'I.R.C., G.E. Hale, sont plus modérés. Brigitte Schroeder-Gudehus insiste sur le caractère assez général de ce rejet des scientifiques allemands: en tant qu'Allemands, on les accusait d'être responsables de la guerre et des pires horreurs, en tant que scientifiques d'avoir couvert ces pratiques de leur autorité et de s'être ainsi placés d'eux-mêmes en dehors des hommes civilisés. Quatre-vingt-treize d'entre eux n'avaient-ils pas signé un manifeste en octobre 1914 — et parmi eux Planck et Roentgen —, justifiant l'invasion de la Belgique et l'incendie de la bibliothèque de Louvain? N'avaient-ils pas engagé les premiers la guerre des gaz? Par ailleurs on les accusait de vouloir monopoliser la science, de vouloir contrôler la production scientifique, de rêver à la domination allemande sur la science. C'est cet ensemble de convictions, de sentiments profonds qui a déterminé, à l'origine, l'attitude de la communauté scientifique internationale, l'attitude des neutres comme celle des alliés.

Ainsi prit-on un certain nombre de mesures pour réduire l'influence allemande et organiser le boycott: interdiction de rencontres avec les scientifiques allemands, interdiction de toute participation allemande aux congrès, tentative de bannir l'usage de la langue allemande, de réduire la part allemande dans la production périodique ...

Les Français jouèrent le rôle le plus intransigeant au sein de l'I.R.C. et avec le plus de constance. B. Schroeder-Gudehus rapporte les volontés arrêtées d'Emile Picard, et ses craintes:

> C'est par le canal des neutres que les Allemands (...) vont chercher à entrer dans le concert des nations par une porte dérobée ... Si nous n'apportons pas la plus grande prudence, nous allons continuer à être les éternelles dupes que nous sommes depuis 40 ans pour l'Allemagne.[3]

Et bien sûr, on veut faire payer l'Allemagne. Dans le cadre des réparations, on établit dans chaque laboratoire la liste des fournitures que doivent livrer les vaincus. Elles sont conservées pour la faculté des sciences de Paris et elles sont impressionnantes. Chaque laboratoire demande plusieurs centaines de milliers de francs, avant tout en matériel électrique fabriqué par des sociétés allemandes comme Siemens, en machines-outils de précision, en produits de laboratoires et même en collections de livres et de périodiques (par exemple pour le nouveau laboratoire de physique du globe de Charles Maurain).[4]

L'ostracisme pratiqué par les Français est absolu pendant presqu'une décennie. Par exemple, si nous relevons la liste des participants aux festivités organisées par la *Société française de physique* à l'occasion de son cinquantième anniversaire en 1923, on relève 7 sociétés savantes britanniques invitées ou représentées, 3 américaines, 3 belges, 2 italiennes, 2 suisses, une hollandaise, une serbe, une polonaise, une espagnole, une suédoise, une égyptienne. Par ailleurs le Danemark, la Finlande, le Japon, le Luxembourg, la Norvège, la Tchécoslovaquie ont envoyé des adresses à la Société. Les absents? l'Allemagne, l'Autriche et l'U.R.S.S. Si nous relevons les noms des invités de la même Société à ses conférences de Pâques, on constate qu'aucun Allemand n'y est invité avant 1929 (Gerlach de Tübingen est le premier invité en 1929). Si nous regardons le *Journal de physique*, on ne note aucun article en provenance d'Allemagne avant 1928, date à laquelle est publié un article de Bickerman de Berlin. (A cette date, de nombreux physiciens des autres pays d'Europe y ont publié). On voit donc la fermeté de l'attitude française.[5]

Il y eut pourtant une tentative publique pour refuser ce boycott. Paul Langevin en fut l'organisateur du côté français, Albert Einstein du côté allemand. Ce dernier fut invité à Paris en 1922, Langevin rendant la visite à Berlin. Dans les deux cas, les réceptions furent parfois hostiles. Si Einstein fut bien accueilli au Collège de France et à la Société de philosophie, il ne put être reçu à l'Académie des sciences et à la Société française de physique, celle-ci désavouant même Langevin qui avait fait publier une invitation au nom de la Société. Rappelons pourtant qu'Einstein avait été un des rares parmi ses concitoyens à n'avoir pas signé le manifeste des 93 et à avoir publiquement protesté contre l'attitude allemande.[6]

Dans la plupart des autres pays cependant, le "boycott" ne fut pas aussi sévère, aussi absolu, aussi long. Cette attitude de fermeté ne pouvait en effet se maintenir trop longtemps dans des pays habitués à plus d'ouverture sur l'extérieur. Des contacts personnels, des échanges individuels, des stages d'étudiants reprirent très vite par delà l'attitude officielle et de 1922 à 1925, la déclin du boycott fut de plus en plus évident. La première demande de suspension des mesures contre l'Allemagne fut proposée par la Suède en 1922, puis reprise par la Hollande, le Danemark, la Norvège. Restait le pivot incontournable de la France et de la Belgique. Ce qui obligea les scientifiques de ces pays à changer d'attitude en 1926, ce fut une modification des politiques gouvernementales, notamment illustrée par Briand en France. Ce qui ne veut pas dire que les scientifiques français se laissèrent facilement convaincre, ils résistèrent même. Ils durent cependant se soumettre: à l'Assemblée générale de l'International Research Council de juin 1926, les délégations réunies acceptèrent de suspendre le boycott et d'inviter les Allemands.

Le problème ne devait pas pour autant être résolu aussi "facilement". Les Allemands avaient été touchés par la manière dont on les avait traités, restait une frustration profonde de la punition qu'on leur avait infligée, leur dignité était atteinte et ils voulaient le désaveu de la résolution de Londres de 1918. Aussi refusèrent-ils l'invite et n'entrèrent-ils pas à l'I.R.C.[7] Paul Forman explique cette attitude par le fait que les Allemands ont une réelle autonomie par rapport au gouvernement de la république qu'en majorité ils récusent. A la différence des alliés, ils ne se sentent pas tenus par la nouvelle attitude de détente de leur gouvernement qu'ils considèrent comme une lâcheté, comme une acceptation du rabaissement de l'Allemagne. Aussi les savants allemands utilisent-ils leur pouvoir scientifique pour se substituer au pouvoir politique défaillant: la science allemande par sa force peut redonner au pays le prestige perdu — et ce, sans avoir à négocier avec les ennemis regroupés dans l'I.R.C. D'où une politique active pour développer les liens bilatéraux avec les pays neutres d'abord, avec certains pays alliés ensuite; d'où la multiplication des recontres personnelles et des réceptions de jeunes étrangers. Parallèlement se maintiennent dans les discours les affirmations d'internationalisme face aux alliés pratiquant l'exclusion. De cette façon, installés dans leur bonne foi et leur bon droit, ils développent le prestige de la science allemande et contraignent les autres à la normalisation des rapports sans avoir à accepter d'entrer dans l'union internationale par la petite porte.

Dans la réalité, le boycott est terminé dès 1926/27, même s'il reste chez certains, de part et d'autre, des points de refus et que cette reprise des relations n'a pas tous les caractères officiels requis.

II — Les relations scientifiques entre 1928 et 1940

Après ce premier temps de passions politiques — "la tendance à l'action, la soif du résultat immédiat, l'unique souci du but, le mépris de l'argument, l'outrance, la haine, l'idée fixe"[8] —, une relative normalisation s'installe donc. Nous voulons dire que si se poursuit une lutte de prestige et d'influence, elle n'est plus marquée par des exclusions absolues à l'image de celles que nous venons de voir. Pour essayer de saisir la spécificité des échanges des physiciens français avec l'étranger, nous avons étudié deux séries de données: les relations de la faculté des sciences de Paris avec l'extérieur et les publications d'articles d'étrangers dans le *Journal de physique*. Le premier choix répond à l'idée que les échanges les plus notables se font avec Paris puisque c'est là que se trouvent les laboratoires et les scientifiques les plus importants de cette période. Ce que nous avons vérifié en regardant quelques exemples provinciaux: les échanges de physiciens y sont infimes (la seule exception est peut-être Strasbourg mais nous n'avons pu le vérifier). Quant au second choix, nous nous en sommes déjà expliqué.[9]

Pour analyser les échanges de la faculté des sciences de Paris, nous avons distingué deux niveaux: une étude par spécialité, séparant les conférences faites à Paris en mécanique (mécanique physique, mécanique des fluides), en physique théorique (relativité, mécanique quantique, physique théorique atomique ou nucléaire) et en physique "générale" (entendons le reste); puis une étude géographique, distinguant les voyages des Français hors des frontières de l'hexagone d'une part, les voyages des étrangers à Paris selon leur pays d'origine d'autre part. Mais il est important de donner d'abord une image quantitative d'ensemble. L'élément le plus net à ce propos semble être la rupture que représente l'année scolaire 1928/29. Alors qu'il n'y avait eu pour l'ensemble des années 1920-1928 que 18 échanges entre la faculté parisienne et l'étranger, la moyenne annuelle de ceux-ci de 1928 à 1939 s'établit à 13 environ. (Le graphique 5.1 représente cette évolution annuelle.) Mais cette différence n'est pas qu'une affaire de nombre, elle correspond à une différence qualitative dans les spécialités. S'ouvre en effet en 1928 à Paris l'*Institut Henri Poincaré.* Or il est explicitement prévu dans les statuts de l'institut que des conférenciers étrangers y soient régulièrement invités (ce qui sera respecté jusqu'en 1939, date à laquelle tous les échanges cessent). De même, parallèlement, s'ouvre un *Institut de mécanique* qui applique les mêmes règles. On comprend donc que l'économie des échanges par spécialité soit bouleversée.

Etude par specialité

En physique générale, c'est essentiellement la faculté qui invite en tant que telle. Or dans les années 30, les invitations restent aussi peu nombreuses que dans la première décennie, c'est-à-dire de l'ordre de une ou deux par an. On y note plusieurs fois la venue de P. Zeeman, grand ami d'A. Cotton et les conférences portent sur la physique de l'atmosphère, la radioactivité, l'optique moléculaire, les basses températures, l'astronomie physique, le magnétisme, au total une quinzaine de conférences en dix ans. Par ailleurs, aucun étranger n'enseigne à temps plein: il n'est pas en effet de tradition dans l'université français de recevoir des maîtres étrangers et de leur confier un cours régulier. Ne

GRAPHIQUE 5.1
Echange de professeurs entre la faculté des sciences de Paris et l'étranger

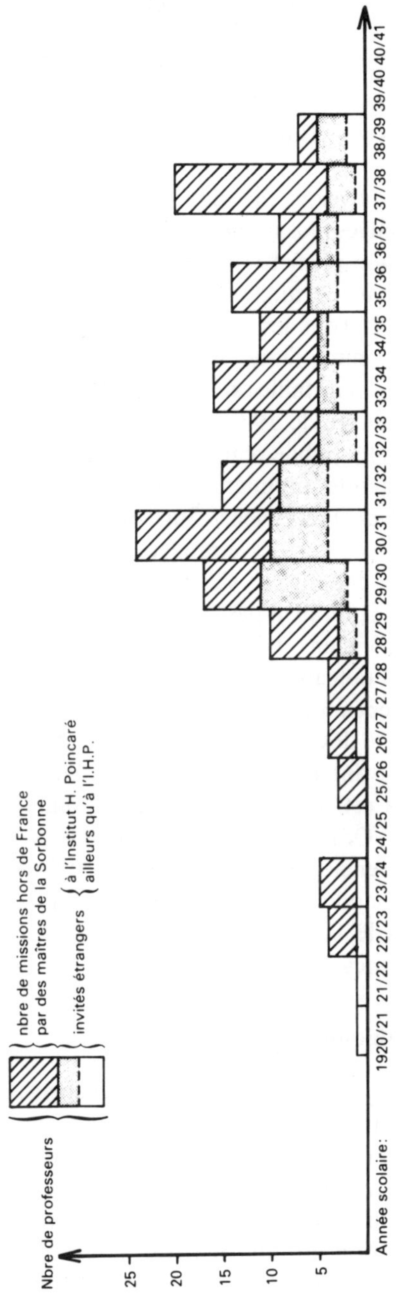

parlons pas de les nommer comme titulaires: il faut être Français pour cela.[10]

Pour la mécanique, la situation est quelque peu meilleure puisqu'une dizaine d'invités assurent des conférences à l'institut. Viennent ainsi Lévi-Civita de Rome, Burgers de Delft, Ricardo de Londres, Karman de Pasadena ...

Mais c'est en physique théorique — à l'Institut Henri Poincaré — que les échanges sont les plus intenses. On peut le constater sur le graphique 5.1: chaque année, plusieurs conférences ou cycles de conférences sont tenus par des invités étrangers. En nous limitant aux seuls physiciens, le chiffre est de 42. Tous les grands théoriciens de l'époque viennent à Paris, certains comme Dirac, Fermi, Born, Félix Bloch y venant deux fois (un seul absent de taille est à noter, W. Heisenberg, qui ne vint pas à Paris avant la guerre de 1939). D'ailleurs devant l'importance de ces conférences, on les publie régulièrement dans les *Annales de l'Institut.* S'impose donc une première conclusion évidente: la France est "demandeuse" de théoriciens. Sur les 73 conférences ou séries de conférences tenues par des étrangers de 1928 à 1938/39 à Paris, le pourcentage des théoriciens s'élève à 58%.

Peut-être ne faudrait-il pas surestimer cependant la signification de cet afflux de théoriciens et de cette date de 1928. Il est vrai qu'à partir de ce moment, les Français "reçoivent" plus et se déplacent plus, cherchant à diffuser la science française dans les pays qui le demandent. Mais par ailleurs, la faculté des sciences de Paris en tant que telle invite aussi peu après 1928 qu'avant, nous l'avons vu. Et si le nombre global des invités augmente, cela est dû aux seules règles administratives de l'Institut Henri Poincaré. Or l'obligation faite à cet institut de recevoir annuellement des conférenciers est le fait essentiel de l'International Education Board qui a demandé explicitement la mise en place de cette clause. Elle n'est donc pas le fait premier d'un changement d'état d'esprit des scientifiques français.

Etude géographique

Pour visualiser géographiquement les échanges, nous avons établi le tableau 5.1. Nous avons rappelé les résultats de la première décennie (colonnes 1 et 2), puis proposé la répartition par pays des invités selon deux périodes, avant et après 1933 pour tenir compte de la situation allemande. Enfin pour les voyages des maîtres français, nous avons détaillé en fonction du but du voyage: soit assurer des cours ou des conférences, soit assister à des réunions ou congrès internationaux, soit représenter l'université ou la faculté de Paris à des commémorations festives. Dans les deux premiers cas, la connotation scientifique est forte, dans la troisième, c'est la connotation politique qui prime.

1) Ce qui frappe d'abord, c'est l'importance des échanges avec la Belgique, la Suisse et les villes universitaires de l'Europe orientale (Varsovie, Bucarest, Cluj, Prague, Belgrade ...): 41 des 54 séries de conférences à l'étranger que font les professeurs parisiens de physique entre 1928 et 1939 y ont lieu. Mais on ne relève que 16 conférenciers (sur 46) venus de ces pays assurer des conférences à Paris de 1928 à 1933 et 2 de 1934 à 1939 (dont Pauli alors en Suisse). Cet échange est donc inégal, la France étant en quelque sorte un pays "créditeur". Elle participe à la formation des élites de ces pays où son influence est forte, aussi bien par l'envoi de professeurs titulaires que de chefs de travaux (par exemple pour fonder l'Institut du Radium de Varsovie), qu'en recevant de nombreux étudiants originaires de ces pays. D'ailleurs, selon un répertoire de l'Institut international de coopération intellectuelle de 1928, il existe des conventions d'échanges entre la France et six de ces pays: la Belgique (convention signée en 1921), la Pologne (1922), le Luxembourg et la Tchécoslovaquie (1923), la Yougoslavie et la Roumanie ayant des conventions plus réduites.[11] Ces échanges reflètent en fait les enjeux politiques européens et les luttes d'influence, ils en sont l'actualisation scientifique, les physiciens français étant là des ambassadeurs de la politique française. Notons bien que les Français ne sont pas les seuls à procéder de la sorte. Paul Forman décrit une pratique similaire utilisée par les Allemands pour se rendre indispensable dans la jeune Russie soviétique des années 20. Il s'agit de créer — ou de maintenir — des zones d'influence, la science jouant là un rôle d'appoint à d'autres moyens.[12]

L'étude du *Journal de physique* permet de confirmer ces zones privilégiées de la pénétration française: le tableau 5.2 résume nos résultats. On constate que les Belges et les Polonais sont les étrangers à avoir le plus publié dans le Journal: 40 articles provenant de Belgique de 1920 à 1940, les plus nombreux dans la décennie 1930, 38 de Pologne dont 24 dans la décennie 1920. Viennent ensuite les Tchèques et les Roumains avec 12 à 15 articles, et les Suisses avec une dizaine. A noter aussi plus d'une vingtaine d'articles provenant d'U.R.S.S., pour l'essentiel dans les années 30.

2) Les relations avec la Hollande, la Grande-Bretagne, les Etats-Unis, les pays de l'Europe du Nord et l'Italie sont scientifiquement fort différentes. La France envoie très peu de conférenciers dans ces pays et

TABLEAU 5.1

Echanges de la Faculté des Sciences de Paris avec l'étranger

	1920-1928		conférences d'étrangers à Paris		1928-1939 Voyages des Français à l'étranger		
	Etrangers à Paris	Parisiens à l'étranger	1928-1933	1934-1939	Cours ou conférences	Congrès	Commémorations
Hollande		1	5	3	2		2
Europe du Nord (Danemark, Suède, Norvège)	1	1	1	5	1	3	0
Grande-Bretagne		1	4 } 17	3 (1) } 19	2	3	5
U.S.A.	3	2 (dt 1 Canada)	2	6 (4)	3	2	0
Italie		2	5	2	0	5	3
Allemagne			8	0	1		1
Belgique	1	5	6	1	17	(Solvay)	1
Suisse	1		2 } 16	1 (1)[a]	7 } 41	0	2 } 6
Europe de l'Est (Pologne, Roumanie, Tchécoslovaquie ...)		2	8	0	17	1	3
Espagne			1	1	2	1	0
U.R.S.S.			1	0	2	2	0
divers et inconnus		2 (Brésil)	3	5	—	—	—
Total	6	16	46	27 (6)	54	17	17

[a] Le chiffre entre ( ) colonne 4, indique le nombre d'allemands émigrés dans le pays.

Sources: rapports annuels du doyen (l'unité représente la venue d'un étranger ou un voyage de parisien pour une conférence ou une série de conférences)

TABLEAU 5.2
Articles du Journal de Physique écrits par des étrangers travaillant à l'étranger.
(Relevé par pays d'origine[a], étude de 1920 à 1940)

1 — Belgique	39 ou 40 articles; 30 auteurs différents au moins. Les études de "radioactivité" et sur les rayonnements γ y tiennent une place essentielle.
2 — Pologne	36 à 38 articles; une vingtaine d'auteurs différents. Etudes les plus nombreuses en radioactivité, diélectriques et conductibilité des gaz, diffusion.
3 — U.R.S.S.	22 articles; plus de 25 auteurs. Grande variété de sujets. Dominante des études sur les spectres de désintégration.
4 — Hollande	Environ 15 articles et 15 auteurs différents. Dominent les études sur le magnétisme aux basses températures.
5 — Roumanie	15 articles, 8 auteurs. Grande variété de sujets.
6 — Tchécoslovaquie	12 articles, 10 auteurs. Radioactivité, spectrographie.
7 — Suisse	9 articles dont un de Pauli avec Solomon; 8 auteurs.
8 — Suède, Norvège, Danemark	11 ou 12 articles. Sujets variés.
9 — Allemagne	7 articles de 1928 à 1936 dont 3 conférences faites à la Société française de physique: Gerlach (1928); E. Hückel (1935); A. Eucken (1936).
10 — Grèce	6-7 articles.
11 et 12 — Grande-Bretagne et Etats-Unis	5 ou 6 articles chacun. Pour la Grande-Bretagne, il s'agit de conférences faites à la Société de physique à l'exception d'un article.
Espagne (5 articles); Italie (3 ou 4); Hongrie (3); Portugal (1 ou 2); Amérique du Sud (3); pays d'Asie (6 articles).	
Total:	203 à 212 articles en 20 années.

[a] Ces indications ne sont possibles que lorsque l'auteur signale son laboratoire d'appartenance ou lorsque d'autres sources permettent de le connaître. Aussi ces résultats sont-ils vrais par défaut. Pourtant nous pensons que l'erreur est très faible car les auteurs peu on pas connus indiquent presque toujours le laboratoire d'origine. Les incertitudes sont dues principalement à la non-répétition de l'"appartenance" d'un auteur alors qu'elle est connue quelques années plus tôt ou plus tard (changement possible de laboratoire).

Source: *Journal de physique.*

si l'échange est inégal, la France est cette fois en position "débitrice": elle reçoit en effet de 1920 à 1940 43 conférenciers venus de ces pays sur un total de 89. Viennent ainsi à Paris Bohr, Darwin, Dirac, Mott, Kramers, Haas, Klein, Placzeck, Zeeman, Millikan, Goudsmit ... et bien sûr les réfugiés allemands qui ont émigré dans ces pays comme Born, Von Neumann, Félix Bloch ... De plus les liens d'amitié, personnels et politiques, sont intenses avec la Hollande, la Grande-Bretagne, l'Italie, les Etats-Unis: on le constate entre autres dans le tableau 5.1 par le nombre élevé d'invitations commémoratives, on le vérifierait aussi par la fréquence des invités de ces pays aux réunions annuelles de Pâques de la Société française de physique qui, si elles donnent lieu à des conférences scientifiques, sont largement marquées par les liens d'amitié. Ainsi de 1922 à 1939, nous avons recensé 26 invités étrangers à ces réunions et parmi eux, 8 Britanniques, 3 Hollandais, 3 Suédois, un Italien. Pourtant l'idée essentielle nous semble être dans le caractère "débiteur" de ces échanges pour la France. Nous l'avons vu pour les échanges de conférenciers, il serait confirmé par le faible nombre d'articles que ces étrangers publient dans le *Journal de physique*: certes une quinzaine provient de Hollande mais Jean Becquerel travaille souvent au laboratoire Kammerling-Onnes, certes une douzaine d'articles vient de Suède et de Norvège mais la Grande-Bretagne, les Etats-Unis et l'Italie publient moins de 6 articles chacun et certains ne sont que les reprises des conférences faites à Pâques à la S.F.P. Il semble bien que ces scientifiques ne jugent pas très important de publier en France.

3) Enfin le cas allemand est bien particulier. D'abord, les échanges directs entre les deux pays n'apparaissent essentiellement que dans l'intermède 1928-1933, entre le heurt violent des nationalismes et l'arrivée des nazis au pouvoir (quelques Allemands sont cependant invités aux conférences de Pâques de la Société de physique en 1935, 36 et 38). De plus les échanges scientifiques de la faculté de Paris avec l'Allemagne sont strictement limités à l'Institut Henri Poincaré et là encore la France est en position de demande, la seule exception étant une série de conférences faites par Léon Brillouin durant l'année scolaire 1930/31 à Göttingen. Viennent ainsi à Paris Born, Debye, Sommerfeld, Schrödinger, Einstein, Heitler, P.P. Ewald.

Il n'en reste pas moins que les échanges restent très médiocres tout au long des deux décennies. Avant 1928, le refus français est assez général: c'est un refus national quoiqu'il soit plus nettement affirmé chez les scientifiques de droite. De 28 à 33, le reprise est lente: les volontés sont faibles de part et d'autre sauf pour ce qui concerne les théoriciens évidemment (peu d'articles au *Journal de physique* (mais quel allemand publierait en France?), un seul voyage en Allemagne, pas d'invité de la faculté en tant que telle). Après 1933 et le départ d'une grande part des théoriciens allemands pour la Grande-Bretagne ou les U.S.A., les relations s'arrêtent presque totalement: la gauche française ne souhaite plus de rencontres, les physiciens allemands qui restent y sont peu favorables, ou sont surveillés. On en trouvera un dernier élément dans la composition des congrès organisés par l'Institut international de coopération intellectuelle à la fin des années 30. A Neufchatel en 1937, à Varsovie en 1938, à l'université de Groningue en 1939, on retrouve des Français, des Anglais, des Hollandais, des Belges, des Américains, des physiciens d'Europe orientale, on ne trouve pas d'Allemands. La seule exception est la réunion sur le magnétisme tenue à Strasbourg en 1939 à laquelle participent R. Becker de Göttingen et Gerlach de Münich, mais il s'agit d'un congrès organisé par Pierre Weiss et son équipe alsacienne, équipe qui a toujours gardé des liens étroits avec les physiciens allemands.[13]

Les échanges de jeunes

Arrivé à ce point de l'analyse, et même en gardant à l'esprit le maintien du poids persistant des déterminations politiques dans ces échanges scientifiques, il peut sembler que les Français sont partie prenante de la physique internationale. Ils voyagent, reçoivent, participent à des congrès et tous les grands noms de la physique viennent à Paris, certains plusieurs fois en vingt ans. De leur côté, les maîtres parisiens se déplacent, certains jouant le rôle d'ambassadeurs officieux (Cotton et Maurain particulièrement qui sont reçus à l'étranger une quinzaine de fois en 10 ans), d'autres faisant principalement des conférences scientifiques (Joliot, Fabry, Louis de Broglie, Léon Brillouin qui font chacun 5 à 8 voyages de ce type), une vingtaine de personnes faisant au moins un voyage dans la décennie.[14] On arriverait à la même conclusion en notant la participation française aux Conseils Solvay ou en étudiant les liens d'amitié entre scientifiques.

Et pourtant nous aurions tendance à caractériser la physique française comme repliée sur elle-même. Reprenons donc. Ceux dont nous venons de parler sont des professeurs de renom le plus souvent et l'étude ne fait apparaître qu'une vingtaine de noms, guère plus. Or il serait important de connaître les déplacements des plus jeunes, de ceux qui préparent des thèses, de la nouvelle génération qui a permis le développement des laboratoires dans les années 20. Car nous n'avons parlé que des maîtres reconnus, invités à venir exposer leurs travaux, à visiter un laboratoire, à représenter la Science Française. Plus intéressante nous semblerait la connaissance de ceux partis travailler un an ou deux à l'étranger, de ceux qui sont allés dans le cadre de leur formation s'immerger dans un milieu différent, culturellement et scientifiquement. Là seulement se font les échanges en profondeur, surtout dans cette période d'intense mutation scientifique et cela seul permettrait de dire que la physique française vit en osmose avec les autres physiques nationales.

D'ailleurs les Américains, les Anglais, les Allemands l'ont bien compris et c'est une pratique courante dans ces pays où l'on n'imagine pas qu'une formation sérieuse le soit sans un séjour prolongé à l'étranger, dans plusieurs centres, notamment à Münich, Göttingen, Berlin, Copenhague ... ou à l'institut du Radium pour la "radioactivité", la physique nucléaire. Les preuves attestant de cet état d'esprit sont multiples: on peut lire les biographies des jeunes gens nés avec le siècle, les contemporains, à quelques années près des Joliot, Kastler, Néel, Rocard. Tous — Oppenheimer, Goudsmit, Fermi, Heisenberg, Pauli ... — ont dans les années 20 travaillé dans plusieurs villes, dans plusieurs pays. Ils se sont rencontrés sur les mêmes bancs, ils se sont confrontés les uns aux autres dans les mêmes séminaires. On peut relire les pages de Robert Jungk parlant de la fiévreuse Göttingen, ou celles de D.J. Kevles parlant de tous ces jeunes Anglais et Américains présents chez Max Born ou Niels Bohr:

> They [the young American physicists] were drawn by Göttingen's formidable mathematical physicists; by cosmopolitan Berlin, where one could see seven Nobel Prize winners at a single colloquium; by Münich, where the seminars continued in the local cafés with the equations jotted down on the marble tabletops; above all, by Copenhagen, a visit to which was virtually required, where Bohr held forth in his red-roofed institute, knitting the world of quantum physics together in an untiring and provocative search for meaning."

Il ajoute:

> the friendships formed in these years would significantly affect the course of physics (and of the world's history, when in World War II many of these same men found themselves together again at Los Alamos).

On rappellera aussi le programme de Hale tel que l'évoque G. Rammuni dans sa thèse: d'abord, préparer les étudiants américains à

> lire les articles les plus difficiles parus dans *Zeitschrift für Physik*, pour leur permettre ainsi de prendre part aux séminaires les plus avancés des universités européennes,

engager comme professeurs aux Etats-Unis les jeunes physiciens européens qui ont du mal à trouver une situation stable, enfin envoyer le plus souvent possible les étudiants en Europe. Ainsi Epstein en 1921, Ulhenbeck et Goudsmit en 1926, Von Neumann et Wigner par la suite, rejoignent les universités américaines avant 1933. Ainsi encore le fait que tous les grands noms de la physique théorique américaine des années 30 séjournent en Europe. Ainsi enfin la mise sur pied de l'*International Education Board* pour financer ces échanges. On le voit, l'immersion dans un contexte étranger est la règle, la confrontation internationale est de rigueur[15].

La France participe partiellement à ce mouvement, du moins quelques laboratoires parisiens qui sont des *lieux d'accueil*. On y rencontre quelques *centaines* de jeunes étrangers venus travailler à Paris. Nous ne pouvons pas donner ici de chiffres complets mais la lecture des notices académiques ou des rapports sur les laboratoires permet d'affirmer ce fait. Nous proposons simplement un ordre de grandeur de la répartition de ces jeunes gens par l'étude de leurs articles publiés au *Journal de physique*. Assez souvent en effet, ces articles se terminent par des remerciements au directeur du laboratoire qui les a accueillis. Plus délicate est parfois la détermination des nationalités qui sont plus rarement précisées. On s'est donc ici contenté de relever les noms des chercheurs ayant travaillé plusieurs mois en France et dont la nationalité est connue avec certitude, soit 80 noms environ (une vingtaine de cas sont plus douteux).

L'origine nationale semble refléter les résultats mis en évidence précédemment: prédominance des pays d'Europe orientale, faiblesse des Allemands, Anglais et Américains. Plus intéressante est l'image des laboratoires d'accueil: celui de Mme Curie apparaît le premier (25 auteurs au moins), suivi des laboratoires de Paul Langevin au Collège de France et à l'Ecole de physique et de chimie de la ville de Paris (11 auteurs minimum). Viennent ensuite les laboratoires de Cotton, Perrin, Maurice de Broglie, Charles Fabry. Quel que soit le caractère très approximatif de ce sondage, on peut affirmer un accueil important en France de jeunes chercheurs étrangers.[16]

On est donc d'autant plus surpris lorsqu'on tente l'opération inverse: connaître le nombre de jeunes français partant travailler à l'étranger pour un ou deux ans. Il n'existe pas là non plus de statistiques d'ensemble à notre connaissance, mais plusieurs séries d'informations concordantes imposent une idée: ce nombre est très faible.

En étudiant les diverses instances de direction de la science française de 1920 à 1955, nous avons établi, au chapitre 7, la liste des Français qui ont joué un rôle décisif dans la recherche en physique en France. Quatre groupes peuvent être constitués. De 1920 à 1940, 11 personnes forment "le noyau central" des études physiciennes et 12 autres leur sont associées; de 1945 à 1955, 16 personnes forment le nouveau groupe dirigeant tandis que 17 autres ont un rôle capital dans au moins un domaine. Soit au total 53 personnes différentes (3 se retrouvent avant et après la guerre). Nous avons regardé les biographies de cette cinquantaine de physiciens, y compris celles des personnes dont le poids est important surtout après 1945 (en effet elles font leurs études et publient souvent des travaux essentiels dès avant la guerre). Or on constate que la part de ceux qui séjournent à l'étranger est *dérisoire*: 5 sur 53. Dans le groupe "central" de 1920 à 1940 (personnes nées vers 1870 environ), seul Langevin est allé un an à l'étranger, au Cavendish Laboratory en 1897. Parmi ceux qui leur sont associés, Edmond Bauer et Léon Brillouin sont les seuls à avoir quitté la France, le premier pour aller à Göttingen et à Berlin en 1905, le second pour aller chez Sommerfeld à Münich en 1913 (Léon Brillouin a beaucoup voyagé par la suite). Parmi le groupe dirigeant de la physique française d'après 1945, seul Ponte a séjourné une année hors de France, chez W. Bragg à la fin des années 20 tandis que deux seulement parmi les 17 autres sont dans ce cas: Edmond Bauer déjà cité et Alexandre Proca qui travaille chez Schrödinger à Berlin en 1933.[17]

Il apparaît donc que la cinquantaine de physiciens qui joue un rôle décisif dans les années d'entre-deux-guerres a très peu connu les laboratoires étrangers. Nous avons de même procédé au dépouillement du *Journal de physique* pour connaître les auteurs français qui publient un article alors qu'ils sont à l'étranger — ce qui est probablement toujours mentionné dans les remerciements. Nous avons retrouvé les mêmes personnes plus une, Jacques Solomon, théoricien, gendre de Langevin qui — fait exceptionnel — a travaillé dans plusieurs endroits: chez Rosenfield en 1931, chez Niels Bohr le même année, chez Pauli à Zürich l'année suivante[18]. Aussi, même si notre enquête en a oublié quelques-uns, le résultat paraît squelettique.

Ce comportement casanier des Français est un trait essentiel pour comprendre la physique française d'entre-deux-guerres. André Weil en a proposé une explication: la peur des maîtres français de se voir un jour contestés par leurs élèves, habitués qu'ils sont à préférer des élèves dans la norme et qu'ils feront un jour nommer dans leur poste, au moment de leur retraite. La France est leur chasse gardée — et c'est ce que marquent les institutions qui refusent que quiconque soit nommé comme professeur (ou assistant) s'il n'est de nationalité française.[19]

Même si cette explication est acceptable, et nous la reprendrons plus longuement dans le chapitre VII, elle ne nous semble cependant pas suffisante pour rendre compte de cette fermeture sur l'extérieur. Il faut faire appel à des considérations plus générales, aux habitudes mentales d'une nation qui vit aisément repliée sur elle-même, notamment en ce qui concerne ses intellectuels. Il existe dans ce pays une confiance dans les manières françaises de penser, dans les traditions de rationalité, de clarté, de justesse qui sont propres à la France. Les physiciens ont systématisé ces idées à leur façon et nous les étudierons dans le chapitre suivant. Constatons ici simplement qu'au delà des échanges de professeurs, des traductions régulières de livres et de la lecture des revues étrangères, la France physicienne vit dans un état "protectionniste": certes on échange, mais comme dans les relations commerciales entre Etats dans les années 30, la dominante reste bien l'existence de barrières douanières qui protègent l'ensemble et lui permettent de vivre au-dessous des normes internationales.

Nous voudrions aussi avant de terminer proposer une autre hypothèse permettant de rendre compte de cette relative fermeture de la France physicienne. L'étude géographique des échanges scientifiques menée il y a quelques pages, conduit à une remarque. A la différence de la Grande-Bretagne qui dispose d'un vaste "arrière-pays" scientifique, et nous pensons à l'Australie, à la Nouvelle-Zélande, au Canada, à l'Inde, aux Etats-Unis même; à la différence de l'Allemagne dont les liens sont profonds et traditionnels avec des pays et des villes de haut niveau culturel comme Vienne ou Budapest; à la différence des Etats-Unis dont l'ouverture sans cesse renouvelée vers l'Europe est sans commune mesure avec celle de la France et dont les liens linguistiques et humains (l'émigration notamment) sont étroits avec l'Allemagne et la Grande-Bretagne, la France apparaît comme scientifiquement plus isolée. Ses relations se fond en effet avec des pays de petite taille (Belgique, Suisse) ou de niveau plus faible (Pologne, Roumanie ...). Les échanges sont donc moins riches,les stimulations moins nettes et les rencontres moins nombreuses que pour l'Allemagne ou les pays anglo-saxons. Ce relatif isolement politique et intellectuel, cet état de fait qui signale une importance décroissante de la France sur la scène mondiale, peut permettre de comprendre pourquoi la physique française peut garder plus longtemps des "habitudes nationales", pourquoi peuvent se perpétuer plus nettement des manières spécifiques de pratiquer la science. C'est peut-être pourquoi aussi, même si cette explication n'est pas la première, les scientifiques français ont pu être parmi les plus intransigeants dans les politiques d'ostracisme décidées après-guerre envers l'Allemagne: un pays moins habitué à la concurrence et à des échanges permanents et stimulants avec l'étranger souffre moins de la limitation des échanges.[20]

Notes

1. Daniel J. Kevles, *The Physicists*, A.A. Knopf, New York, 1978, "*Cold War in Science*" est le titre du chapitre X de ce livre.
2. Brigitte Schroeder-Gudehus, *Les scientifiques et la paix, la communauté scientifique internationale au cours des années 20*, P.U. de Montréal, 1978. Brigitte Schroeder-Gudehus, "*Challenge to Transnational Loyalties: International Scientific Organisations after the first World War*", in *Science Studies*, 3 (1973) p. 93-118. Paul Forman, "*Scientific Internationalism and the Weimar Physicists*", in *Isis*, 1973, 64, p. 151-180. On peut lire aussi D.J. Kevles, op. cité, chap. X.
3. B. Schroeder-Gudehus, "*Challenge to* ...", p. 97.
4. "*Fournitures commandées par les laboratoires en Allemagne et en Autriche au titre des réparations*", déc. 22, réponses des laboratoires de la faculté des sciences: Janet, Mme Curie, Maurain, Bénard, Koenigs, Fabry, Perrin, laboratoires de minéralogie et d'optique. *Archives nationales*, A.J. 16 [5776].
5. *Le livre du cinquantenaire de la société française de physique*, Edition de la revue d'optique, Paris, 1925, p. 20 et 21; 48-49; il s'agit de la liste des participants au banquet du 12 décembre 1923 et de la liste des adresses envoyées à la société. Les conférences de Pâques sont organisées par la *Société française de physique.* Chaque année, deux ou trois invités font des conférences à cette occasion (elles sont signalées en annexe du *Journal de physique*). Nous les avons trouvées de 1922 à 1939 à l'exception des années 1923, 24, 37. Elles ne furent pas organisées en 1940.

   Nous voudrions cependant noter que dès 1920, à la reprise de la publication du *Journal de physique*, on trouve régulièrement le compte-rendu des revues allemandes dans la revue bibliographique située à la fin du journal: au-delà des prises de position fermes, la nécessité scientifique parle et chacun a besoin de prendre connaissance des publications étrangères, qu' elles proviennent des *Annalen der Physik* ou des revues anglaises. Ainsi donc la vigueur nationaliste doit-elle s'incliner devant la nécessité scientifique.
6. On pourra lire entre autres André Langevin, *Paul Langevin, mon père*, Editeurs français réunis, 1971; Philipp Franck, *Einstein: sa vie, son temps*, Albin Michel, 1968; Michel Biezunski, thèse citée, p. 60-70.
7. Mais ils entrèrent quelques semaines plus tard à l'*Institut international de coopération intellectuelle*, né après guerre et organisé en rapport avec la S.D.N. Pour un historique de cet institut lire l'*Institut international de coopération intellectuelle (par lui-même)*, 1925-1946. (B.N.: 8° R 55580).
8. Julien Benda, *La trahison des clercs*, 1927, réédition Librairie générale française, coll. Pluriel, Grasset, 1977, p. 196.
9. Pour analyser les relations des physiciens de la faculté des sciences de Paris avec l'étranger nous avons consulté les rapports annuels établis par le doyen sur l'activité de la faculté in *Rapport sur les travaux et les actes des établissements d'enseignement supérieur. Conseil de l'université de Paris et conseil académique.* Jusqu'en 1924, ils sont publiés par les soins du conseil de l'université; par la suite, ils le sont par les *Annales de l'université de Paris*, revue trimestrielle, éd. Sorbonne, Paris. Dans chacun de ces rapports sont précisées les missions des professeurs de la faculté ainsi que les conférences données par des étrangers. Ne sont donc pris en compte que les échanges organisés par la faculté et ses instituts. La fiabilité est probablement assez bonne puisqu'elle dépend des notes transmises par chaque professeur au doyen.

   Quant au *Journal de physique* nous en avons fait un dépouillement. Il semble que dans la très grande majorité des cas, lorsqu'il s'agit d'un article écrit par un étranger, on précise son laboratoire. Aussi nous a-t-il été possible d'établir des statistiques.
10. Lire par exemple André Weil, "*Science française?*" in *La nouvelle N.R.F.*, 1955,

3éme année, n° 25, p. 97-109. Notons qu'en 1933, quand se posera le problème des réfugiés politiques allemands, on constatera le frein que représente cette règle institutionnelle. Certains — et nous pensons à Langevin — essaieront de la tourner en offrant des postes de la Caisse nationale des sciences. Voici les cas que nous avons trouvés en dépouillant le *Journal de physique*: W.M. Elsasser venant de Francfort fut accueilli à l'Institut Henri Poincaré par les Perrin et les Joliot; F. London resta deux ans environ au Collège de France, entre son séjour à Oxford et son départ pour les U.S.A. Il fut accueilli par le Comité français pour l'accueil des savants étrangers et c'est la Caisse nationale de la recherche scientifique qui lui a permis de poursuivre ses travaux en France. Le cas est le même pour Tisza, venu d'URSS et accueilli au laboratoire de Langevin au Collège de France de 1937 à 1940; L.W. Nordheim et Félix Bloch semblent tous deux avoir, dans des conditions similaires, travaillé à Paris. Mais ces hommes ne pouvant trouver de postes universitaires définitifs à Paris ont tous émigré au bout de quelque temps pour les Etats-Unis ou la Grande-Bretagne.

11. *Les échanges universitaires en Europe*, répertoire de l'I.I.C.I., Paris, 1928, chap: France, Accords France — Etranger. Il existe à cette date deux autres conventions avec l'Italie (1919) et la Norvège (1927).
12. Paul Forman, op. cité, p. 166.
13. *L'institut international de coopération intellectuelle* (par lui-même), 1946, p. 365-369.
14. Charles Maurain, doyen de la faculté, se déplace 15 fois dont 5 fois pour des commémorations et 7 fois pour des réunions internationales ("l'année polaire"), Aimé Cotton 14 fois dont 6 fois pour des commémorations et 3 fois pour des congrès, Frédéric Joliot 9 fois dont 8 pour des conférences ou des cours, Léon Brillouin 7 fois dont 5 pour des conférences, Louis de Broglie 8 fois dont 5 pour des séries de conférences, Charles Fabry 6 fois pour des conférences. Si l'on s'intéresse seulement aux séries de cours ou de conférences, ces six personnes se déplacent le plus souvent; si l'on choisit les invitations pour des commémorations, Cotton et Maurain sont à placer à part (11 voyages de ce type sur 17 pour l'ensemble de la faculté).
15. Robert Jungk, *Plus clair que mille soleils, le destin des atomistes*, éd. Arthaud, Genève, 1958.

    D.J. Kevles, op. cité, p. 201 et 202.

    Girolamo Ramunni, *De l'histoire à l'analyse des premiers travaux sur la mécanique quantique*, thèse de 3ème cycle, oct. 1978, université de Paris I, p. 153 à 156.
16. Ce travail fut mené sur le seul *Journal de physique*. Les résultats obtenus sont donc inférieurs à la réalité. On en trouvera confirmation pour le laboratoire Curie, in Moïse Haïssinski, *Le laboratoire Curie*. . . , op. cité; pour les laboratoires de Paul Langevin, in A. Langevin, op. cité; in le numéro spécial de *La pensée* déjà cité; pour le laboratoire de Maurice de Broglie, in *Notice nécrologique de Maurice de Broglie* par L. Leprince Ringuet, déjà citée; in *Discours prononcé à l'occasion du décès de Maurice de Broglie*, le 20 juillet 1960 à Paris par J.J. Trillat . . .

    Pour le *Journal de physique*, les chiffres obtenus par nous sont donnés dans le tableau 5.3. Etrangers travaillant en France dont le pays d'origine est mentionné dans un article au moins: 76; étrangers dont le pays d'origine est non-mentionné: 20.
17. Dans la majorité des cas, nous avons consulté les *Notices sur titres et travaux* à l'Académie des sciences ou à la Bibliothèque nationale. Dans d'autres cas, des *Notices nécrologiques* sont publiées dans des revues. Enfin des recueils de biographies permettent de combler les lacunes.
18. *Journal de physique*, 1931, p. 321; 1932, p. 452.
19. André Weil, op. cité, p. 103 et suivantes.

TABLEAU 5.3

Répartition:		
Laboratoire Curie	25	3
Laboratoires Langevin	11	2
Laboratoire Cotton	5	4
Laboratoire Perrin	5	1
Laboratoire Fabry	3	
Laboratoire Maurice de Broglie	3	
Autres laboratoires	15	6
Laboratoires inconnus	9	4
Total	76	20

20. Une dernière question est apparue plusieurs fois lors des interviews que nous avons réalisées. La méconnaissance en France des théories quantiques et de la relativité ne seraient-elles pas à mettre en rapport avec l'origine germanique de ces théories? On pourra par exemple écouter l'interview déjà citée d'Alfred Kastler ou lire sa notice sur les frères Bloch. La réponse nous semble ouverte, mais nous ne pensons pas que cette explication puisse être décisive même si des arguments lui donnent corps (cf infra le chapitre 6, partie II). En particulier aucun problème de langue ne semble avoir existé, l'allemand étant une langue répandue dans les milieux scientifiques français. Aussi, même s'il est vrai qu'une certaine défiance règne dans certains milieux physiciens vis à vis de la Science Germanique, nous pensons qu'il s'agit plus d'une rationalisation a posteriori que d'une raison première: le refus des aspects théoriques de la science allemande renvoie plus au refus du théorique que de l'Allemagne.

SECONDE PARTIE: LES PHYSICIENS

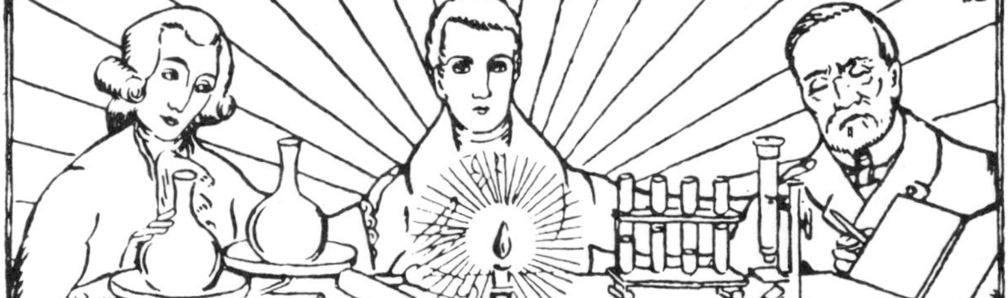

6. Les convictions culturelles et épistémologiques des physiciens français. Etude d'un "socle archéologique"

NOUS PENSONS avoir montré dans la première partie que la physique telle qu'on la produit en France, présente un certain nombre de traits particuliers par rapport à la physique anglo-saxonne ou allemande, et qu'une relative permanence la marque tant dans l'enseignement que dans la recherche expérimentale et théorique. Une brève étude des relations avec l'étranger nous a ensuite confirmé la possibilité de cette spécificité face aux autres grands pays scientifiques: la physique française s'y confronte peu. Il nous reste à entrer dans ce que nous avons appelé l'explication, l'interprétation de ces caractères propres. Dans ce chapitre, nous orienterons l'étude vers les traditions culturelles des physiciens français, vers les permanences épistémologiques inconscientes qui sous-tendent leurs pratiques, vers les socles archéologiques qui les déterminent pourrait-on dire.

Des études ont déjà été menées dans cette direction, mettant en rapport les caractéristiques culturelles de milieux particuliers, des éléments socio-idéologiques, des empreintes philosophiques et des travaux de physiciens. Mais cela concernait le plus souvent quelques individus — voire un seul — et l'apparition de théories nouvelles en rupture avec le rationalisme dominant. Nous pensons par exemple aux travaux de Ludwig Feuer concernant le jeune Einstein et la théorie de la relativité en 1905, ou ses études sur Niels Bohr et la première théorie de l'atome: il s'agit là de cerner comment chez un homme, dans un contexte particulier qu'on peut appréhender avec précision puisqu'il est à l'échelle biographique, peut se constituer une rationalité nouvelle en rupture avec les schèmes de pensée couramment admis. Nous pensons aussi à Paul Forman et à sa thèse relative à la naissance d'une physique non causale dans l'Allemagne de Weimar: il y étudie ce qui a pu favoriser, à l'échelle d'un petit groupe, l'émergence de la nouvelle théorie quantique.[1]

Pour nous le problème est en quelque sorte symétrique: nous avons étudié un groupe d'intellectuels dans ses comportements dominants et c'est la perpétuation d'une pensée traditionnelle qui est apparue. Le problème est donc un peu plus complexe puisque le groupe est vaste et non totalement homogène. Pourtant, la première partie ayant mis en évidence une large trame commune, on peut s'attendre à trouver un consensus minimum organisateur des cadres de références épistémologiques des physiciens français.

Deux faces de ce monde culturel et mental peuvent être mises en évidence. La première peut se résumer derrière le mot de *scientisme*, chargé de signifier la confiance dans la "science pure", dans ses vertus éducatives, dans le progrès qu'elle engendre dans toute société, moralement et socialement. Cette confiance, cette foi naïve et fondamentalement optimiste est largement partagée par le milieu scientifique français des années 20 et 30 — du moins par ceux qui s'expriment sur ce sujet — et ce, qu'on s'attache aux "rationalistes" de gauche ou aux hommes de droite plus volontiers catholiques.

Le second élément est la place capitale de *la Raison* au centre de toutes les convictions. Un véritable culte l'entoure, *culte du raisonnable* d'abord, du bon sens, qu'on rattache au nom de Descartes — le bon sens étant la chose la mieux partagée du monde, surtout en France, comme chacun sait — mais aussi *culte de la raison positive*, rationnelle celle-là, évoquant Condorcet et Auguste Comte. Ces termes sont ambigus, nous le verrons, fonctionnant avant tout comme étendards et étant d'autant plus efficaces qu'ils "parlent" d'eux-mêmes, qu'on ne les définit pas, qu'on laisse leur polysémie couvrir tous les glissements de sens. Nous verrons ainsi que le contexte idéologico-philosophique n'incite en rien à remodeler les schémas de la physique gallileénne, ni le sacro saint déterminisme du "sens commun" qui postule, à l'évidence, que telle cause produira toujours tel effet, que tout est localisable, que tout est toujours connaissable dans la science, aux imprécisions de mesure près. Rien donc qui puisse rappeler la philosophie du cercle Ekliptika de Copenhague dans lequel se forma la pensée de Bohr, ni l'importance de l'irrationalisme ambiant de la République de Weimar, ni bien sûr les cercles estudiantins radicaux et contre-culturels évoqués par Ludwig Feuer lorsqu'il parle de l'académie Olympia dont Einstein était l'un des ... trois membres.

Ainsi définirons-nous l'ensemble des valeurs relatives à la science et à la pratique scientifique auxquelles croient nos physiciens, valeurs qui relèvent d'une longue tradition transmise depuis l'enfance, acquise à dose homéopathique journalière depuis les bancs de l'école républicaine et qui imprègnent un milieu largement clos. Or ces traits se révèleront contenir comme éléments particuliers, comme éléments simples, ce que nous avons défini comme traits spécifiques de la physique française. Nous aurons alors une explication partielle de cette allure spéciale d'une partie de la science française, ou du moins en aurons-nous montré une des médiations essentielles.[2]

I — Le scientisme des milieux scientifiques: une confiance dans la valeur humaine et morale de la science pure

Le mot de scientisme est employé ici dans un sens limité. Il signale la confiance dans la science productrice de vérités, dans ses méthodes et sa rationalité, dans les effets positifs et humains qu'elle engendre chez ceux qui la pratiquent: la science est école de vertu.

Clivages idéologiques et politiques parmi les physiciens

Il nous faut commencer par une parenthèse sur les divisions du monde scientifique, divisions qui renvoient bien évidemment au complexe politico-social qu'est la société française. Il est certain en effet que ces différences nuanceront le consensus que nous cherchons à définir au sein de ce milieu.

Il nous a semblé simple de partir d'Albert Thibaudet et de sa *République des professeurs.* Il construit dans ce livre sa célèbre opposition entre les "boursiers" et les "héritiers", opposition bien visible au sein de "la génération des 40 ans en 1913", c'est-à-dire, à quelques années près, celle des Langevin, Perrin, Cotton, Fabry, Maurice de Broglie .... La ligne de séparation que trace Thibaudet parmi les intellectuels est triplement définie. Elle l'est d'une part dans les places sociales occupées: la coupure boursiers/héritiers renvoie à la césure université/barreau, professeur/avocat, normalien/faculté de droit, instituteur/journaliste voire université/académie française et province/Paris. En ce sens la faculté des sciences est boursière. D'autre part, cette opposition renvoie aux origines sociales: d'un côté ceux qui sont du sérail, des bonnes familles, ceux qui sont des acteurs-clés de la vie économique, de l'autre ceux qui viennent des familles modestes et qui ont acquis leur statut de l'enseignement, de l'université, de leur bourse pour étude et dont le débouché logique est celui de fonctionnaire, d'enseignant. Autrement dit l'"élite des affaires et de la naissance" opposée à celle "des professeurs et du mérite", l'élite héréditaire opposée à l'élite viagère. Enfin, dans le débat politico-social de la fin du XIXème siècle, au moment de l'affaire Dreyfus notamment, les deux groupes se signalent par leurs attitudes divergentes: les boursiers sont dreyfusards et sont de gauche, les héritiers anti-dreyfusards et de droite.[3]

Or, pour nous cantonner aux seuls physiciens, on retrouve, les séparant, la césure qu'A. Thibaudet a dégagée. Mais dans ce milieu, la dominante va aux boursiers, aux gens de gauche, aux dreyfusards: nous ne sommes pas au barreau, mais à la faculté des sciences, à la section de physique de l'Ecole normale et logiquement, les héritiers y sont minoritaires. Parmi la dizaine de physiciens qui a la haute main sur la recherche et l'enseignement en France dans les années 20 et 30, sept sont des "boursiers" et trois seulement des "héritiers" (Borel, Cotton, Langevin, le doyen Maurain, Perrin, Weiss et Madame Curie d'une part, Charles Fabry et les deux frères de Broglie de l'autre). Il est donc normal que dans les cadres mentaux des scientifiques prévale l'idéologie des boursiers. Même chez ceux qu'on a pu qualifier d'héritiers, se mêlent des éléments a priori propres à l'autre groupe: d'ailleurs s'ils ont choisi l'université et la recherche d'état, cette terre d'élection des boursiers, il serait étonnant qu'on n'en retrouve pas trace dans leurs discours et leurs pratiques.[4]

Mais peut-être pourrions-nous justifier plus précisément notre "classement". D'une part nous avons regardé les milieux d'origine et, pour cette dizaine de personnes, les critères de Thibaudet semblent pertinents: le père d'Emile Borel est pasteur, celui de Cotton professeur de lycée après avoir suivi les cours de l'école primaire supérieure, le père de Perrin est capitaine d'artillerie sorti du rang et ses grands-parents paternels appartiennent à une famille paysanne lorraine, le père de Langevin, d'abord apprenti-serrurier chez son propre père, s'engage dans l'armée, est démobilisé comme sergent-chef et termine ses jours comme métreur-vérificateur dans le bâtiment. ... Par opposition, la famille de Broglie appartient à la vieille noblesse normande et le père de Charles Fabry est un banquier marseillais, lui-même fils de magistrat, qui a épousé une fille du président de la Chambre de commerce de Marseille. Le cas d'Emile Picard, quoique moins nettement, pourrait se rattacher à ce groupe: son père dirigeait une fabrique de soieries près de Soissons.

Si on regarde les carrières suivies, et ici particulièrement la filière de formation, les résultats sont aussi nets: Cotton, Borel, Langevin, Maurain, Perrin, Weiss sont normaliens, tandis que Charles Fabry est polytechnicien et Maurice de Broglie ingénieur de l'Ecole navale. Le cas de Louis de Broglie est particulier dans la mesure où il est accueilli très tôt par son frère après avoir commencé des études littéraires. On notera aussi qu'Emile Picard, qui est élève de l'Ecole normale, faillit choisir l'Ecole polytechnique sur les conseils d'un de ses oncles polytechnicien lui-même, et que seule une conversation avec Pasteur lui fit abandonner ce projet. Enfin l'Académie française accueille les deux frères de Broglie et Emile Picard, laissant les autres hors de ses rangs.

Si pour terminer on s'intéressait au dernier critère que propose Thibaudet, on noterait que les membres du groupe Perrin-Langevin furent du côté des dreyfusards, qu'amis d'Herriot et de Blum, leurs condisciples normaliens, leurs options politiques les portèrent à gauche tandis que les autres furent plutôt de droite et attirés par les sirènes nationalistes. On pourrait même, comme le note Mary Jo Nye, remarquer une tradition familiale dans les prises de position sociales et politiques: elle rappelle que les familles de P. Langevin, J. Perrin et P. Curie furent exilées sous le Second Empire ou sympathisèrent avec la Commune.[5]

On a donc affaire à des différences profondes qui ne renvoient pas simplement à des choix personnels. Les deux traditions présentes dans la vie intellectuelle de la France républicaine se retrouvent partiellement du moins, parmi les physiciens français, organisant deux groupes d'amitiés et de sensibilités. Aussi est-il logique d'en attendre des différences de comportement. Mais dans ce milieu, l'opposition n'est pas aussi tranchée que lorsque Thibaudet la présente pour l'ensemble du corps social, plaçant d'un côté l'instituteur péguyste et de l'autre l'avocat d'affaires. Entre ces derniers, un fossé peut exister, entre nos maîtres parisiens la césure est moins forte. Et notamment en ce qui concerne leur appréhension de la place de la science où une large trame commune est repérable. Bien sûr s'y inscrit la confiance dans la science et dans ce qu'elle produit comme vérités. Mais ces scientifiques vont plus loin: ils accordent à celle-ci une valeur humaine et morale, une valeur qui est sécrétée par la pratique même du scientifique et qui lui confère de ce fait un rôle éducatif positif. On peut partir de deux articles aux titres éloquents, l'un écrit par Louis de Broglie: *Grandeur et valeur morale de la science*, l'autre par Paul Langevin intitulé: *La valeur humaine de la science.*[6]

Les physiciens et la valeur humaine et morale de la science

Pour Louis de Broglie, trois facteurs premiers définissent l'excellence de la science du point de vue moral: d'abord elle n'a pas de but utilitaire, elle est désintéressée et s'inscrit donc, dans l'homme, du côté des valeurs spirituelles, du côté des aspirations les plus élevées, du côté où l'idéal appelle. Elle ne rencontre donc pas l'ordre des passions diverses, de la constitution organique, des sphères inférieures, des occupations journalières. Voulant pénétrer les harmonies naturelles, retrouver l'ordre de l'univers, l'ordre ontologique qui nous dépasse, la science se trouve détenir ainsi, intrinsèquement, une première valeur morale. Secondement la science demande une activité soutenue et intense, elle demande de long et minutieux travaux, un absorbant et immense labeur et par là, apprentissage de l'effort, elle concourt à la moralisation de la vie. Enfin, mais enfin seulement, permettant l'amélioration de la vie matérielle par l'intermédiaire des sciences appliquées, la science pure travaille pour le bien-être de l'humanité. Notons cependant que la hiérarchie est nettement marquée entre la science pure et la science appliquée: celle-ci en effet "n'a pas du point de vue purement intellectuel une valeur aussi haute que la science pure", quoique, grâce au travail et à l'ingéniosité qu'elle requiert, aux grands efforts et aux longues peines qu'elle demande, "elle [ait] aussi sa grandeur et [qu'] il ne [faille] pas la déprécier".[7]

Cet état d'esprit se retrouverait chez d'autres hommes de sensibilité traditionnelle. On peut prendre l'introduction d'Emile Picard au tome XIV de l'*Histoire de la nation française,* histoire en 20 volumes sous la direction de Gabriel Hanotaux. Entreprise après la guerre, sa fonction apologétique et nationaliste est évidente et l'inscrit sans ambiguité dans le courant de la droite française, victorieuse et fière de l'être. Dans ce tome XIV consacré à l'histoire des sciences en France, E. Picard se propose de jeter "un coup d'oeil sur les principales tendances qui se manifestent dans les âges modernes quant au but et à la valeur de la science". Il retient d'abord que la science est importante car elle rend des services, mais cette introduction permet d'en venir à l'essentiel, à l'éloge de sa valeur première, à savoir qu'elle est une activité de "curiosité désintéressée". D'ailleurs,

> la source tarirait promptement si un esprit exclusivement utilitaire venait à dominer dans nos sociétés trop préoccupées de jouissances immédiates.

Et de réaffirmer à l'aide d'exemples l'importance même de la recherche gratuite du point de vue des applications. Ensuite il insiste sur l'action bienfaisante de la science sur les esprits "quelconques": à son étude,

il est des heures, où on voit se dégager de la connaissance scientifique des idées de beauté et d'harmonie, qui élèvent l'homme au-dessus d'intérêts immédiats et concourent en quelque manière au développement de la moralité.

Enfin, et on peut l'espérer ajoute-t-il, la science pourra contribuer à la solution des problèmes sociaux: elle est "bonne en même temps qu'utile".[8]

A l'autre extrême pourrait-on dire, chez Paul Langevin, on retrouve des articles de foi très proches. Au début de la conférence que nous signalions, il insiste sur l'importance pratique de la science dans la vie humaine, sur "la libération matérielle" qu'elle permet. Quoi de plus normal en effet dans la tradition socialiste, que de marquer nettement cet aspect infrastructurel, utilitaire. Jean Perrin fait de même par exemple lorsqu'il dit:

la recherche scientifique est notre seule chance de créer des conditions d'existence vraiment nouvelles où la vie humaine sera pour tous de plus en plus libre et heureuse ...

Il précise quelques lignes plus loin: "Voilà notre «matérialisme scientifique». Est-ce un matérialisme méprisable?".[9]

Ces affirmations quelque peu plus tranchées, ne gênent en rien cependant la réaffirmation que la science est bien avant tout inscrite du côté spirituel de l'homme, de ce que Paul Langevin appelle "la sainte curiosité", "ce mouvement de l'esprit pour chercher à comprendre" et qui est

un moyen de libération intellectuelle et morale par la compréhension de l'Univers qui nous entoure, par une conscience toujours plus claire de notre situation par rapport à lui, par un effort constant de communion spirituelle avec lui.

D'ailleurs, la possibilité de libération matérielle offerte par la science en prépare une autre, "plus importante à mon sens, la possibilité d'une libération spirituelle, la première préparant la seconde, celle-là étant le moyen pour la fin qu'est celle-ci".[10] C'est bien sûr sur ce même élément commun qu'insiste Jean Perrin lorsqu'il parle de "la beauté profonde de la science" et déclare savoir qu'il sait cette conviction partagée par tous.[11]

Ainsi sur ces approches, sur ces sentiments, sur ces certitudes, l'accord se fait largement de Picard à Perrin, de Langevin à de Broglie: mêmes mots, mêmes phrases, mêmes formules. L'important est que chacun *croie* à la science, à sa grandeur morale et sente la nécessité de l'affirmer et de nous faire partager sa foi. Et pas en défense ou en réaction mais sans crainte au contraire, sans angoisse: la science est intrinsèquement bonne et belle, elle est du Bien évident, elle participe de l'avenir de l'espèce humaine, elle le préfigure même. C'est qu'elle est la matrice du progrès, du progrès continu en lequel chacun croit, progrès nécessaire et porteur de bienfaits.

Ici aussi l'unanimité va loin: la science n'est-elle pas "en progrès constant, remaniant et révisant sans cesse les connaissances acquises et leur interprétation"? (Louis de Broglie); l'historie des sciences n'est-elle pas "admirable et digne de provoquer l'enthousiasme"? (Louis de Broglie); les découvertes scientifiques ne sont-elles pas souvent citées "comme exemples des progrès de la civilisation"? (Emile Picard); la science n'apparaît-elle pas "de plus en plus comme une puissance formidable qui ne recule jamais, et dont les conquêtes sont définitives"? (Emile Picard); "demandons-nous s'il existe quelque chose de plus merveilleux, de plus profondément poétique, quelque chose qui donne plus la sensation de l'éblouissement que cette transformation inouïe de l'être qui tremble [nos ancêtres] en être qui sait [nous]" (Albert Bayet). Le lyrisme comme on le voit est souvent présent. Au point qu'on propose d'enseigner l'histoire des sciences dans les lycées en tant que modèle pour les enfants, modèle d'effort et de modestie.[12]

Nuances

Parfois, derrière ce discours optimiste et confiant, pointe une interrogation, une touche d'angoisse. "Cette sorte de développement explosif des progrès de la science (...) ne présente-t-il pas aussi certains dangers?" demande Louis de Broglie. Cette question recouvre le plus souvent le problème des armes — et donc de la guerre — et celui des technologies et du machinisme — et donc du chômage et de la crise économique. La science y aurait-elle sa part de responsabilité? En fait ce ne sont jamais de "vraies" questions, car on les résoud en invoquant les éventuelles mauvaises utilisations que d'autres peuvent faire des découvertes scientifiques. Le scientifique, lui, placé dans la recherche désintéressée, dans la science pure, ne peut y avoir aucune responsabilité: la dichotomie est totale entre lui en tant que savant et l'usage qu'on peut faire de ses travaux. Même plus, tout mauvais usage relève plutôt de la perversion, du détournement que de la fidélité à l'esprit de la science. La science est intrinsèquement bonne et belle, et au-delà des détournements, sa nature se réaffirmera toujours. D'ailleurs ce sont la justice et la morale humaines qui sont en retard, pas la science. Et c'est en en appelant à la science elle-même que l'on pourra combattre le mal. Rien ne doit donc entraver l'élan de la recherche scientifique.

Il reste cependant à présenter les différences qui séparent les physiciens de "droite" des physiciens de "gauche". Le discours de ces derniers se prolonge jusqu'au domaine social et politique: la logique scientiste va ici beaucoup plus loin. Reprenons l'article de Langevin. La science nous donne "une base plus large et plus solide que toute autre pour notre morale en nous montrant (...) suivant quelles règles nous devons orienter notre action pour enrichir et transmettre le trésor d'expériences dont nous sommes les dépositaires d'un moment". Et de préciser ce que la science nous enseigne: que l'espèce humaine évolue "vers des formes de vie incomparablement plus belles et plus riches que la nôtre", que tout nous porte à être confiant, que c'est par l'entraide et l'association que les espèces se développent et que ceci doit être un guide pour ce que nous devons faire; en un mot un peu libre de notre part, que la science est mère du socialisme et qu'elle recommande la fraternité. On touche en effet l'idée que la science, la raison scientifique peuvent et doivent transformer le monde; le socialisme affirmé par ces hommes est dans la logique même de la pratique scientifique, il est scientifique lui-même, il n'est que le terme obligé du développement des règles de la science, il n'est que le résultat d'une généralisation des méthodes scientifiques au domaine social; des "Lumières" à Jaurès via la révolution française, c'est au développement régulier de l'Esprit de la Science qu'on assiste. L'optimisme de ces hommes de gauche est donc absolu et actif, il poursuit dans les cadres de pensée du socialisme français les idées de Berthelot et Painlevé.[14]

Reste cependant qu'au delà des différences que nous venons d'évoquer, s'affirme dans le milieu physicien un large consensus. Règne la conviction que l'activité désintéressée de connaissance — dont la science pure est le prototype parfait — est le signe propre de l'homme, qu'elle est l'une des valeurs premières de l'esprit, qu'elle concourt à la moralisation et au progrès, et que le savant qui la pratique est un nouveau sage, qu'il trace le chemin vers l'avenir radieux de l'humanité ou qu'il installe l'image spéculaire qui devrait être celle de tout honnête homme moderne. D'ailleurs on lui renvoie cette image sympathique: "on aime" Pasteur et Mme Curie, ces symboles de la science française, on leur fait confiance et leurs travaux font partie du patrimoine.

Peut-être cependant, à la lecture de ces actes de foi, pourrait-on sentir un paradoxe avec les faiblesses du développement technique de bien des secteurs industriels de la France des années 30, avec "cette société qui n'a pas la mystique de la productivité" et dont la crise renforce les préjugés face à la modernisation (A. Prost). Il n'en est rien. N'oublions pas que ces hommes ne s'intéressent et ne parlent que de "science pure", leurs références sont extra-industrielles: la science est un modèle pour l'homme, non point d'abord un élément pour une intervention technique; si la science est signe de progrès, elle l'est plus pour les connaissances en elles-mêmes que pour les applications; l'humanisme qui est proposé est celui du savant, non celui du spécialiste. En d'autres termes, ils parlent plus souvent de l'éducation que des recherches industrielles et si leurs batailles s'inscrivent entre la morale et l'"utilité pratique de la science", ils se mêlent peu de faire passer celle-ci sous les fourches caudines des applications.[15]

Arrivé à ce point de l'analyse, on peut être quelque peu étonné du caractère très affirmatif de nos conclusions. Que les physiciens de gauche marquent autant de confiance n'est pas pour surprendre: ils s'enracinent dans la tradition voltairienne d'une part, scientiste-positiviste à la manière de Berthelot de l'autre. Mais pour la tradition catholique, une certaine méfiance peut naître devant nos certitudes. N'a-t'on pas méconnu la lutte acharnée, dans le dernier tiers du XIXè siècle, menée contre les prétentions optimistes des Taine et des Renan? N'a-t'on pas sous-estimé l'état d'esprit de la nouvelle génération arrivée à l'âge adulte au tournant du siècle et dont les attaches sont plus chez Bergson que chez Painlevé? A-t-on oublié les combats de Duhem, de Lapparent, de la Société Scientifique de Bruxelles, des Thomistes? Nous ne le pensons pas. Il sera cependant nécessaire de reprendre plus globalement ce problème, de réinsérer nos physiciens dans un contexte national plus vaste pour apprécier plus finement les attitudes catholiques. Ce que nous tenterons au chapitre VIII. Mais avant, il nous faut continuer de définir cet ensemble de convictions culturelles et épistémologiques caractéristiques du milieu physicien français.

II — La Raison rationaliste et le positivisme

Raison rationaliste et Raison raisonnable

Nous touchons là un point nodal: cette foi dans la science, mère de bien des vertus, est synonyme de confiance inébranlable dans la Raison. Au centre de tous les discours des scientifiques français, on retrouve les mêmes signifiants, la raison, le rationalisme, l'esprit critique, René

Descartes. Qu'on ne pense pas cependant que les scientifique se fassent les éxégètes du philosophe, qu'ils argumentent à propos des formes de la raison cartésienne: cela est à cent lieues de leurs préoccupations. Les discours que nous rencontrons se réfèrent seulement à des "données", des "évidences" qui caractérisent l'Homme en général ou les Français en particulier. Simplement la raison occupe la place du premier référent. Nous avons donc essayé de suivre les séries sémantiques qui s'enracinent à partir de ce mot, de connaître les associations qu'il suscite et ce afin de mettre à jour les schèmes de pensée, les schèmes culturels sous-jacents aux discours et leurs modes d'organisation. Il s'agit donc de faire surgir ce qu'on entend, inconsciemment peut-être, par raisonnable, par rationnel, il s'agit de comprendre la logique des esprits français, si elle existe, de dégager les présupposés épistémologiques et mentaux qui sont à la racine de la pratique scientifique, qui interfèrent avec elle, qui la marquent d'une empreinte nationale. Il s'agit de savoir si ces convictions d'ordre mental, culturel, philosophique, imbriquées autour de ce terme de Raison peuvent permettre de pénétrer la "spécificité de la physique française".

Deux grandes séries sémantiques apparaissent à partir du terme Raison: schématiquement on dira que selon les auteurs, elles s'articulent soit sur la raison raisonnable, soit sur la raison rationnelle. Au premier sens s'associent la clarté, la rigueur, la pondération de la pensée, l'équilibre, le bon sens, le sens commun; au second la notion de loi scientifique, de primauté du fait expérimental, de progrès constant des sciences. Au premier s'oppose le déraisonnable, le baroquisme, la folie, le "délire logique" ou l'absence totale de logique; au second l'irrationnel, la métaphysique, les croyances religieuses, les dogmes; aux deux les surréalistes, les "dada", ceux-là mêmes qui prennent plaisir à "déraisonner irrationnellement". On comprend que les premiers préfèrent Descartes tandis que les seconds préfèrent Auguste Comte même s'ils l'avouent peu, que les premiers soient plutôt de droite, les seconds de gauche, mais sans que l'un des caractères exclue l'autre. Les deux séries associatives fonctionnent simultanément le plus souvent, même si fréquemment l'une domine, pouvant dans ce cas "bloquer" certain termes de l'autre. Sommes-nous sérieux? Tout à fait. Nous essaierons de le montrer. Notons simplement la présence, dans tous les textes, d'un leitmotiv obsédant: le refus, la peur devant tout ce qui pourrait s'apparenter au non-raisonnable, au non-rationnel, devant ce qui sort des normes de la raison qui contrôle, devant en fait ce qu'on doit appeler le plaisir, le jeu, le ludique. Serait-ce déplacé de citer Georges Bataille:

il s'agit toujours d'opposer au désordre animal le principe de l'humanité accomplie: pour celle-ci, il en est toujours un peu comme pour la dame anglaise de l'époque victorienne, qui affectait de croire que la chair et l'animalité n'existent pas. La pleine humanité sociale exclut radicalement le désordre des sens; elle nie son principe naturel, elle refuse ce donné et n'admet que l'espace d'une maison nettoyée, le ménage fait, à travers laquelle se déplacent de respectables personnes, à la fois naïves et inviolables, tendres et inaccessibles.[16]

La Raison rationaliste et les physiciens de gauche

La raison "rationaliste" est l'approche de la raison que proposent de préférence et le plus nettement les scientifiques de la gauche française. Il est assez aisé d'en mener l'étude dans les années 30 car les hommes qui soutiennent ces discours se retrouvent fondant l'*Union Rationaliste.* Peut-être n'est-il pas superflu de regarder la liste des membres qui ont présidé à sa naissance: au comité d'honneur, il y a 12 personnes dont la comtesse de Noailles, les autres appartenant au monde universitaire. Comme dirait Thibaudet, le coeur des professeurs et des boursiers. Parmi ceux-ci, un médecin et sept scientifiques, tous amis de Perrin et de Langevin: Jean Perrin lui-même, Emile Borel, son beau-père Paul Appell, ancien doyen de la faculté des sciences, Georges Urbain et Louis Lapicque, amis intimes des précédents, Jacques Hadamard, mathématicien illustre toujours présent aux séminaires de Langevin, et G. Koenig professeur de mécanique physique à la Sorbonne. Une majorité donc de scientifiques et particulièrement de mathématiciens, de physiciens et de chimistes (6 sur 12). A noter aussi la présence de Lucien Lévy-Bruhl.[17]

Ces trois caractères — hégémonie quasi-absolue d'universitaires, majorité de scientifiques et parmi eux de praticiens des trois sciences "nobles" — se retrouveraient dans les divers conseils de l'union, notamment au conseil de direction présidé d'abord par H. Roger, doyen honoraire de la faculté de médecine puis par Paul Langevin. Nous citerons encore quelques noms du comité d'études pour montrer l'étendue de ce groupe et le poids de l'idéologie qu'il représente: Alain, Charles Andler, Georges Duhamel, Jean Guehenno, Henri Laugier, Marcel Mauss, Emile Meyerson, Abel Rey, Jean Rostand, François Simiand. Et parmi les signataires d'articles, on trouve de nombreux physiciens comme Marcel Boll, Jean Coulomb, Mlle Choucroun, Pierre Auger, Francis Perrin, Yves Crozes..., et dans l'immédiat après-guerre, la liste serait encore plus étendue, regroupant une large part de ce qui constitue alors l'élite physicienne de la France.

L'appel de l'Union rationaliste permet à première lecture de relever ce qui anime ces hommes: leur manifeste est bien sûr une profession de foi envers la science et ses méthodes. L'esprit de celle-ci est "positif" et est d'ailleurs "le rationalisme lui-même". Aussi est-il fidélité aux faits, à l'expérience, à l'observation; aussi affirme-t-il que rien hors de ce que démontrent les sciences expérimentales ne peut avoir de valeur lorsqu'on parle du monde. Celles-ci disent la vérité, toute la vérité. Eloquente à ce propos est aussi une exclamation de Marcel Boll rendant compte d'un livre d'Emile Meyerson: *Du cheminement de la pensée.* Ce philosophe remarquable qui a centré son travail sur l'épistémologie et la philosophie des sciences, contestant l'affirmation de l'Ecole de Vienne selon laquelle "il n'existe pas de philosophie en tant que savoir fondamental ou universel, placé à côté ou au-dessus du domaine de la science expérimentale, lequel est unique", se voit blâmé par M. Boll dont le sang ne fait qu'un tour et qui commente: "beaucoup de nos lecteurs penseront, avec nous, que c'est là un point qui nous semblait définitivement acquis". On comprend le sentiment "d'impérialisme", d'étouffement, que certains ont pu ressentir à ces affirmations répétées de la suffisance absolue de la science expérimentale. Car rien ne trouve grâce au fond, ni la philosophie, ni la poésie, ni l'art — surtout l'art contemporain.[18]

Mais ce rationalisme n'est pas seulement fidélité à l'observation, à l'expérience, aux faits, il est aussi reconnaissance que toute la vie du monde peut se ramener à des lois. N'en donnons qu'un exemple extrême, celui d'Albert Bayet dans la présentation qu'il fait de deux conférences tenues par lui à l'Union Rationaliste et intitulées *La morale de la science.* Voici comment est présentée l'importance de la notion de loi. Au début, les hommes ignorent "non seulement les lois, mais l'idée même de loi", leur imagination inquiète peuple le monde de puissances inconnues, la peur, fille de l'ignorance domine leur activité. Mais l'homme s'affranchit peu à peu par la pensée, et un jour, "de cette lente accumulation d'efforts, sort enfin l'idée de loi naturelle: l'arme est enfin trouvée qui doit servir à l'abolition de l'antique peur et à la conquête du monde".[19]

Des peurs justement, les rationalistes en évoquent toujours plusieurs. A proprement parler d'ailleurs, il s'agit de phobies: "malheureusement les obstacles [à la diffusion du rationalisme] sont nombreux". Quels sont-ils? "la croyance aux diverses révélations", "les dogmes incompatibles avec l'esprit scientifique", "la foi aux miracles, le goût du merveilleux et du surnaturel", le succès de l'anti-intellectualisme, "voire même l'extrême spécialisation du savant qui finit par perdre de vue l'ensemble de l'oeuvre dont il est un des artisans", enfin "le préjugé trop répandu que l'esprit scientifique est incompatible avec la poésie et le sentiment".[20]

Cette "définition négative" se retrouve régulièrement dans les *Cahiers rationalistes* et peut être ramenée à un double refus, du religieux d'une part, de toute métaphysique de l'autre — lisez de toute philosophie. Eloquente à ce propos est la publicité faite dans les Cahiers rationalistes pour le livre d'Albert Bayet: *Qu'est-ce que le rationalisme*? On y apprend que parmi les trois formes de rationalisme rencontrées dans l'histoire, "le rationalisme religieux octroie à la raison un domaine mais le limite strictement; dès qu'il y a conflit entre la raison et la foi, la raison doit s'incliner", que "le rationalisme métaphysique rejette l'autorité des dogmes, mais croit à la possibilité d'atteindre des principes absolus et immuables", que seul enfin "le rationalisme scientifique répudie l'Absolu et voit dans la raison un outil qui, forgé au contact des faits, se modifie à mesure que se développent l'observation et l'expérience".[21]

Il n'est pas nécessaire de s'attarder plus longuement pour identifier là une persistance du positivisme comtien, une persistance solide enracinée dans le milieu intellectuel français et tout spécialement chez les mathématiciens, les physiciens et les chimistes. Pour simple comparaison et pour rafraîchir les mémoires, voici comment Lalande dans son célèbre dictionnaire du début du siècle définit le terme de positivisme. Selon lui, on donne ce nom à des doctrines qui ont pour thèmes communs d'affirmer "que seule la connaissance des faits est féconde", "que le type de la certitude est fourni par les sciences expérimentales", "que l'esprit humain, dans la philosophie comme dans la science, n'évite le verbalisme ou l'erreur qu'à la condition de se tenir sans cesse au contact de l'expérience et de renoncer à tout a priori"; que "le domaine "des choses en soi" est inaccessible, et que la pensée ne peut atteindre que des relations et des lois". Il précise que ces tendances intellectuelles se rattachent plutôt à Condorcet qu'à Comte. Rendons néanmoins à ce dernier la paternité de la loi des trois états utilisée par les *Cahiers rationalistes* pour présenter le livre d'Albert Bayet.[22]

Précisions ici deux choses. D'abord à propos de notre emploi du terme positivisme. Les sens donnés à ce mot ont été tellement multiples, il a servi à couvrir tant de thèses et d'hommes, que quelques précisions s'imposent. Nous l'employons ici pour décrire simplement un ensemble de convictions sur ce que doivent être les règles de la science et sur les relations que celle-ci doit entretenir avec les autres formes d'appréhension du monde. La définition de Lalande nous semble ici résumer assez bien ce que nous voulons signifier en décrivant les "rationalistes" comme positivistes. Notre emploi du mot est donc élémentaire, conforme au sens historique courant qu'il a au début du siècle en France.

Par ailleurs, nous ne pensons pas qu'il existe des filiations conscientes entre ces hommes et les grands ancêtres comme Comte ou Condorcet, dont les noms ne sont d'ailleurs pas cités. Nous pensons plutôt en terme d'héritage, d'héritage indirect de notions puisées au répertoire culturel de la France républicaine, héritage qui forme le dénominateur commun du commun des intellectuels, et des scientifiques tout particulièrement. La science *est* le rationalisme à l'oeuvre, celui-ci est connu depuis presqu'un siècle et rien n'invite à le modifier: il est fidélité aux faits expérimentaux, la loi phénoménologique est la forme naturelle de son exposition et la métaphysique comme la philosophie sont des discours à la limite du sens. Et à notre avis, pour maints physiciens français, le refus de certains aspects des nouvelles théories apparues depuis 1905 s'enracine dans cet ensemble de convictions, ou du moins trouve dans celles-ci, les schémas conceptuels préexistants et efficaces qui permettent de justifier le refus.

Le positivisme et les physiciens de droite

Une fois tracé ce panorama "sur la gauche", la question se pose de savoir dans quelle mesure les scientifiques "de droite" y participent aussi. A priori cela semble probable: la droite française de cette époque est profondément divisée idéologiquement et la fraction qui est au pouvoir, qui est "aux affaires", s'occupe peu de ces discussions. Plus pragmatique, elle consent souvent à l'idéologie positiviste et radicale. Seules les minorités réactionnaires, au sens premier du terme, sont amenées à contester cette idéologie. Or les scientifiques, comme nous l'avons dit et constaté, ont accepté de vivre dans un milieu favorable au scientisme courant. On peut donc s'attendre à les voir participer plus ou moins aux schémas culturels que nous venons de dégager.

On peut pour s'en convaincre, lire par exemple le compte-rendu fait dans la *Revue des deux mondes* de la première édition de *La science française* (il s'agit de deux volumes regroupant des articles rédigés à l'occasion de l'Exposition internationale de San Francisco en 1915 et préfacés par Lucien Poincaré). L'auteur, reprenant Lucien Poincaré, commente en parlant de la science française: "il ne lui suffit pas de poser des définitions abstraites et d'en conclure ceci ou cela: elle veut, «à chaque pas qu'elle fait, confronter ses progrès avec la réalité». En somme, elle est positive".[23]

On peut lire, en 1924, l'introduction d'Emile Picard au tome XIV de *L'histoire de la nation française.* Il insiste pour qu'on sépare "la physique positive de la métaphysique du monde matériel (...) quant au désir de connaître le Vrai", et propose comme exemple d'action bienfaisante exercée par la science, "l'idée profonde de loi naturelle [qui] s'implante peu à peu dans les esprits" (il l'illustre d'ailleurs par l'exemple de l'astronomie chère à Auguste Comte).[24]

Pour terminer on peut lire aussi Charles Fabry réécrivant en 1933 le chapitre consacré à la physique et à la chimie-physique dans la nouvelle édition de *La science française.* Evoquant les racines historiques de la chimie-physique au tournant du siècle, il en définit trois:

> D'une part, *l'étude expérimentale des faits, sans théorie ni idées préconçues*; chez nous, il faut tout particulièrement signaler les travaux de Raoult sur les propriétés des dissolutions. Professeur de Chimie à la Faculté de Grenoble, Raoult a été, en réalité, un grand physicien. Ses recherches sur la «cryoscopie» et sur la «tonométrie» ont conduit aux premiers résultats importants sur la théorie de solutions; ils sont journellement utilisés par les chimistes pour la mesure des masses moléculaires. D'autre part, le développement de la thermodynamique, *science dégagée de toute hypothèse et basée sur des principes presque évidents*, permet d'obtenir des *relations certaines entre des faits observables.* En France, où la théorie atomique ne s'est que lentement acclimatée, nous trouvons les plus illustres adeptes de cette manière de raisonner. Le Chatelier *énonce avec clarté, sans recourir à aucune hypothèse*, les lois essentielles des équilibres chimiques. Duhem est, si l'on peut ainsi dire, *le plus pur représentant de cette doctrine*; dans une longue série de publications, s'étendant de 1890 à 1915, il développe, sous une forme mathématique impeccable, les lois de toutes les transformations physico-chimiques; en même temps, grand érudit, il a recherché jusqu'au moyen âge l'origine obscure de la science moderne. Enfin, sans rien repousser de ce qui était dû à l'expérience directe et à la thermodynamique, la théorie moléculaire de la matière et de l'électricité donne une image, certainement exacte dans ses grandes lignes, *de la réalité des choses*, et c'est là que nous trouvons l'école atomistique française, avec Jean Perrin et ses élèves.[25]

On le voit, des insistances communes sont repérables, l'image qu'on se construit de la science, de sa méthode, de ses règles de fonctionnement sont largement identiques à droite et à gauche, et Comte en est toujours le dieu absent.

Il serait néanmoins partial de ne pas rappeler une nouvelle fois la logique spécifique et plus radicale des hommes de gauche: leurs discours ne cessent de déborder sur le social, de légiférer au nom de la science sur la métaphysique et la religion. En cela bien évidemment, ils ne sont pas rejoints par Picard, de Broglie ou Fabry.

A nouveau cette conclusion à laquelle nous arrivons peut paraître un peu catégorique. Il semble bien que depuis le dernier tiers du XIXè siècle, bien des auteurs dont des scientifiques de renom, aient sur ces points proposé des objections décisives. Retenons ici Henri Poincaré et Pierre Duhem.

Pour rappeler rapidement les conceptions épistémologiques d'Henri Poincaré, nous avons choisi de suivre un texte de L. Rougier de 1913 et intitulé *Henri Poincaré et la mort des vérités nécessaires.* L'auteur se propose d'abord de présenter le temple classique édifié à la gloire de la raison pure jusqu'aux travaux de Poincaré. Y est admis, à côté du travail expérimental "l'existence de vérités inconditionnellement nécessaires, indépendantes de notre esprit, et qui ne sauraient provenir de l'expérience: Tels sont les concepts et les jugements mathématiques". Pour les connaître, une faculté spéciale est requise, la Raison humaine.

> C'est elle qui, par une intuition intellectuelle, saisit les idées simples et les principes qui permettent de reconstruire le monde *a priori.* Elle le fait d'autant plus aisément que deux caractères la définissent. Elle est la même pour tous et dans tous les temps, quelque soit la variété des objets auxquels elle s'applique; d'autre part, résultat d'un finalisme providentiel, les lois de son fonctionnement sont composées tout exprès sur le modèle des lois de la nature.

Aussi ne doit-on pas s'étonner si les lois mathématiques sont en harmonie avec celles de la nature, si leur usage convient parfaitement à l'explication du fonctionnement de l'Univers.[26]

Les critiques de Poincaré ont porté successivement sur les principes de l'astronomie, de la mécanique rationnelle, de la géométrie.

> Les principes de la mécanique et de la physique mathématique ne sont pas des vérités nécessaires qui s'imposeraient à notre esprit (...). Ce sont, dit Poincaré, des lois expérimentales, vérifiées approximativement dans certains cas privilégiés, et érigées ensuit en principes, c'est-à-dire en définitions par postulats des concepts premiers de la mécanique.

Aussi, si une vérification expérimentale vient à manquer, leur abandon est nécessaire. De même, les axiomes de géométrie

> ne sont pas des vérités nécessaires puisqu'on s'en affranchit; ce ne sont pas non plus des formes *a priori* de notre sensibilité puisqu'on peut se représenter des mondes non-euclidiens; ils ne sont pas davantage imposés par l'expérience. Celle-ci nous fait connaître, *non quelle est la géométrie la plus vraie, mais quelle est la géométrie la plus commode.*

Les contingences empiriques de notre milieu sont donc essentielles.

L. Rougier conclut donc en remarquant que

> la science ne nous apparaît plus comme une adéquation de l'esprit à la nature, ou une législation de l'entendement sur l'expérience, ni comme un enregistrement passif des phénomènes: c'est une reconstruction conceptuelle et schématique de la réalité au moyen de symboles et conventions.

Ce qui ne signifie pas que la science ne soit qu'une langue bien faite et qui n'apprendrait rien sur le réel:

Si la science n'avait pas une valeur de vérité, elle ne nous permettrait pas de prévoir." Il faut donc distinguer les relations entre les faits expérimentaux et le langage des énoncés. Divers langages, diverses conventions sont possibles, il n'empêche qu'existent des "dictionnaires" pour passer de l'un à l'autre. Et qui dit dictionnaire et traduction, dit "existence d'un invariant".[27]

Aussi l'insistance de Charles Fabry à présenter la thermodynamique comme "science dégagée de toute hypothèse et basée sur des principes presque évidents", son désir de présenter "des relations certaines entre des faits observables" . . . semblent d'avance avoir été contestés. Il oublie que "la science, loin d'être réalisée et donnée tout d'un coup, comme le pensait Descartes, est le résultat de la sélection d'une multitude de théories: une adaptation lente et progressive des idées aux faits et des idées entre elles", il refuse d'entendre que les vérités de la science "ne sont que des conventions commodes qui portent humblement la marque des contingences empiriques du milieu où elles furent formulées" (L. Rougier), même si le savant ne créé pas le fait, mais seulement le langage dans lequel il l'énonce.[28]

Duhem pour sa part, a mis l'accent sur l'importance des théories et sur le dévoilement de leurs fondements. Pour reprendre André George, la théorie physique selon Duhem

n'est pas une explication. C'est un système de propositions mathématiques déduites d'un petit nombre de principes, qui ont pour but de représenter aussi simplement, aussi complètement, et aussi exactement que possible un ensemble de lois expérimentales

Aussi ne révèle -t-elle pas la réalité ultime des entités sous-jacentes au phénomène étudié, elle se contente de relier des apparences saisies par les instruments de mesure. Chez Duhem, cette critique est menée à partir d'une analyse du phénomène d'observation, toujours construit, insiste-t-il, dans le cadre d'une théorie préexistante formulée mathématiquement, elle s'appuie sur l'étude du caractère toujours approché des résultats expérimentaux, elle implique qu'une hypothèse seule n'est jamais testable, qu'aucune expérience cruciale n'est envisageable. Car fondamentalement, l'induction à partir des lois expérimentales ne peut jamais fournir de façon univoque un unique jeu d'hypothèses. Comme Poincaré cependant, il insiste sur le fait qu'une théorie physique "n'est pas un système purement artificiel aujourd'hui commode et demain sans usage; elle est un reflet de plus en plus clair de réalités que la méthode expérimentale ne saurait contempler face à face" (Hélène Metzger-Bruhl). En d'autres termes, elle s'inscrit dans une évolution historique, elle tend — même si Duhem reconnaît qu'il s'agit là d'une conviction métaphysique — à être toujours plus homogène et toujours plus une. En bref, comme le commente Abel Rey,

> la science n'a pas pour but de copier le réel au sens absolu du mot, mais de conserver dans une description ordonnée à partir de principes généraux les choses telles qu'elles nous apparaissent, description qui par son ordre même, nous permettra de prévoir.[29]

Il peut donc sembler curieux de trouver dans l'entre-deux-guerres les insistances que nous avons relevées sur le rationalisme qui ne serait que fidélité à l'observation, sur le refus des *a priori*, sur la vénération portée aux lois phénoménologiques induites, sur le fait même d'attribuer à Duhem la volonté d'énoncer les lois essentielles des équilibres chimiques sans recourir à aucune hypothèse (C. Fabry). En fait l'étonnement peut disparaître si on pense que ces débats, ces analyses ont peu pénétré le milieu *physicien*, ou alors superficiellement et en étant déformés.[30] Certes les philosphes ont été fort intéressés mais qu'en est-il du physicien universitaire? De plus, *les Cahiers Rationalistes* semblent peu connaître ces analyses et les catholiques les combattre plus que les accepter. Albert de Lapparent par exemple, persiste à penser "que le monde réel autant qu'il puisse nous être connu, a été créé sur le type euclidien", il craint que les théories de Poincaré et Duhem ne conduisent au scepticisme, il préfère s'en tenir à la conception inductive des sciences physiques. Bien des membres de la Société Scientifique de Bruxelles adoptent d'ailleurs des positions identiques même si des exceptions existent (A. George par exemple). Il semble en effet que les conceptions critiques de Poincaré et Duhem visant un positivisme "primitif" ont amené un résultat inattendu. Elles ont pu *renforcer l'idée* que les théories sont des choses auxquelles il ne faut pas se fier puisqu'elles sont si arbitraires et gratuites, qu'elles sont interchangeables et vouées au remplacement rapide, qu'en d'autres termes, le seul terrain sûr est celui des lois phénoménologiques. Ainsi, au-delà d'analyses d'une grande pertinence et malgré, voire contre ceux qui ont forcé au débat, c'est la permanence qui l'emporte, la permanence rassurante car banale et connue. Le repli sur les conceptions classiques peut donc être une forme de réponse à des thèses (et des querelles sans fin) dont l'enjeu a pu paraître trop lointain et sans incidences concrètes dans la vie du laboratoire.[31]

III — La Raison raisonnable: clarté française et bon sens

La raison n'est pas que positive chez les Français, elle est aussi esprit de netteté et d'ordre, sens du choix et tolérance. Ce thème est fréquent chez les scientifiques de droite qui l'inscrivent dans une tradition remontant au XVIIème siècle, à Pascal, à Descartes et au classicisme, qu'il soit architectural, pictural ou littéraire. S'affirment ici les propriétés d'un esprit plus volontiers national, esprit perpétué à travers les siècles par la langue, le goût, les qualités personnelles des grands maîtres français.

On peu classifier ces caractères de la raison française autour de deux pôles: l'un qui affirme la notion d'ordre et de rigueur, l'autre qui s'articule à la notion complexe de sens commun ou de bon sens, signifiants qui renvoient à la crainte des excès — et par là au déraisonnable — mais aussi à l'équilibre, à l'harmonie — et par là à l'évidence. La préface de Lucien Poincaré à la première édition de *La science française* en 1915 et un article de Louis de Broglie dans le recueil *La France immortelle* de 1946 nous ont semblé être les exemples les plus nets pour marquer le premier pôle. D'abord, car à trente ans de distance, ils maintiennent la permanence de celui-ci, et car, hérités chacun d'une guerre, ils en manifestent le plus clairement les traits.

L'état de raison claire propre aux Français

Pour Lucien Poincaré, la science française a su conserver, à travers les siècles, les caractères distinctifs de son génie: "partout où elle porta son activité, elle sut mettre l'ordre, la netteté, la précision". Et de la comparer "à ces monuments grecs, dont les lignes hardies et sûres excitent l'admiration par leur fermeté gracieuse et leur pureté élégante; rien d'inutile, rien de disproportionné, tout est simple, tout est intelligible, et les éléments donnent, par leur harmonieux assemblage, l'impression d'une chose solide et voisine de la perfection".[32]

Louis de Broglie formule une idée très proche en parlant de "ces qualités de l'esprit français qui lui ont toujours valu d'être aux avant-postes" et de sa "tendance naturelle à la clarté des idées". Ceci a permis aux grands savants français d'atteindre "les conceptions générales et les idées synthétiques et (d') en déduire avec logique et clarté les principales conséquences". Au point d'ailleurs que "bien des questions étudiées d'abord hors de France n'ont paru mises au point (...) qu'après avoir été «repensées» par un esprit français et exprimées dans notre langue".[33]

Ce qui explique cet état de raison claire propre aux français, cette excellence étonnante dans la clarté et l'équilibre n'est pas toujours explicitement formulé: il s'agit d'un mode d'être hérité de la tradition. Au double sens du mot d'ailleurs: tradition linguistique et scolaire d'une part, celle qui modèle les esprits; tradition des grands hommes de l'autre, la tradition incarnée.[34]

Il y a donc d'abord notre culture classique, celle qui nous baigne de la naissance à notre mort et dont le véhicule privilégié est la langue, cette langue merveilleuse qui est la nôtre. Elle permet "d'exprimer avec précision, en suivant le fil solide d'un raisonnement logique, un enchaînement d'idées claires et distinctes. Et ce n'est pas un hasard que reviennent ainsi naturellement sur mes lèvres (c'est Louis de Broglie qui parle) des mots qui de nouveau évoquent invinciblement la grande figure de René Descartes ..." Car il est de ce siècle "dont l'un des caractères essentiels fut d'être le siècle de la raison", et qui stabilisa la langue française en la "coulant dans un moule de rationalité". Le XVIIIème siècle ne fit que lui donner plus de finesse et de souplesse afin de traduire les nuances. "C'est là sans doute, conclut Louis de Broglie, une des raisons (il y en a certainement d'autres aussi) qui ont assuré à la France un rôle particulièrement brillant dans le progrès des Sciences" (il parle des années 1780 à 1830). Se retrouve là un attachement à la langue naturelle cher aux Français. Non que les scientifiques refusent les mathématiques par exemple mais la possibilité de transcription dans la langue naturelle est une garantie de justesse. Du moins, une thèse qui serait inexprimable dans celle-ci présenterait probablement quelques faiblesses. Cette conviction jamais exprimée nettement s'articule aux notions de sens commun, d'évidence, que nous aborderons dans quelques instants.[35]

Mais cette tradition s'est incarnée dans des hommes, des hommes de génie, "et dont la France a été une mère féconde". On commémore donc les penseurs — Pascal, Descartes — aussi bien que les fondateurs de toute la science moderne: Coulomb, Fresnel, Ampère, Carnot, Laplace, tous français. Leur histoire est édifiante, linéaire sans retour sur elle-même, illustrant les progrès conjoints de la science, de l'humanité, de la France. Chacun les invoque pour marquer les filiations, pour s'enraciner dans le sol national, pour, de ces racines généalogiques, marquer la pérennité française. S'inscrit à ces évocations, par osmose logique, par diffusion évidente, l'avantage de notre caractère éternel. On n'invoque pas Descartes et les autres simplement pour leurs travaux — il ne s'agit pas de reconstituer l'histoire mais d'évoquer des êtres mythiques — mais pour conforter notre position vis-à-vis des étrangers. On installe notre passé comme garant de notre présent: des hommes qui "collent" à la réalité puisqu'ils ont des racines profondes, des hommes qui ne sont pas des "machines à penser" mais des humanistes — Pasteur bien sûr — et à qui l'Homme importe avant tout, en un mot des Français de toujours, tenaces et individualistes et qui savent faire preuve d'intransigeance quand il le faut.[36]

Ainsi donc de notre logique naturelle, de notre clarté, de nos idées claires, de notre précision. Notre culture et notre langue en sont les fondements, nos grands savants — et nos grands hommes de lettres bien sûr — les manifestations. Fille de Descartes, la raison nous est congénitale, elle est une donnée première de notre esprit, elle est notre esprit même et demande pour pouvoir se dire le véhicule de notre langue. Cependant ce génie qui nous est propre se marque, chez certains auteurs, d'un second caractère, un sens intime du réel qui s'appelle tantôt le bon sens, tantôt le sens commun, tantôt l'évidence.[37]

Le sens intime du réel: le sens commun

Pour éclairer le fonctionnement de cette notion, nous allons quelque peu remonter dans le temps et étudier successivement trois textes qui représentent en fait trois moments successifs de l'élaboration de cette notion dans les discours des scientifiques français, plus exactement trois moments de la constitution de la vulgate courante à ce propos dans les années 20. Deux sont de Duhem, le troisième est de Picard.[38]

La première version retenue se trouve dans le chapitre IV de *La théorie physique* de Duhem publiée au début de ce siècle. Reprenant Pascal tout en le déformant, Pierre Duhem divise dans ce chapitre, l'humanité en deux groupes d'hommes: ceux à l'esprit ample et ceux à l'esprit étroit et profond. Les premiers sont des esprits imaginatifs qui ont "une merveilleuse aptitude pour rendre présent à leur imagination un ensemble compliqué d'objets disparates". Ils peuvent utiliser, assimiler un grand nombre de principes sans les confondre — d'où leur caractérisation comme esprits amples. Par opposition les esprits profonds sont abstraits, logiques, déductifs, pénétrant en profondeur les conséquences des principes ("réduction des faits en lois, réduction des lois en théories"). Ces hommes-là ont l'esprit de justesse, de force, de droiture. On peut représenter cette première dichotomie selon une suite d'oppositions, de couples opposés qui s'enchaînent les uns les autres dans le discours:[39]

$$\frac{\text{amplitude d'esprit}}{\text{étroitesse d'esprit}} \Big/ \frac{\text{esprit faible}}{\text{esprit fort}} \Big/ \frac{\text{esprit de finesse}}{\text{esprit de méthode}}$$

$$\frac{\text{imagination}}{\text{logique}} \Big/ \frac{\text{esprit de géometre}}{\text{abstraction logique}}$$

Pour préciser sa pensée, Duhem associe aux premiers Napoléon, Shakespeare, Bacon, les diplomates, aux seconds Corneille, Descartes et le clacissisme français. Plus généralement les anglais et les continentaux. La suite de couples peut donc s'écrire:[40]

$$\frac{\text{Shakespeare}}{\text{Corneille}} \Big/ \frac{\text{Bacon}}{\text{Descartes}} \Big/ \frac{\text{anglais}}{\text{français et allemands}}$$

Ensuite Duhem passe aux scientifiques plus précisément. Les continentaux ont des *principes*, comme "la matière cartésienne, qui n'est qu'étendue et mouvement", les Anglais au contraire, plus pragmatiques et marqués par leur industrie sont fascinés par les modèles mécaniques: "pourvu que le mécanisme soit bien concret, bien visible aux yeux de l'imagination, il lui importe peu (...) que les principes du cartésianisme le condamnent". De même pour l'usage fait de l'algèbre ou de la manière d'utiliser et de pratiquer la physique mathématique. On établira donc ainsi la suite de notre "chaîne" de couples sémantiques.[41]

$$\frac{\text{modéles mécaniques concrets}}{\text{théories abstraites logiques}} \Big/$$

$$\frac{\text{modèles algébriques symboliques}}{\text{usage de l'algèbre comme auxiliaire}} \Big/$$

$$\frac{\text{multiplication des modèles contradictoires}}{\text{unité logique et cohérence}} \Big/$$

$$\frac{\text{la théorie est une collection de modèles}}{\text{la théorie est une classification rationnelle de lois physiques}} \Big/$$

On voit ainsi comment se constitue par extension successive de sens, une typologie. Dans la conclusion surgit le dernier élément, ce "quelque chose" en propre qui ne se définit que par l'évidence de son énoncé et qui fournit le dernier élément de cette chaîne sémantique:

Cette aspiration vers une théorie dont toutes les parties s'accordent logiquement les unes avec les autres (...) surgit en nous avec une force invincible; celui qui n'y voudrait voir qu'un leurre et une illusion ne saurait être réduit au silence par le principe de contradiction; mais il serait excommunié par le *sens commun.*

Ainsi, dans notre série, les premiers *n'ont pas* le sens commun, les autres *l'ont.* Nous ajouterons donc le dernier couple

pas de sens commun /
sens commun

qui s'avère alors valoriser toute la chaîne.[42]

Avant de lire de la même façon les textes suivants, il nous faut répondre à une objection qu'on serait en droit de nous porter: la finalité de ce discours de Duhem ne peut se comprendre qu'en référence au débat de la fin du siècle dernier et qui secoue le monde scientifique, à savoir l'opposition entre énergétistes et positivistes d'une part, mécanistes et atomistes d'autre part (en acceptant du moins d'en rester à des termes un peu schématiques), Duhem occupant résolument sa place dans le premier camp. Ceci est vrai quant à la finalité de ce texte-ci. Mais pour notre propos, cette constatation est secondaire. L'intérêt de ce texte pour nous est qu'il construit, pour les scientifiques, des typologies nationales qui permettent au cartésianisme français "de sens commun" de trouver les moyens de son affirmation, confortant dans le même mouvement son nationalisme et son autosatisfaction. D'ailleurs nous allons le voir, dans les filiations d'après-guerre, se perdent les raisons propres qui ont présidé à l'établissement de ce texte chez Duhem lui-même — à savoir le débat entre énergétistes et mécanistes — pour ne plus laisser subsister que le classement, la place des scientifiques français face aux autres, aux étrangers.

En quelques années en effet — et particulièrement dès l'année de guerre 1915 — sont publiés de nombreux articles attaquant les prétentions de la science allemande, Duhem étant un des premiers à le faire. C'est à un texte de ce dernier que nous allons maintenant nous intéresser pour lui faire subir le même traitement que celui que nous venons d'infliger au précédent. Pour ne pas alourdir l'exposé, nous serons cependant encore plus bref: nous proposons simplement de résumer la thèse de Duhem par de simples séries de couples sémantiques opposés construits sur le même modèle que précédemment. Rappelons d'abord notre résultat concernant 1906:

$$\frac{\text{esprit de finesse}}{\text{esprit de rigueur}} \Big/ \frac{\text{ample}}{\text{abstrait}} \Big/ \frac{\text{modèles contradictoires}}{\text{raison et unité logique}} \Big/ \frac{\text{anglais}}{\text{français allemands}} \Big/$$

$$\frac{\qquad}{\text{sens commun}}$$

En 1915, l'esprit de rigueur s'est dédoublé en une forme "saine" et une forme "excessive", autrement dit une forme conforme au sens commun et une forme qui s'en est éloignée. La forme "saine" devient ainsi mâtinée de finesse, elle devient — certes dans la rigueur — esprit de finesse. On peut donc, en suivant le texte de l'article, écrire la série suivante:[43]

$$\text{esprit de rigueur (1906)} \longrightarrow \frac{\text{esprit de rigueur excessif}}{\text{esprit de finesse qui nuance}} \Big/$$

$$\frac{\text{trop abstrait, étouffant l'imagination}}{\text{imaginatif et ingénieux}} \Big/$$

$$\frac{\text{dévastateur et dédoublé}}{\text{équilibré — unité}} \Big/ \frac{\text{délire logique}}{\text{sens commun}} \Big/ \frac{\text{allemand}}{\text{français}}$$

Autrement dit, si l'on part de la même opposition initiale dans chacun des textes, il faut voir que la suite des associations de sens se constitue en fonction d'une position valorisée, connotée positivement, qui est celle de Duhem-esprit-français-de-bon-sens, qui marquant l'un des termes de l'évidence, le valorise. Ainsi en 1906, la rigueur, la droiture d'esprit, la raison logique sont de sens commun, l'illogisme et l'acceptation des contradictions sont étranges, étrangères, anglaises. En 1914, la finesse, l'ingéniosité, l'équilibre raisonnable sont de sens commun à leur tour, le délire de la raison logique est schizophrénique, allemand. Et il n'y a pas de contradiction: la raison, le sens commun d'équilibre, sont toujours passibles de perversion et les deux faces de l'esprit humain que sont la rigueur abstraite et la finesse imaginative sont a priori positives — si tant est qu'elles soient pondérées, et que le sens commun les garde. L'erreur est en fait dans *l'excès*, soit de rigueur, soit d'imagination.

La synthèse de ces formalisations répétées à satiété entre 1915 et le début des années 20, nous en trouvons une forme achevée chez Emile Picard dans son introduction au tome XIV de *L'histoire de la nation française* déjà évoquée. Nous en donnons un paragraphe en annexe car dans sa brièveté, il contient tous les éléments de ce mode de pensée. Trois temps marquent la démonstration d'Emile Picard, trois temps toujours nécessaires: d'abord l'affirmation du caractère universel de la science, puis la reconnaissance qu'il existe cependant des caractères nationaux propres aux pratiques scientifiques, enfin le troisième temps qui est en fait l'objet du discours: la science française — c'est-à-dire la FRANCE, en majuscules, car ici la "science" n'est, sous l'apparence du substantif que le support transparent de l'adjectif — "a toujours gardé une position moyenne entre les extrêmes". Voilà bien le coeur de la démonstration. Il ne s'agit pas d'"analyser" comme on pourrait le croire, les caractéristiques nationales; il s'agit de restituer des affirmations immuables. Mais maintenant le schéma est logiquement à trois positions et non plus à deux comme chez Duhem. Il oppose deux extrêmes — anglais et allemand — à une position médiane, française. Ainsi les Anglais préfèrent les modèles mécaniques, ils ont le goût d'une vision concrète des choses, ils se soucient peu de l'unité logique: thèmes banals, quelconques, puisés chez Duhem et répétés tels quels trente ans plus tard. (En contre-point — et ceci est bien éternellement vrai — il faut lire notre souci de la cohérence, notre capacité d'abstraire). Situés sur l'autre versant, les Allemands vivent dans l'*a priori*, dans une logique sans lien avec le réel. (Bien sûr, c'est l'éloge de notre sens des choses, de notre ancrage dans les faits, dans l'expérience). Symétriques chacun dans l'excès, Allemands et Anglais se répondent de part et d'autre de la position moyenne: pas d'abstraction ou trop d'abstraction, pragmatisme matérialiste ou refus de se préoccuper de l'accord avec le réel, peu d'unité logique ou trop d'attachement à suivre indéfiniment des conséquences, trouvant même "un certain plaisir à s'éloigner du sens commun". Et c'est bien dans ce refus du juste milieu que se clôt la pertinence des autres. Et nous le savons. Car la science — celle que nous incarnons, la vraie — n'est que le prolongement de cet esprit raisonnable que nous avons, elle le matérialise: en elle règne le sage équilibre.[44]

Une brève remarque est ici nécessaire à propos de la notion complexe de sens commun. Chez Duhem, elle semble être, au premier regard, un élément hétérogène au sein de sa théorie de la physique, c'est-à-dire que toute sa théorie peut exister sans cette notion. Le jeu d'hypothèses de toute théorie n'a en effet comme contrainte que d'être logiquement cohérent et le sens commun n'a pas à décider. La concordance avec les résultats expérimentaux, moment où l'invalidation de la théorie peut être prononcée, n'intervient qu'*a posteriori* et de façon globale pour la théorie. Du strict point de vue scientifique, les hypothèses originelles sont donc arbitraires, pourvu qu'elles obéissent au principe de non-contradiction. En ce sens par exemple, la théorie einsteinienne de la relativité restreinte est parfaitement conforme aux principes duhémiens. Ce que Mentré parmi d'autres reconnaît aisément dans un article de 1922. Cependant, comme Duhem, il pose la question: "Est-ce une saine théorie physique? Autrement dit les postulats (...) sont-ils conformes au bon sens?". Il répond négativement et, fidèle à l'enseignement du maître, il rappelle la logique inflexible des Allemands et les postulats ruineux qui ne reculent pas devant la contradiction avec le sens commun, c'est-à-dire "les besoins impérieux de notre raison". Le concept de sens commun, de raison évidente qui n'a donc pas place logique dans la théorie de Duhem, est pourtant essentiel à un autre niveau: il permet d'ignorer des théories formellement acceptables. Mais Duhem insiste: rien ne peut logiquement permettre l'invalidation des théories qui utilisent des éléments contraires au bon sens, elles ne peuvent êtres réduites au silence "par le principe de contradiction". C'eşt d'un point de vue métaphysique, extérieur au domaine de la science, que l'excommunication est prononcée.[45]

Ainsi se dégagent des schèmes mentaux qui mettent à jour une image de la science française qu'on peut résumer en disant, qu'une et éternelle, elle occupe une place enviable au milieu de ses soeurs étrangères. Appuyée sur une longue tradition, ni trop théorique ni trop pragmatique, elle incarne la synthèse et saura toujours garder entre toutes une des meilleures places. Mais surtout "cartésienne", elle est la science de la raison évidente, du sens commun, de "ce quelque chose que l'on possède en propre, nous Français, à la manière d'un appendice physique glorieux, organe particulier de perception" et dont "le rôle est de poser des égalités simples" (Roland Barthes).

On doit cependant se demander qui partage cette perception dans le milieu scientifique. Il serait faux d'affirmer qu'elle est générale. Si elle est assez répandue dans les années 20, nous pensons qu'elle s'estompe dans la décennie suivante *relativement au problème particulier du sens commun et de l'évidence.* Restent au contraire marqués les discours sur la clarté française, l'ordre et la netteté traditionnelle qui nous caractérisent. Une première raison en est à trouver dans le recul du nationalisme exacerbé des années d'après-guerre: le discours sur la science française est moins agressif, il se dilue plus volontiers dans les individualités, les grands ancêtres, oubliant les typologies nationales trop affirmées. Une seconde raison en est probablement dans le développement des nouvelles théories physiques qui s'éloignent du "sens commun": la naissance de la physique quantique, jointe au premier choc que fut la relativité, semble avoir incité à la prudence. Nous ne pensons pas pour autant que les schèmes sous-jacents aient disparu des esprits, loin de là. Nous nous en sommes rendu compte en étudiant la physique enseignée en France dans les années 30, nous les avons rencontrés dans les discours de Bruhat ou de Cotton qui nous ont été rapportés: il faut se méfier des théories trop générales, les théories passent, il vaut mieux s'en tenir à une physique phénoménologique. Mais le discours idéologique produit pour *justifier* les pratiques réelles semble, lui, en recul. D'autant plus que ces notions sont attaquées par certains, principalement par les physiciens théoriciens. Peu nombreux peut-être, ils n'en critiquent pas moins l'usage de ces termes. Ainsi Langevin et Marcel Boll aux *Cahiers rationalistes.* Ainsi encore les "silences" de Louis de Broglie sur le bon sens français. On pourrait dire que les discours sur la clarté cartésienne française, s'ils sont surtout de droite, rencontrent une acceptation, une tolérance passive dans la gauche qui préfère volontiers l'universalisme positiviste; mais ceux qui s'articulent au sens commun, s'ils eurent leurs heures de gloire dans les années 20, semblent reculer nettement dans le champ idéologique *actif* par la suite, même à droite.[46]

Conclusions: physique et physiciens

Ainsi donc, au-delà des nuances, nous semble exister un socle archéologique commun assez solide, composé d'idées, de principes fondamentaux, d'évidences axiomatiques, de référents ultimes qui soutiennent la pratique de la communauté physicienne. Nous voudrions montrer maintenant en quoi ceci peut permettre de comprendre les caractères propres de la physique française dégagés dans la première partie. Non que nous pensions que cette détermination soit la seule — nous en aborderons d'autres dans le chapitre suivant, — ni même qu'elle soit la plus importante, mais ces traits culturels n'ont pu laisser indifférente la cité physicienne ni devant les mutations rencontrées par la physique, ni dans son travail quotidien d'enseignement et de recherche.

1) La prééminence dans les manuels de physique d'une démarche

classique et cohérente, la présentation de la physique sous son aspect le plus ordonné même si cela se fait au détriment des travaux perturbateurs les plus récents, la tendance à s'en tenir aux classements du XIXè siècle et à ne pas évoquer les théories modernes — a fortiori leurs limites ou leurs contradictions — nous semblent trouver leurs racines dans la volonté toujours réaffirmée en France de suivre des principes de clarté dans l'exposition et de logique dans l'énoncé des postulats et des théorèmes, dans le désir de ramener la science à une synthèse close et définitive: les maîtres mots toujours répétés sont logique rigoureuse, ordonnance solide, fermeté gracieuse, pureté élégante. Le désordre de la science en construction — voire en révolution — ne saurait être toléré.

On préfère donc exposer une science dépassée mais dont la stabilité et le sérieux ont fait leurs preuves, à une science mouvante, heuristiquement plus riche, initiant au doute mais malheureusement incertaine. Et probablement que tout pédagogue français garde secrètement au fond de lui le projet de présenter La Théorie globale de la physique, ordonnée et définitive, La Synthèse qui refondrait tout le savoir acquis. En ce sens Duhem pourrait être un exemple typique du comportement français. Son projet n'était-il pas double: d'une part, du point de vue scientifique, écrire une théorie complète de la physique dont il aurait énoncé les hypothèses de base et déduit l'essentiel du savoir théorique de l'époque — ce qui constitue le projet proprement scientifique; d'autre part élaborer dans le même mouvement une contre-révolution idéologique qui aurait notamment conduit à repenser l'enseignement de la science dans les années 1900.[47]

2) Se comprend bien aussi la préférence pour l'exposition inductive et historique qui privilégie toujours le complexe expérimental: les scientifiques français sont encore profondément moulés, quant à leurs convictions épistémologiques, dans un certain positivisme pour qui seule la connaissance des faits est féconde, pour qui le verbalisme ne peut être évité qu'à se tenir sans cesse au contact de l'expérience, pour qui le renoncement à tout "a priori", toute "hypothèse" est une règle, pour qui enfin la conformité au réel tel qu'il nous apparaît par nos sens est un guide qu'on ne peut totalement ignorer.

Bien sûr Duhem et Poincaré, et ce dernier avec plus de cohérence, ont montré le caractère souvent naïf et de plus en plus dépassé de ces affirmations. Il reste cependant que leurs critiques semblent avoir peu pénétré le milieu physicien ou qu'au pire, elles aient renforcé les convictions antérieures en les situant comme de sûres et confortables positions de repli dans un débat initié de longue date et dans lequel les options idéologiques pouvaient sembler avoir souvent prévalu. En d'autres termes, un débat trop passionné, engagé depuis des décennies, mettant en jeu, chez Duhem par exemple, des convictions extra-scientifiques, et par delà la finesse et la qualité des analyses de certains intervenants, a pu déboucher paradoxalement sur le maintien de positions banales et simples mais qui permettaient, par leur insistance sur le travail quotidien de laboratoire, d'éviter ou d'en finir avec un ensemble de problèmes "inutiles" et de retourner à l'activité scientifique. Et cette fois avec une conviction ne laissant plus prise à d'éventuelles approches nouvelles considérées d'avance comme irrationnelles ou trop proches de la métaphysique. En ce sens, ce positivisme-là, trop lié au sens commun et à la physique classique ne pouvait que difficilement reconnaître son frère né plus tard à Copenhague.

3) S'explique donc aussi l'intérêt pour la recherche des lois phénoménologiques, seules formes dont la pensée dispose pour emprisonner raisonnablement le réel. Les physiciens français dans leur majorité, préfèrent minimiser le plus possible l'écart entre le champ expérimental direct, les processus d'observation, et l'ensemble des théories disponibles, et par là même l'usage d'outils mathématiques trop complexes et peu habituels. Par opposition les théories par trop globales qui mettent en jeu des principes fondamentaux parfois contraires au sens commun, sont perçues comme des artifices intellectuels dont il faut se méfier. Trop loin de la réalité, du complexe expérimental, elles introduisent des médiations trop lointaines, elles marquent un excès intellectuel, une dangereuse familiarité avec la métaphysique et la philosophie. Et tous s'accordent à craindre ces rapprochements. Les rationalistes car ils les considèrent comme contre-nature, les catholiques car ils demandent au savant de rester dans son laboratoire, de ne pas se mêler de philosophie et que cette délimitation qu'ils essaient de construire contre leurs adversaires, les amène à définir ce que doit être la science et ses règles, et bien souvent à préférer la science phénoménologique héritée du XIXè siècle, qui elle, préserve les Absolus et l'Ordre voulu par la Providence.[48]

4) Enfin la conviction universelle que la science n'est que le rationalisme à l'oeuvre, c'est-à-dire le rationalisme du XIXè siècle, peut permettre de comprendre pourquoi la mécanique quantique ne pouvait que difficilement naître en France. D'une part, dans ce pays fier de sa raison et de ses savants, rien n'incite au bouleversement, au renversement des idoles, d'autre part rien ne peut faire plus horreur que le pythagorisme d'un Heisenberg ou les bricolages d'un Bohr.

C'est qu'existe en France un certain nombre de convictions plus ou moins formulées qui forment un noyau largement irréductible: la science a comme fonction de donner une image, une transcription du réel en conformité avec un certain nombre de *principes*. Bien sûr les modalités de celles-ci peuvent certes être objets de débat: on peut accepter la conception épistémologique de Duhem ou la récuser, on peut s'en tenir à un ensemble d'idées plus traditionnelles comme Fabry, mais on préférera souvent garder une science "rationnelle", c'est-à-dire cohérente, "sans hypothèse" entraînant trop loin du cartésianisme géométrique, c'est-à-dire encore ne s'éloignant pas trop de la Raison humaine triomphante qui a reconstruit le monde à partir de règles d'évidence. Bien sûr encore on sera capable d'accepter les théories efficaces nées ailleurs mais, ne pouvant les recevoir pleinement dans leurs implications para-scientifiques, on sera à peine en mesure *d'innover*, de faire oeuvre créative originale dans ce domaine. Les Français ont pu jouer une rôle essentiel dans la physique mathématique du XIXè siècle, ils seront moins à l'aise dans les facultés d'imagination non classiquement rationnelles que demandera la physique quantique et le monde de l'atome, ils seront parmi ceux qui auront le plus de difficultés à évoluer librement dans un monde de pseudo-objets ne se déplaçant plus dans le cadre du temps et de l'espace communs. Et cela semble vrai même pour ceux qui acceptèrent le plus vite ces théories étrangères: nous l'avons vu pour Paul Langevin et Louis de Broglie.

Annexe

Extraits de l'introduction d'Emile Picard au tome XIV de l'*Histoire de la nation française*

Après les développements qu'on vient de lire, il serait oiseux de nous demander si les progrès de la science nous ont mieux fait connaître le fond des choses; elle restera, je crois, toujours vraie, cette phrase que le grand mathématicien *Galois* écrivait quelques heures avant sa mort prématurée: «La science est l'oeuvre de l'esprit hmain, qui est plutôt destiné à étudier qu'à connaître, à chercher qu'à trouver la vérité.» Mais il faut ajouter que les études et les recherches scientifiques nous conduisent à nous expliquer de mieux en mieux l'Univers. A ce travail participent avec une noble émulation les savants de tous les pays. La façon de poser notions et concepts peut différer parfois d'un peuple à un autre, de sorte que la science, en une certaine mesure, a un caractère national. Ainsi les mathématiciens français s'efforcent de maintenir un sage équilibre entre l'étude de théories purement formelles constituant une sorte de *Métamathématique* et les applications de l'analyse mathématique à la géométrie, à la mécanique et à la physique. Beaucoup d'entre eux restent fidèles à la pensée de nos grands géomètres physiciens de la première moitié du siècle dernier, d'après laquelle nous avons besoin d'être guidés par des possibilités d'applications plus ou moins lointaines dans l'infinie variété des formes que conçoit notre esprit, de manière à ne pas aller à l'aventure. En physique et en chimie, le savant anglais prèfère souvent les modèles mécaniques aux théories abstraites, et il suffit de rappeler à ce sujet les noms illustres de Faraday et de lord Kelvin; on sait d'ailleurs que le goût des représentations figurées et d'une vision concrète des choses est une des caractéristiques de l'esprit anglais se souciant peu de l'unité logique. A l'opposé de la mentalité scientifique anglaise, on peut signaler certaines tendances de la science allemande posant *a priori* des notions et des concepts, et en suivant indéfiniment les conséquences sans se préoccuper de leur accord avec le réel, trouvant même un certain plaisir à s'éloigner du sens commun. La lecture de cette histoire laissera l'impression que la science, dans le pays de Pascal et de Descartes, a toujours gardé une position moyenne entre des tendances extrêmes. Il ne faut pas d'ailleurs regretter certaines différences par lesquelles chaque pays apporte dans l'oeuvre commune ses qualités propres; dans leur ensemble, elles ont été fécondes.

Tome XIV, *L'histoire des sciences en France*, Introduction, p. I à XX, ici p. XVIII et XIX.

Notes

1. Les références ont été données dans l'introduction, à la note 1.
2. Nous donnons de suite les principaux textes utilisés dans ce chapitre:

Pierre Duhem, "*Quelques réflexions sur la science allemande*", in *Revue des deux mondes*, février 1915, p. 657-686.

Emile Picard, "*L'histoire des sciences et les prétentions de la science allemande*", in *Revue des deux mondes*, juillet 1915, p. 55-79.

La science française, recueil d'articles pour l'exposition universelle et internationale de San Francisco, Ministère de l'Instruction publique et des Beaux-Arts, Paris, première édition 1915, 2 tomes (Article "*La physique*", p. 131-151, tome 1, par Edmond Bouty, préface de Lucien Poincaré).

La science française, seconde édition, entièrement refondue, Larousse, Paris, 1933 (article sur la physique par Charles Fabry, p. 123-152, tome 1).

Histoire de la nation française, sous la direction de Gabriel Hanotaux, Paris, 1924. Le tome XIV consacré à *L'histoire des sciences en France* nous intéresse particulièrement; l'introduction est d'Emile Picard, l'article consacré à la physique de Charles Fabry, p. 165-418.

Paul Langevin, "*La physique au Collège de France*", in *Quatrième centenaire du Collège de France*, Paris, 1932, p. 62-79.

Georges Urbain et Marcel Boll, *La science, ses progrès et ses applications*, 2 tomes, Paris, 1933 (articles d'un collectif de vingt personnes).

Maurice Caullery, *La science française depuis le XVIIème siècle*, A. Colin, Paris, 1948. La première édition est de 1933.

L'avenir de la science par Louis de Broglie, André Thévine, Raymond Charmet, Pierre Devaux, Daniel Rops, A.D. Sertillanges, O.P., coll. Présences, Plon, Paris 1941. Article de Louis de Broglie, "*L'avenir de la physique*", pl-35.

La France immortelle, sous la direction de Louis Madelin, Hachette, Paris, 1945, 2 tomes. Avec la participation de Louis de Broglie pour les sciences physico-chimiques et mathématiques: *"La science française"*, tome 2, p. 247-279.

Les cahiers rationalistes, organe de l'Union Rationaliste, mensuel. Le premier numéro est de janvier 1931.

Louis de Broglie, *Physique et microphysique*, Albin Michel, Paris 1947, recueil d'articles.

—, *Savants et découvertes*, Albin Michel, Paris 1951, recueil d'articles.

—, *Sur les sentiers de la science*, Albin Michel, Paris 1960, recueil d'articles.

Paul Langevin, *La pensée et l'action*, Ed. sociales, Paris, 1964, recueil d'articles.

Jean Perrin, *La science et l'espérance*, P.U.F., Paris, 1948, recueil d'articles.

On trouvera dans H. Paul, *The Sorcerer's Apprentice, the French Scientist's Image of German science, 1840-1919*, University of Florida Press, Gainesville, 1972, des éléments bibliographiques supplémentaires. En particulier les opinions recueillies auprès des intellectuels français en 1915 à propos de la science allemande et regroupées par Maurice Leudet et Gabriel Petit dans le livre *Les Allemands et la science*, Paris, 1916.

Nous savons par ailleurs que les textes choisis par nous ont souvent un caractère officiel et que des contraintes sont imposées par le genre. Malheureusement, nous ne disposons pas de textes qui seraient plus libres dans leur forme. Nous verrons cependant que dans leur majorité, ils confirment les éléments repérés dans la première partie de ce travail qui lui ne faisait pas appel à des textes de circonstance.

3. Albert Thibaudet, *La république des professeurs*, collection *Les écrits*, Grasset, 1927, Voir p. 23, 73, 120, 160-170, 220-240. On pourra aussi lire Michel Crozier, *Le phénomène bureaucratique*, Seuil, collection Points, 1963, p. 331-334. Présentant l'opposition entre le monde du paternalisme privé et celui de la bureaucratie d'Etat, ce dernier commente: "Cette coupure profonde correspond à l'existence de deux systèmes d'organisation bien distincts ayant chacun ses propres sources de recrutement, ses propres filières de promotions et ses débouchés, ses clientèles séparées, son langage, son idéologie, ses attaches politiques" (p. 331-2). Il précise toutefois que "même au moment de leur plus grand contraste les valeurs profondes des deux mondes étaient semblables et les traits fondamentaux de notre modèle bureaucratique (...) se retrouvaient dans le monde des entreprises bourgeoises" (p. 334).
4. Ce choix des dix personnes est justifié au chapitre 7.
5. On trouvera ces renseignements dans les biographies scientifiques rédigées par Louis de Broglie et regroupées dans les recueils d'articles cités à la note 2.

   Mary Jo Nye, "*Science and Socialism: the Case of Jean Perrin in the Third Republic*," in *French Historical Studies*, vol. 9, number 1, Spring 1975, p. 141-169. Notamment p. 145.
6. Louis de Broglie, "*Grandeur et valeur morale de la science*", in *Physique et microphysique*, Albin Michel, p. 226-240.

   Paul Langevin, "*La valeur humaine de la science*," in *La pensée et l'action*, p. 131-150. La première version de ce texte date de 1934.
7. Louis de Broglie, op. cité, p. 236 et 237.
8. Emile Picard, introduction citée, p. V, VI, VIII. Bien qu'Albert de Lapparent ne soit pas un physicien mais un géologue, on trouvera une défense identique de la "vraie science" dans la série de conférences données par lui à l'Institut Catholique de Paris en 1905 et très régulièrement rééditées par la suite (12 éditions avant la guerre selon H. Paul), ce qui en fait un livre de référence pour bon nombre de catholiques. Cf: Albert de Lapparent, *Science et Apologétique*, 2è édition, 1905, Paris, p. 298 par exemple.
9. Jean Perrin, op. cité, p. 132.
10. Paul Langevin, *La valeur humaine de la science*, p. 137, 138, 141-142.
11. Jean Perrin, op. cité, p. 132.
12. Respectivement: Louis de Broglie, "*Intérêt et enseignement de l'histoire des sciences*", in *Sur les sentiers de la science*, p. 355-380, ici p. 370, 380.

   Emile Picard, introduction citée, 1924, p. VI.

   Albert Bayet, "*La morale de la science*", in *Les cahiers rationalistes*, juin 1931,

p. 183-190, ici p. 188. A. Bayet est l'un des fondateurs de l'Union Rationaliste. Pour l'histoire des sciences et sa valeur éducative, voir Louis de Broglie (cité ci-dessus) et Paul Langevin, "*La valeur éducative de l'histoire des sciences*", in *La pensée et l'action*, p. 194-211.

13. Louis de Broglie, article cité note 12, p. 370.

14. Paul Langevin, op. cité, p. 148-149. A propos de cette conviction qu'avancent dans un même procès, la science et la société, le rationalisme et l'idéal républicain, voire le socialisme, on lira aussi, dans *Les cahiers rationalistes*, un compte-rendu d'une conférence de Paul Langevin: "*La science et la laïcité*". Y est écrit notamment: "Réalisant le programme tracé par les philosophes, la science a vu dès lors chacun de ses progrès s'accompagner d'un développement parallèle de l'esprit laïc. C'est ainsi que de vastes actions comme la Renaissance, la Révolution Française, l'avènement présent de la démocratie, sont en étroit rapport avec les doctrines de Copernic, de Newton, d'Einstein" (*Cahiers rationalistes*, mars 1931, p. 66-71, ici p. 66). On pourra aussi écouter Léon Blum: "N'est-ce pas reconnaître assez clairement que l'évolution des forces de production coïncide avec le progrès de la technique, qui n'est pas lui-même autre chose que le progrès de la Science, qui n'est pas lui-même autre chose que le progrès de la civilisation, c'est-à-dire le mouvement progressif de l'esprit humain" in préface de Léon Blum au livre d'Albert Ranc, *Jean Perrin*, collection *Science et savants* n° 1, Ed. de la liberté, 1945, préface, p. 5.

15. Antoine Prost, "*De la république menacée a la libération (1931-1947)*", in *Histoire du peuple français*, tome V (direction de L.H. Paribas), Nouvelle librairie de France, 1965. Citation p. 381.

16. Georges Bataille, *L'érotisme*, Editions de Minuit, Paris, 1979.

17. *Cahiers rationalistes*, n° 1, janvier 31, p. 6 et 7 où sont les listes des divers comités.

18. *Cahiers rationalistes*, n° 1, p. 8-9, "*Appel de l'Union rationaliste*"; pour la critique de Marcel Boll, physicien, cf "*Compte-rendu du livre d'Emile Meyerson, Du cheminement de la pensée*", in *Cahiers Rationalistes*," novembre 1931, p. 264-267, ici p. 267.

19. *Cahiers rationalistes*, juin 1931, op. cité note 12, p. 186.

20. *Cahiers rationalistes*, n° 1, janvier 1931, "*Appel de l'Union rationaliste*," p. 8.

21. *Cahiers rationalistes*, n° 77, mai 1939, p. 209. Voici pour terminer un extrait du programme de l'Union rationaliste (n° 1, janvier 1931): "Beaucoup vont répétant que la science (...) en développant la raison tue la poésie et barre la route à l'enthousiasme. Nous voudrions dissiper ce préjugé, (...). Il n'est pas de poésie plus ample ni plus profonde que celle qui se dégage de l'étude passionnée du réel. (...) La grande épopée, à côté de laquelle toutes les autres pâlissent, c'est l'histoire de l'esprit humain s'élançant de siècle en siècle à la poursuite du vrai" (p. 5).

22. Lalande, *Vocabulaire technique et critique de la philosophie*, 9ème édition, 1962, p. 792 et suivantes. On pourra lire aussi, quoiqu'on y trouve les mêmes définitions:

D. Parodi, *Du positivisme à l'idéalisme, Etudes critiques*, 2 volumes, Paris 1930. Notamment dans le premier tome, l'étude "*Ernest Renan et la philosophie contemporaine*", p. 198-225

Th. Ruyssen, article "*Positivisme*", in *La grande encyclopédie*, tome 27, p. 403-407.

Encyclopaedia Universalis, article "*Positivisme*" de A. Kresmer-Marietti, vol. 13, p. 398-400.

Encyclopaedia Britannica Macropaedia, article "*Positivism and Logical Empiricism*", vol. 14, p. 876-883.

On peut néanmoins rendre à Comte sa juste part, à savoir celle du *Cours de philosophie positive* (les deux premiers chapitres notamment) cf.: *Oeuvres*, Tomes I et II, ed. Anthropos 1968. Il affirme dans la première leçon que le caractère fondamental de cette philosophie positive "est de regarder tous les phénomènes comme assujettis à des lois naturelles invariables, dont la découverte précise et la réduction au moindre nombre possible sont le but de tous nos efforts, en considérant comme absolument inaccessible et vide de sens pour nous la recherche de ce que l'on appelle les causes, soit premières, soit finales" (p. 11-12), que la vérité est dans l'observation des faits au point que même "les métaphysiciens livrés à l'étude de notre intelligence n'ont pu espérer de ralentir la décadence de leur prétendue science qu'en se ravisant pour présenter leurs doctrines comme étant aussi fondées sur l'observation des faits" (p. 28), que quatre avantages marquent ce cours: "il nous fournit le seul vrai moyen rationnel de mettre en évidence les lois logiques de l'esprit humain", il permettra "la refonte générale de notre système d'éducation" (p. 33), il contribuera aux progrès particuliers des diverses sciences positives en les faisant se confronter (p. 36), enfin il servira à une rationnelle réorganisation sociale. Quant aux divers rationalismes évoqués par A. Bayet — religieux, métaphysique, positif — on ne peut pas ne pas penser à la loi des trois états de Comte.

23. André Beaunier, "*Revue littéraire: la science française*", in *Revue des deux mondes*, 1er décembre 1915, p. 686-697.
24. Emile Picard, op. cité, p. V et VII.
25. *La science française*, op. cité, éd. de 1933, p. 145-146. Les passages soulignés le sont par nous.
26. L. Rougier, "*Henri Poincaré et la mort des vérités nécessaires*", (extrait de La phalange), George Crès, Paris, 1913, citations p. 7, 8.
27. L. Rougier, id, Citations p. 11, 13 et 16 pour le dernier paragraphe
28. L. Rougier, id, citations p. 20 et 21. On pourra aussi lire A. George, "*Les savants et le relativisme scientifique*", in *Les cahiers de la nouvelle journée*, n° 2, 1924, p. 171-184.
29. André George, id, p. 180 pour la citation. Hormis bien sûr *La théorie physique*, on pourra regarder le numéro d'*Archéïon*, vol. XIX, n° 1, marzo 1937, p. 121-151. On y trouvera l'article d'Hélène Metzger-Bruhl, "*Pierre Duhem, la théorie physique et l'histoire des sciences*", p. 135-39 (citation p. 139), celui d'Abel Rey, "*Pierre Duhem, historien des sciences*", p. 129-135 (citation p. 132) et quatre autres articles consacrés à P. Duhem.
30. Par exemple, le contre-sens de Ch. Fabry pourrait provenir des attaques de Duhem contre les *hypothèses* mécanistes, pour lui inutiles dans sa volonté d'écrire une Energétique Générale.
31. Pour les attitudes catholiques, H. Paul, *The Edge of Contingency, French Catholic Reaction to Scientific Change from Darwin to Duhem*, University Presses of Florida, Gainesville, 1979; concernant Lapparent, voir p. 108-136, citation p. 111; Pour la Société scientifique de Bruxelles, voir p. 164 et suivantes.
32. *La science française*, op. cité, éd. de 1933, p. 10 à 13.
33. Louis de Broglie, in *La France immortelle*, p. 277, 278, 279.
34. La science française est ancienne et "on a sous les yeux son passé illustre, on constate ses traditions plusieurs fois séculaires". Lucien Poincaré, *La science française*, 1933, p. 10.
35. On trouvera ces thèmes chez Lucien Poincaré, Duhem, Picard, de Broglie. Cette essence du Français qui est d'être naturellement clair et ordonné se retrouve parfois dans les écrits des hommes de gauche. Pourtant elle est moins fréquente qu'à droite, les scientifiques de gauche préférant parler de la Science, beaucoup moins de la science Française. Néanmoins, quand ils le font, ils retrouvent les accents de Picard ou de Louis de Broglie. Voici par exemple ce qu'écrit A. Cotton en 1922: "It is generally agreed that the writings of French authors possess qualities of order and clarity which explain their success" (A. Cotton, "*Physics*", in *Modern France* edited by Arthur Tilley, Cambridge University Press, 1922, p. 787-802, ici p. 801). Dix sept ans plus tard, J. Perrin retrouve l'idée de L. de Broglie que nous avons développée. Parlant de la langue française, il écrit: "elle donne un moyen précis

d'expression de la pensée, le plus précis qui existe, au témoignage des étrangers qui peuvent comparer notre langue à la leur" (in Jean Perrin, "*La science française*", *Cahiers de Radio-Paris*, 10, janvier 1939, p. 11-15, citation p. 11).

36. Toute l'"hagiographie" scientifique est construite sur ce modèle. On peut regarder n'importe lequel des ouvrages proposés dans la note 2.

37. Cf par exemple, *La science française*, 1933, p. 10: "La clarté est un besoin de cette science [française], elle ne comprend que ce qui est, par elle, ramené à l'évidence".

38. Pierre Duhem, *La théorie physique, son objet, sa structure*, Marcel Rivière éd., 1914 (la première édition est de 1906).

Pierre Duhem, *Quelques réflexions sur la science allemande*, op. cité, 1915.

Emile Picard, Introduction au tome XIV de l'*Histoire de la nation française*, op. cité, 1924.

Nous avons retenu le texte de Duhem de 1905 bien que l'auteur ait développé ses idées sur ce sujet précédemment. Précisons aussi que nous ne faisons une analyse de la pensée de Duhem que sur un point, celui de ses typologies nationales. On lira aussi H. Paul *The Sorcerer's Apprentice*, op, cité, p. 29-53 ("*The Scientist as Propagandist*") et 54-76 ("*Pierre Duhem as Propagandist: A Subtle Revision*"). Voir aussi note 2.

39. Pierre Duhem, *La théorie physique*, paragraphes 1, 2 et 3 du chapitre IV, citation p. 79.

40. Id: cf.: "cette opposition entre l'esprit français, assez fort pour ne point redouter l'abstraction et la généralisation, mais trop étroit pour imaginer quoique ce soit de complexe avant de l'avoir classé dans un ordre parfait — et l'esprit ample mais faible de l'anglais, nous la retrouverons sans cesse..." (p. 91, paragraphe IV); ou encore "partout où les théories mécaniques ont germé, partout où elles se sont développées, elles ont dû leur naissance et leur progrès à une défaillance de la faculté d'abstraire, à une victoire de l'imagination sur la raison" (p. 105, paragraphe 5). A noter que les Allemands sont associés aux Français assez systématiquement (p. 99, 100, 112, 113, 115) ainsi que les Suisses et les Hollandais (p. 105, 116), le cas de Hertz posant cependant problème (p. 131).

41. Citations p. 106 et 107. Les termes de notre série sémantique sont pris aux pages 105/111/116/117. Ainsi page 117, "la théorie n'est pour lui (anglais) ni une explication, ni une classification rationnelle des lois physiques, mais un modèle de ces lois; elle n'est pas construite pour la satisfaction de la raison, mais pour le plaisir de l'imagination; dès lors elle échappe à la domination de la logique". D'où la multiplicité des modèles contradictoires qui indique leur "caractère tout provisoire" (p. 123).

42. Citation p. 152/153.

43. Duhem illustre sa dichotomie de façon militaire: "la démarche de l'esprit géométrique évoque l'idée d'une armée qui défile pour une revue", "le progrès de l'esprit de finesse rappelle plutôt celui de tirailleurs lancés à l'assaut d'une position difficile" (p. 661). Le point le plus inattendu est peut-être celui du "dédoublement" du professeur allemand: "Dans sa chaire d'université, il dénie toute réalité au monde extérieur, parce que son esprit géométrique n'a pas rencontré cette réalité au bout d'un syllogisme concluant. Un heure après, à la brasserie, il trouve une satisfaction pleinement assurée dans ces pesantes réalités que sont sa choucroute, sa bière et sa pipe". Ainsi encore "leur science, affaire de spécialistes et d'érudits n'a pu pénétrer leur âme et influer sur leur caractère". Malgré une présentation symétrique des sciences allemandes et françaises (p. 685 par exemple), l'auteur conclut sur une phrase dénuée d'équivoque. Parlant de la science allemande il constate: "la consigne à laquelle elle obéit, elle la doit recevoir, si elle veut faire oeuvre utile et belle, de celle qui est, dans le monde, le principal dépositaire du bon sens, de la science française: *Scientia germanica ancilla scientiae gallicae*" (p. 686).

44. Emile Picard, op. cité, pages XVIII et XIX, reproduites en annexe.

45. Voir l'article de Duhem de 1915 cité note 32, pour comprendre son appréciation de la théorie d'Einstein. Voir aussi F. Mentré, "*Pierre Duhem, le théoricien (1861-1916)*", in *Revue de Philosophie*, 22, n° 5, sept-octobre 1922, p. 449-473 et nov-décembre, p. 608-627, citations p. 622 et 625. Mentré rapporte une lettre de Duhem qui peut sembler étonnante aux lecteurs de *La théorie physique*: "J'ai cru de mon devoir de savant, comme de mon devoir de chrétien, de me faire sans cesse l'apôtre du sens commun, seul fondement de toute certitude scientifique, philosophique, religieuse. Mon livre sur la théorie physique n'avait pas d'autre objet que de mettre en évidence la vérité scientifique de cette thèse" (citée par Mentré, p. 458). Duhem précise ensuite que les fondations de toute réflexion sont formées de notions qu'on tient pour assurées sans aucune démonstration. "Ces notions, ces principes sont formés par le bon sens. Sans cette base de bon sens, nullement scientifique, aucune science ne pourrait tenir: toute la solidité vient de là" (cité par Mentré p. 458). Dans une note de la même page, Mentré signale que sens commun et bon sens ne sont pas toujours synonymes chez Duhem: le capital de sens commun s'accroît par le progrès même de la science, tandis que "le bon sens, ou faculté de saisir le réel, quoiqu'inégalement réparti, est immuable en chacun de nous".

46. On peut lire par exemple Marcel Boll, "*Les caractères fallacieux de l'évidence*", *Cahiers rationalistes*, avril 1931, p. 113-117: "à cette déchéance moderne du bon sens — auquel on ne tourne pas le dos (comme le voudraient futuristes, dadaïstes, surréalistes, etc ...) mais qui se trouve dépassé —, se rattache la faillite de l'évidence" (p. 113). Notons qu'il vise à ce moment particulier les philosophes. Dans son livre de 1933, cité dans la note 2, cette critique est reprise et longuement argumentée à partir de la physique contemporaine.

Pour Louis de Broglie, voir son article dans *L'avenir de la science*, op. cité note 2. Il y déclare simplement, visant semble-t-il les "rationalistes" mais sans les nommer, que "l'oeuvre de démolition (de la physique théorique) a consisté à critiquer et à rejeter une grand nombre de notions qu'on avait considérées comme presque évidentes *a priori* et qui étaient admises sans discussion: ce faisant, on a en particulier enlevé ses meilleurs points d'appui à cette métaphysique inconsciente qui tendait à s'installer comme un dogme dans l'esprit de beaucoup de savants" (p. 29).

47. Cette double hypothèse à propos de Duhem a été proposée par E. Coumet à son séminaire du lundi, au Centre Alexandre Koyré, en novembre 1982.

48. La nature du débat entre rationalistes et catholiques ainsi que les possibles conséquences qui ont pu en découler pour l'appréhension du travail scientifique par les scientifiques eux-mêmes sont quelque peu détaillées dans le chapitre 8, partie II.

7. Le fonctionnement de la communauté physicienne française. Etude de comportements

I — Une physique centralisée et gérontocratique

Délimitation des groupes dirigeants de la physique française

NOUS VOULONS d'abord établir la liste des hommes qui ont joué un rôle de direction dans la physique française des années d'entre-deux-guerres. Pour éviter de manifester trop de subjectivité, nous avons eu recours aux instances de direction des institutions scientifiques elles-mêmes. Par ailleurs, il nous sera utile de connaître les physiciens qui prendront la relève de l'ancienne direction après la libération en 1944. Aussi cette étude portera sur une période un peu plus longue qu'à l'accoutumée: de 1920 à 1955 environ.[1]

Voici la liste des institutions que nous avons choisies:

1) *L'Académie des Sciences*

Elle nous a semblé devoir être retenue, puisqu'elle revendique l'intention de regrouper les hommes les plus remarquables par la qualité de leurs travaux originaux. Parmi ses traditionnelles sections se retrouvent des physiciens dans la 5ème section bien sûr, celle de physique, mais aussi dans celles de mécanique, d'histoire naturelle et de minéralogie, et de plus en plus dans celles des académiciens libres et des non-résidents.[2]

Mais ce seul critère — être académicien — ne peut suffire: comme toute institution, l'Académie est enjeu de pouvoir et en se limitant à elle, on risquerait d'oublier une partie des physiciens importants. Mais trois raisons plus particulières nous ont amené à envisager d'autres choix.

D'abord l'Académie est une vieille maison dont le nombre de sièges reste très limité. Aussi peut-on penser que des personnalités de premier plan n'ont pas eu l'honneur d'y être élues. Certes, les académiciens ont vu ce problème et ont, à divers moments, accepté d'agrandir leur maison. Ainsi pendant la guerre de 1914 par la création d'une section de sciences appliquées. Il n'empêche: la place y est réduite.

La seconde remarque a trait au caractère essentiellement parisien de l'Académie. Certes il existe des membres non-résidents mais là aussi les places sont réduites, à partager qu'elles sont entre toutes les disciplines. Mais cette remarque s'applique peut-être plus, à vrai dire, à une réalité française qu'à la seule Académie qui ne fait que l'enregistrer.

Enfin, et c'est peut-être ce qui est le plus décisif, l'Académie est plus une consécration qu'un encouragement pour un travail novateur, elle sanctionne plus une fin de carrière qu'elle ne récompense les travaux importants d'un jeune chercheur. Aussi la jeune génération risque d'être absente si on se limite à l'Académie.

2) Nous nous sommes donc tourné vers d'autres institutions. Avant la seconde guerre mondiale, il existe une *Caisse Nationale des Sciences*, devenue ultérieurement *Caisse Nationale de la Recherche Scientifique*. Les physiciens membres de la direction de ces caisses — ou de la section de physique — sont élus par leurs pairs ou nommés par le ministre sur diverses propositions. Aussi il nous a semblé intéressant de relever leurs noms ainsi que ceux des membres du *Conseil Supérieur de la Recherche Scientifique* crée en 1933. Dans la même optique, nous avons retenu après-guerre les membres du *Directoire du C.N.R.S.* et ceux du *Conseil Supérieur de la Recherche Scientifique et du Progrès Technique*, installé par décret en 1954 sous le gouvernement de Mendès-France.[3]

3) Enfin, nous avons relevé les directeurs des gros laboratoires ou des équipes ayant produit des résultats remarquables, ainsi que les personnes ayant joué un rôle important au plan national dans la direction de grands organismes (C.E.A., C.N.R.S., Enseignement Supérieur ...).

A dire vrai, ces trois sources se recoupent souvent et de leur confrontation, il est aisé de produire les listes des personnes qui jouèrent un rôle national, dans la physique française. Les tableaux annexes 7.3, 7.4, 7.5 permettent de voir les résultats de ce travail.

Aussi voici les listes sur lesquelles nous mènerons notre étude.

a) *groupe central dirigeant dans l'entre-deux-guerres*, composé de 11 personnes, cumulant chaires importantes, places à l'Académie et dans plusieurs conseils scientifiques (tableau 7.3): Borel, M. Brillouin (mathématiciens de formation), Louis et Maurice de Broglie, Cotton, Mme Curie, Fabry, Langevin, Maurain, Perrin et Weiss.

b) On doit ajouter à celui-ci un second groupe, de moindre importance, formé d'hommes ayant marqué de leur empreinte au moins un centre de recherche, un laboratoire, une équipe ou ayant été élus à l'Académie dans l'immédiat après-guerre, ce qui est un signe de leur importance dans les années 30. Ainsi en est-il de F. Joliot élu en 1943, J. Becquerel en 46, Cabannes en 46, Ribaud en 47, Leprince-Ringuet en 49, Dupouy en 50, E. Darmois en 51 .... On pense aussi au rôle d'Abraham, d'Eugène Bloch et de Georges Bruhat au laboratoire de l'Ecole normale supérieure, de Léon Brillouin à l'Institut Henri Poincaré puis au Collège de France, et à quelques élus de la section des moins de quarante ans au Conseil Supérieur de la Recherche Scientifique comme Rocard, Auger, Coulomb .... Mais cet ensemble est en fait composé de deux sous-groupes bien différents: l'un formé par les éléments jeunes qui ont moins de quarante ans à la fin des années 30 et l'autre par des personnes nettement plus âgées. Nous retrouverons le premier à la tête de la physique française après la guerre, nous le définirons donc plus précisément à partir des données relatives à 1945-55. Le second, que nous appellerons "*groupe périphérique*", est formé d'Abraham, Bauer, Becquerel, E. Bloch, L. Brillouin, Bruhat, Cabannes, E. Darmois, Gutton, Janet, Mauguin, Ribaud.

c) Pour l'après-guerre, apparaît nettement un nouveau "*groupe central*" formé de 16 personnes, à savoir Auger, L. de Broglie, Cabannes, Coulomb, I. Curie, Dupouy, Escande, Joliot, Kastler, Leprince-Ringuet, Lucas, Néel, F. Perrin, Ponte, Rocard, Wyart (voir tableau 7.4).

d) Autour de lui, dans les années 45-55, le tableau 7.5 permet de connaître le *groupe périphérique* qui lui est associé: Arnulf, Bauer, E. Darmois, Dauvillier, Gorodetzky, Grivet, Guinier, Jacquinot, Laporte, Laval, Lecomte, Perey, Proca, Rouard, Trillat, Weil, Yvon.

Etude des équipes dirigeantes: 1920-1940

Nous pouvons d'abord tenter sur celles-ci deux approches statistiques, en fonction de l'âge d'une part, de la filière de formation suivie d'autre part.

Nous avons présenté la distribution en fonction de l'âge sur le graphique n° 7.1 en annexe.[4] Le résultat le plus net est que la séparation que nous avons opérée au sein des maîtres de la physique française, en un groupe central et un groupe périphérique, recouvre assez nettement une différence d'âge. Les membres du premier groupe sont nés autour de 1870, à trois exceptions près: Marcel Brillouin, pilier de la tradition française de physique mathématique, plus âgé et les deux de Broglie, plus jeunes. Maurice l'est à peine (il est né en 1875), Louis l'est beaucoup plus (il est né en 1892). La place à part de ce dernier s'explique aisément. Elle est le résultat du renom qui fut le sien dans les années 30 en tant que père de la mécanique ondulatoire. C'est cette célébrité qui lui valut le privilège d'être très vite intégré aux groupes dirigeants, alors qu'il n'avait que quarante ans.

Le second groupe, au contraire, est plus jeune de 10 à 20 ans et présente beaucoup moins d'homogénéité d'âge, les dates de naissance s'étalant de 1878 à 1889. Notons de suite à leur propos qu'à la fin des années 30, ils ont en moyenne de 50 à 60 ans et qu'ils n'ont toujours pas accédé aux postes les plus importants: toute leur carrière est masquée par la génération de 1870 et sa longévité.

Retenons donc d'abord la moyenne d'âge élevée — à une exception près — de ceux qui ont pour charge la direction de la physique française.

Si on s'intéresse au critère de formation, on trouve cette fois une dominante commune aux deux groupes: l'Ecole normale supérieure. Il y a cependant quelques exceptions.

Les plus nombreuses sont dans le groupe central. Deux personnes n'ont pas suivi les cours de la faculté et de l'École normale et ont choisi des écoles d'ingénieurs: Charles Fabry a choisi l'Ecole polytechnique et Maurice de Broglie a suivi les enseignements de l'Ecole navale. Par ailleurs Marie Curie et Louis de Broglie font aussi figure d'exception: ils ont eux assisté aux cours de la Sorbonne, mais sans être normaliens. Toutefois on connaît les circonstances particulières de leurs carrières.

Dans l'autre groupe, le cas particulier est celui d'Edmond Bauer. Nous l'avons vu dans la première partie, son cas est a-typique sous bien des aspects. Résumons: au début du siècle, il est une des très rares personnes à suivre les cours de Jean Perrin et de Paul Langevin, par la suite il devient préparateur du premier, se lance dans les théories nouvelles, avant d'être appelé par le second comme sous-directeur du laboratoire de physique expérimentale du Collège de France.

Donc, sauf relations particulières et recherches dans un domaine marginal en France, la filière privilégiée d'accès à des postes de direction en physique fondamentale reste, à cette époque, l'Ecole normale supérieure.[5]

Une fois repérée l'étonnante homogénéité générationelle et de formation du noyau central, on peut tenter de décrire le profil de carrière de ces hommes: on constate de même un grand nombre d'éléments communs. Nés vers 1870 donc, ils entrent à l'université à la veille de la dernière décennie du XIXème siècle. Or celle-ci est marquée par un fort développement des sciences physico-mathématiques en France, développement en postes, en financement, en productivité.[6] C'est donc dans une des périodes les plus euphoriques de la science française qu'ils commencent leurs travaux de recherche, et dans ce contexte, ils trouvent de quoi travailler à Paris comme boursiers ou agrégés préparateurs à l'Ecole normale. Par contre, après 1900 environ, ils ont plus de mal à trouver des postes définitifs, des chaires disponibles (à l'exception toutefois de quelques-uns comme Jean Perrin ou Paul Langevin, le premier inaugurant la chaire de chimie-physique créée à son intention, le second suppléant Mascart au collège de France). Aussi cumulent-ils des postes subalternes, des suppléances dans des écoles ou s'exilent-ils quelques temps en province: Fabry à Marseille, Cotton à Toulouse, Maurain à Rennes et Weiss . . . en Suisse.

Après la guerre de 1914, la situation change radicalement. D'abord, de nombreux postes sont vacants à la Sorbonne et de plus, on crée des chaires nouvelles sous l'impulsion des services rendus par la science à la nation en guerre. Aussi appelle-t-on tous ces hommes déjà célèbres pour les nommer comme titulaires dans les chaires les plus prestigieuses: Cotton et Fabry sont ainsi nommés dans les deux chaires du certificat de physique générale, et par-là même à la tête de deux laboratoires importants, Maurain reçoit le poste de la nouvelle chaire de physique du globe, Borel celui de calcul des probabilités et physique mathématique. Quant à Pierre Weiss, il est nommé à Strasbourg la nouvelle vitrine de la science française sur le Rhin. Les plus heureux — Perrin, Langevin, Mme Curie — sont déjà en place à la Sorbonne ou au Collège de France et seul Maurice de Broglie n'enseigne pas. Il travaille dans son laboratoire privé dans l'ouest de Paris.

Pourtant se maintient la pratique du cumul — pour lutter contre les médiocres salaires dit-on. Perrin maintient ses cours à l'Ecole normale de jeunes filles de Sèvres, Langevin, après y avoir enseigné, dirige l'Ecole de physique et de chimie de la ville de Paris, Fabry enseigne à l'Ecole polytechnique.... Cette pratique, qui n'est pas nouvelle, conduit en fait à une concentration entre quelques mains des principaux secteurs d'enseignement et de recherche en physique. Ainsi encore le nouvel Institut d'optique est-il dirigé par Fabry, celui de physique du globe par Maurain, le comité de physique de la Direction des inventions par Cotton, qui installe à Bellevue son nouveau laboratoire autour du gros électro-aimant; en 1928, c'est Borel qui prend la direction du nouvel Institut Henri Poincaré consacré à la physique théorique et aux mathématiques appliquées, c'est aussi Perrin qui préside à la fondation de l'Institut de biologie physico-chimique Edmond de Rothschild et en devient directeur (1927).

Ainsi, ce groupe étend son influence tout au long des années 20, occupant progressivement toutes les places importantes. Mais dans ces années, il partage encore le pouvoir sur l'ensemble de la science française avec d'autres, des chimistes comme Charles Moureu, père des gaz de combat pendant la guerre, des naturalistes comme André Mayer, président de la nouvelle Caisse nationale des sciences en 1930, des mathématiciens comme Emile Picard, représentant quasi officiel de la science française après 1918, secrétaire perpétuel de l'Académie. C'est avec les années 30 que ce groupe atteint son apogée, obtenant la création de nouvelles structures pour la recherche (subvention Borel en 1925, Caisse nationale des sciences en 1930, Conseil supérieur de la recherche scientifique en 1933, puis secrétariat d'état en 1936 et enfin le Centre national de la recherche scientifique à la veille de la guerre). Il faudra revenir sur cet aspect de leurs activités en étudiant les rapports des scientifiques avec l'Etat, mais retenons qu'à la fin des années 30, ces physiciens ont acquis un très large pouvoir sur l'ensemble de la science française.

Voilà donc pour les schémas communs à l'ensemble du groupe. Mais au-delà, il est impossible de ne pas repérer l'existence de deux sous-ensembles parallèles. Si nous nous limitons aux 10 personnes du groupe central — en excluant M. Brillouin plus âgé — on est tenté en effet de scinder celui-ci en un groupe de 7 personnes d'une part, un de 3 de l'autre. Les 7 premiers nous sont bien connus, de nombreuses biographies leur ayant été consacrées. Il s'agit de Borel, Cotton, Curie, Langevin, Maurain, Perrin et Weiss. Ces biographies sont parfois des oeuvres familiales, comme les livres d'Eve et Irène Curie sur leur mère, celui d'André Langevin sur son père ou celui de Mme Cotton sur son mari[7]; parfois ce sont des collaborateurs, des amis scientifiques qui les ont rédigées comme Ferdinand Lot sur Perrin ou Paul Bicquart sur Langevin[8]; dans tous les cas, leurs élèves, leurs collaborateurs ont participé à la rédaction de livres jubilaires dans lesquels ils évoquent leurs souvenirs.[9] Peut-être nous permettra-t-on une parenthèse pour conseiller une lecture, celle des souvenirs de Marguerite Borel, la femme d'Emile Borel, plus connue sous son nom d'écrivain Camille Marbo. Son livre allie en effet à la pertinence des remarques une belle écriture, il ne tombe pas dans la facile et fréquente tentation d'hagiographie, nous permettant plus sûrement de saisir l'intimité de cette poignée d'hommes, faisant revivre des individus avec leur génie, leurs peurs, leurs angoisses, offrant ce mixte de travail et de mondanité qui marque les savants parisiens de cette époque. Mais revenons à Perrin, à Langevin, à leurs amis.[10]

Ils se sont donc rencontrés à l'Ecole normale vers 1890, dans les cours de l'Ecole mais très vite aussi dans les combles qui servent de laboratoire, Cotton et Weiss travaillant ensemble sur l'effet Zeeman, Perrin et Langevin sur les rayons X et leurs effets dans les gaz.[11] Ils discutent ardemment de physique, mais aussi de politique. Certains se lient d'amitié avec des littéraires comme Blum, Herriot, Bouglé.[12] L'influence de l'Ecole se manifeste notamment au moment de l'affaire Dreyfus: Blum rapporte avoir rencontré Perrin et Langevin "dans le petit cercle d'intellectuels que l'apostolat de Lucien Herr et de Charles Andler avait converti au socialisme et qui se groupait autour de la librairie Bellay-Péguy".[13] Aussi leurs amis ne sont-ils pas que physiciens même si on rencontre parmi eux une majorité de scientifiques. Les amis de Borel, comme Paul Montel, sont souvent des mathématiciens; Georges Urbain, ami intime de Perrin, le père de Pierre Auger, la mère de René Lucas, successeur de Langevin à l'Ecole de physique et de chimie, sont des chimistes. ... Les liens existent aussi, quoique moindres, avec les générations précédentes, avec Paul Painlevé, le mathématicien ministre, avec Paul Appell bien sûr, doyen de la faculté des sciences avant-guerre, recteur de l'Académie de Paris dans les années 20, et qui est le père de Camille Marbo. Ce groupe se rencontre souvent, à Paris, en vacances, pour travailler, pour rire. Certains se voient toutes les semaines, chez l'un l'après-midi, chez l'autre pour un dîner: on pense aux thés de Perrin le lundi après-midi, rue Pierre Curie, aux rencontres du Collège de France chez Langevin, aux conférences-rapports organisées à la Sorbonne, aux déjeuners à Sèvres chez les Cotton (Perrin et Maurain y déjeunent ensemble régulièrement tous les mercredis) ... et il serait aisé de multiplier ces éléments d'amitié. Pendant l'été, le groupe se scinde souvent en deux: "le gros des troupes" va à l'Arcouest, sur la côte bretonne autour de Seignobos l'historien et de Lapicque le biologiste qui y sont installés avec maison et bateau. On y part à la baignade, à la pêche avec les enfants — Françis Perrin, Irène et Frédéric Joliot-Curie, Pierre Auger ... — et les enfants des enfants encore petits. En 1927 Perrin s'y fait construire une maison avec l'argent de son prix Nobel, et Mme Curie vient de plus en plus souvent dans la sienne, délaissant Cavalaire sur la Mediterranée. Par contre, Cotton, Weiss et Gutton préfèrent la marche, la montagne, l'est de la France et partent plus souvent de leur côté.[14]

Quoiqu'il en soit, cette vie "en commun", très proche, est une donnée de ce groupe. Au point qu'on tentera pendant quelques années, avant la première guerre, de faire l'éducation des enfants en dehors du système scolaire. F. Perrin, E. Curie, P. Auger le rapportent: pendant longtemps ils n'eurent comme maîtres que des professeurs du Collège de France ou de la Sorbonne, Borel enseignant les mathématiques, Jean Perrin ou Marie Curie la chimie, Langevin la physique. . . . Jean Perrin n'autorisa même son fils à aller au lycée qu'à la condition qu'il n'assistât pas aux cours scientifiques, et Marie Curie envoya Irène au Collège Sévigné parce que "le nombre d'heures de cours était assez restreint".[15]

Les autres, à savoir Charles Fabry et les deux frères de Broglie pour nous limiter au groupe principal, appartiennent à un groupe différent dans ses choix et sa sensibilité: dans l'immédiat après-guerre, ils sont plus nettement nationalistes et intransigeants dans le boycott des scientifiques allemands, leurs préférences politiques sont plutôt de droite. On voit ainsi Emile Picard — entraînant la majorité — refuser de recevoir Einstein à la Société française de physique en 1922, alors que Langevin qui l'avait fait venir à Paris lui avait proposé de rendre visite à celle-ci; on retrouve leurs noms à la tête de l'Académie (Picard, de Broglie), dans la *Revue des deux mondes* où Fabry tient une rubrique assez régulière, dans des livres vantant les mérites de la science française ou contestant les "rationalistes". . . . Ces différences dans les choix socio-politiques — et au-delà des anecdotes que nous avons rapportées — ne peuvent surprendre dans la France de l'entre-deux-guerres. Au contraire, elles évoquent une division du monde intellectuel que nous avons décrite au chapitre précédent.[16]

Une question doit ici être posée: cela a-t-il des incidences sur les choix scientifiques? Répondons immédiatement et nettement non. Du moins pas devant les grandes mutations que la physique connaît — relativité, mécanique quantique — et dans ce groupe-ci de physiciens. Certes, ces hommes n'ont pas les mêmes engagements du côté des nouveautés, mais ils ne se séparent pas cette fois selon les affinités que nous venons de dégager, selon le clivage boursier/héritier. Si sans doute possible, on peut ranger d'un côté Langevin, Perrin, Borel, Maurice et Louis de Broglie, de l'autre on trouverait Cotton et Fabry gardant une sérieuse méfiance à l'égard des théories nouvelles. D'ailleurs les filiations scientifiques sont riches de part et d'autre et on ne peut superposer ici différences scientifiques et sensibilités sociales et politiques.

Ces deux groupes — qu'on peut symboliser par les noms de Perrin-

Langevin d'un côté et de Broglie-Picard de l'autre — agissent en fait comme deux clans visant à des positions de pouvoir dans le cadre des institutions, chacun trouvant dans l'ensemble social un répondant extérieur. Sont ainsi favorisées les élections ou les nominations de certains élèves, le contrôle des bourses pour études ... On pourrait même dire que chaque groupe tend à se réserver certaines institutions: ainsi l'Académie des sciences est-elle un lieu plus favorable aux amis de Picard et de de Broglie que la Sorbonne où les amis de Perrin sont nombreux. Ainsi la nouvelle Caisse nationale des sciences est mieux contrôlée par le groupe Perrin tandis que le Collège de France voit sa situation basculer entre l'avant et l'après-guerre.[17]

Cette lutte de tendances, de clans concurrentiels pour des postes de pouvoir est en fait revivifiée régulièrement en France par la centralisation du système universitaire. Il faut nous y arrêter quelques temps.

Un système centralisé et fondé sur le monopole des déjà-pourvus

La description des institutions d'enseignement supérieur en France est assez connue pour que nous ne nous y attardions pas: aucune particularité ne marque le milieu physicien. Nous rappellerons simplement quelques règles générales.

D'abord les nominations sont nationales et sont prononcées par le ministre. En règle générale il ratifie les propositions faites par les professeurs du lieu où doit être nommé le nouvel arrivant. Ce système appelle une remarque: lors de l'élection d'un nouveau titulaire dans une faculté par exemple, ce ne sont donc pas les spécialistes du domaine de recherche à pourvoir qui votent, mais bien l'ensemble des professeurs de la faculté en question. Ainsi le théoricien de la physique n'est pas choisi par les meilleurs connaisseurs de cette discipline à l'échelon national ou international, il est élu aussi bien par des mathématiciens que des chimistes ou des biologistes. Comme le dit André Weil — mais il n'est pas le seul à le regretter — la majorité est toujours incompétente dans son choix.[18] Elle doit, au moment du vote et après avoir reçu les postulants, faire confiance aux rapporteurs ou se référer à l'image qu'elle a des candidats, image sociale ou image proposée par le milieu. On comprend donc l'importance que peuvent prendre les facteurs extra-scientifiques lors de certains votes. Notamment en cas de multiplicité sérieuse de candidatures, lorsque sont en jeu des approches largement antinomiques dans la discipline à pourvoir; dans ce cas, on peut être amené à préférer le candidat que ses amis jugent le plus capable sans pouvoir se faire une idée soi-même. Cela ne signifie en rien que les critères scientifiques n'interviennent pas: même si une institution est a priori hostile à un candidat, ou à ses opinions, si celui-ci est un scientifique remarquable, un jour ou l'autre elle le retient et le reconnaît. Mais parfois cela peut se faire avec bien du retard. Ainsi en est-il des rapports de Paul Langevin avec l'Académie des sciences. Quoiqu'il en soit, de sérieuses barrières peuvent être mises en travers du chemin des hétérodoxes: les clans que nous avons évoqués peuvent alors être d'une efficacité redoutable.

Second caractère: une fois nommés, les professeurs et maîtres de conférences sont inamovibles. Or en France le professeur est au coeur de l'institution. Quelque soit sa pratique, qu'il soit un enseignant médiocre ou non, qu'il fasse beaucoup ou peu de recherches, qu'il travaille sur des sujets essentiels ou marginaux, il est le maître, avec tous les droits afférents sur son domaine, ses hommes, ses crédits. Comme le dit A. Rigaut reprenant la note d'un recteur, il y a en France "des restes du régime féodal" et "certains princes de la science [tiennent] à ne rien céder de leur fief, même s'ils [laissent] leurs terres en friche".[19]

Ainsi donc l'institution peut manifester une grande inertie, d'autant plus que la pratique du cumul est de règle aux plus hauts échelons, nous l'avons vu: toute institution nouvelle est confiée à un maître déjà surchargé d'autres tâches de direction, tout enseignement magistral nouveau est pris en charge par un titulaire "cumulard". On peut donc comprendre la sclérose de certains cours — les retraites sont rares avant 70 ans —, et le fait que les nouveautés aient du mal à s'imposer dans le pays.

Si on devait résumer, on pourrait dire que ce système est malthusien, qu'il fuit la concurrence et la stimulation, qu'il transforme les rares places disponibles en sinécures: face aux hétérodoxes la barrière efficace est l'élection par l'ensemble des scientifiques locaux; face aux jeunes, c'est le caractère définitif et cumulatif des nominations qui joue ce rôle; face à l'étranger ce sont les nécessités administratives d'être Français pour enseigner mais aussi le refus de la concurrence "déloyale" qui font office de protection. Le monde clos que nous évoquions au chapitre 5 est donc à généraliser: la France est une chasse gardée au profit de la caste déjà pourvue.

Un système gérontocratique

Le système malthusien que nous venons de décrire n'est pas pour surprendre dans la France des années 20 et 30. Il a une dernière consé-

TABLEAU 7.1

Date de naissance					
Carrière			1865-1880	1880-1895	1895-1910
Fin de carrière à Paris	Nombre d'individus		14	10	18*
	âge de nomination	en province	29 ans	34 ans	33 ans*
		à Paris	54 ans	48 ans	45 ans*
Fin de carrière en province	Nombre d'individus		14	7	
	âge de nomination	M. de C.	30 ans	37 ans	
		professeur	37 ans	45 ans	
"Les grandes familles"			J. Becquerel Prof. à Paris à 31 ans.	L. Brillouin L. de Broglie Maurice Curie	I. Curie R. Lucas P. Auger F. Perrin
				M. de C. Paris:	34 ans
				Professeur Paris:	42 ans

quence, celle de freiner l'émergence des générations les plus jeunes. Ce caractère est déjà apparu lors de l'étude des équipes dirigeantes; nous voudrions ici l'analyser plus en détail.

Pour ce faire, nous avons essayé de connaître les carrières des physiciens français dont les noms sont apparus lors de la première partie de cette étude consacrée à la physique. Sont présents bien sûr les grands noms ("les groupes dirigeants"), mais aussi ceux qui ont publié quelques articles au *Journal de physique.* A partir d'un index de la première partie nous avons donc établi une liste de 115 noms de professeurs ou maîtres de conférences. Malheureusement nous avons manqué d'information pour 44 d'entre eux. Notre échantillon se réduit donc à 71 personnes: il pourra néanmoins nous donner quelques ordres de grandeur.[20]

Nous avons distingué a priori, parmi ces 71 personnes, neuf groupes définis par deux variables de trois modalités chacunes. La première est formée par l'âge (naissances entre 1865 et 1880; 1880 et 1895; 1895 et 1910), la seconde par des caractères de carrière: sont distingués ceux qui terminent leur vie à Paris (et qui le plus souvent ont fait un séjour en province), ceux qui restent jusqu'à leur retraite en province, enfin les quelques cas favorisés par le milieu familial. Nous pensons à Auger, Becquerel, Brillouin, de Broglie, Curie, Lucas, Perrin.

Le résultat de ce travail se trouve dans le tableau 7.1.[21]

Apparaît d'abord l'ordre hiérarchique national. Une double stratification existe en effet en France: celle qui situe Paris au-dessus de la province, et celle qui place le maître de conférences en dessous du professeur. Les quatre niveaux ainsi définis sont bien nets en France à cette époque, tant dans les salaires, dans l'ordre des promotions, que dans l'imaginaire des contemporains. Donnons simplement un exemple de carrière, celle de H. Labrouste: né en 1874, il devient préparateur au laboratoire d'enseignement de la physique de 1901 à 1914. Docteur en 1920, il est nommé à Strasbourg en 1919 comme maître de conférences, en 1922 comme professeur. Il travaille ensuite comme physicien à l'Institut de physique du globe à Paris, est nommé maître de conférences dans la capitale en 1928 et enfin professeur en 1931, à 57 ans. Les variantes possibles sont un séjour en lycée entre l'agrégation et le premier poste de maître de conférences, un changement de faculté en province (Bordeaux est mieux cotée que Clermont-Ferrand par exemple), un changement de chaire à Paris (on commence dans une chaire de maigre importance (P.C.N. par exemple), on est promu quelques années plus tard dans une chaire plus noble). Quoiqu'il en soit, la carrière passe presque toujours par les 4 stades successifs définis initialement.[22]

Commençons donc par le professeur parisien: il est âgé le plus souvent. Nommé à 54 ans en moyenne lorsqu'il est né entre 1865 et 1880, il est nommé un peu plus tôt (48 ans) s'il est né après 1880. N'oublions pas pourtant qu'il s'agit de l'année de *nomination* des professeurs. Aussi la moyenne d'âge du corps enseignant ne suit-elle pas la même évolution.

Nous l'avons calculée pour la faculté des sciences de Paris à quatre moments: 1920, 1923, 1930, 1939. Celle-ci semble assez stable de 1923 à 1939 même si elle augmente régulièrement. En 1920, elle est de 60 ans mais avant 1923 les vieux professeurs comme Lippmann et Bouty, professeurs de physique générale, sont remplacés tandis que sont nommés les titulaires des chaires et maîtrises de conférences nouvellement créées: radioactivité, physique du globe, minéralogie et cristallographie.... La moyenne d'âge descend alors à 53 ans (1923). En 1930, elle est de 55 ans, en 1939 de 57 ans.

Ces moyennes masquent cependant des distributions qui vont en s'élargissant au fil des années. En 1923, les écarts à la moyenne sont peu importants. Domine la génération de ceux nés vers 1870. Seuls deux personnes sont nettement plus âgées (Leduc né en 1856 et Wallerant né en 1858) et deux ont dix ans de moins que la moyenne du groupe (Dunoyer né en 1880 et Chrétien né en 1879). A la fin des années 30 par contre, l'éventail est beaucoup plus ouvert: Borel, Cotton, Fabry, Maurain, Perrin ont environ 70 ans tandis que Auger, I. Curie, F. Perrin et Wyart ont à peine la quarantaine.[23]

On passe donc, après le grand remplacement générationnel des années 1918-1922, d'un corps enseignant relativement homogène (vers 1923), à un groupe qui se différencie de plus en plus et dont l'âge moyen augmente légèrement.

Il resterait cependant à faire une dernière remarque concernant Paris: les maîtres de conférences — qui travaillent dans le laboratoire d'un professeur — se doivent d'attendre souvent jusqu'à 50 ou 60 ans pour devenir titulaires et accéder à leur tour à la direction d'un laboratoire. Souvent ils succèdent à leur patron mais cela n'est pas automatique: il y a une part d'aléatoire et nombre d'entre eux s'en plaignent. M. Bruhat le traduit en disant que c'est souvent "le hasard" qui détermine les promotions. Cependant la critique la plus fréquente n'est pas celle-ci: on constate surtout que le maître de conférences n'a pas d'initiative, qu'il n'a pas vraiment d'équipe et que cela est dommageable car il n'est pas encore très âgé. On ne lui donnera de réelles possibilités que lorsqu'à son tour, il aura atteint un âge plus que respectable. En d'autres termes, on regrette la stérilisation des capacités organisatrices des plus jeunes.[24]

La situation est assez différente en province, l'éventail des âges y étant toujours plus ouvert. Malheureusement le contexte pour la recherche y est infiniment moins favorable. D'un côté, on trouve des maîtres de conférences très jeunes: Alfred Kastler et Yves Rocard ont 35 ans environ lorsqu'ils sont nommés à Clermont-Ferrand, Georges Bruhat en a 32 lorsqu'il est envoyé à Lille, Jean Cabannes et Gustave Ribaud, 34 lorsqu' ils arrivent à Montpellier ou Strasbourg.... D'autres les plus nombreux, ceux qui ne vont pas poursuivre ultérieurement leur carrière à Paris, sont un peu plus âgés lors de leur nomination. Surtout ils attendront plus longuement avant de devenir professeurs. (Ceci est cependant moins net pour ceux qui sont nés avant 1880: on le constatera sur le tableau 7.1). Le résultat est qu'en province les cours de faculté sont plus modernes, plus à jour nous l'avons vu, tandis qu'à Paris une tendance à la sclérose marque certains d'entre eux.

On conclura cependant sur l'existence de deux groupes en province: d'une part ceux qui envisagent de continuer des recherches efficaces, qui ne se contentent pas d'un travail secondaire — ce qui est presque synonyme de vouloir aller à Paris — et qui sont le plus souvent jeunes et en attente de ce départ: et ceux qui au contraire, ont admis qu'ils ne pourront accéder à mieux, s'installent sur place, et y vieillissent. Du point de vue des âges, du point de vue des recherches, du point de vue des formations suivies, les différences sont notables et amènent ces hommes à marquer différemment les lieux qui les accueillent.

Restent à noter les cas particuliers, ceux dont la famille appartient déjà à l'"establishment" scientifique parisien. En général, leur carrière se déroule à Paris. Dès leurs premiers travaux, ils trouvent des postes d'assistants ou de préparateurs, ils sont nommés maîtres de conférences à Paris à l'âge où les autres sont nommés en province, enfin ils sont professeurs le plus souvent dès leurs quarante ans. Il est vrai que plusieurs d'entre eux sont théoriciens et occupent les nouveaux postes créés à cet effet.

Il est donc avéré que le système français de nomination conduit à une nette gérontocratie parisienne: une nomination à Paris est une consécration pour une carrière et on y accède donc tardivement. Le résultat de cette place de Paris dans le système français est que toutes les carrières sont bloquées dans la capitale. Si on regarde le personnel intermédiaire ou subalterne — chefs de travaux, préparateurs, voire parfois assistants — on constate que ce personnel est sur-qualifié: selon H. Maillart en 1926, la plupart des préparateurs sont docteurs, selon G. Bruhat, il en est de même pour les chefs de travaux. Seuls les assistants le sont plus rarement — du moins lors de leur nomination. Evidemment les âges sont en rapport. Au sortir de la guerre, la moyenne d'âge des préparateurs de la faculté des sciences de Paris est de 53 ans pour la première classe, de 37 pour la dernière; elle est respectivement de 54 et 43 ans pour les chefs de travaux. Il est probable que par la suite, ces moyennes ont dû baisser. Il reste cependant des exemples de même ordre (Fernand Holweck par exemple).[25]

Cette structure d'âge un peu particulière — une équipe dirigeante "historique" et omnipuissante née en 1870, un personnel âgé tant dans l'enseignement que dans la recherche, une minorité de jeunes physiciens dans les années 30 qui succéderont à leurs aînés en 1944 à la tête de la physique française et ce sans la transition d'une génération intermédiaire — demande quelques explications. Bien évidemment sont à prendre en compte les effets des institutions décrites. Mais si cela explique les âges moyens élevés, cela ne permet pas de comprendre le "trou" générationnel qui apparaît entre ceux nés vers 1867-1875 et ceux nés avec le tournant du siècle. (Voir par exemple les graphiques de l'annexe 7.1.) Une raison conjoncturelle vient ici renforcer le jeu naturel des institutions: la guerre. Les jeunes gens nés globalement entre 1885 et 1895 se sont retrouvés entrant ou sortant des universités au moment de la guerre (ils ont entre 20 et 30 ans en 1915). Aussi furent-ils mobilisés. On ne pensa pas cependant à utiliser leurs compétences scientifiques à des tâches relevant de l'arrière et on les envoya au front: ce fut une hécatombe. C'est ce que rappelle par exemple Maurice Barrès en 1920, dans la *Revue des deux mondes.* En août 1914, 161 élèves des promotions 1911, 1912, 1913 partirent de l'Ecole normale supérieure transformée en hôpital: 81 d'entre eux moururent au combat et 64 furent blessés. Par ailleurs, 87 normaliens des promotions antérieures ne revinrent pas des champs de bataille. Selon une autre source, les recensements établis par les secrétariats de faculté, 40% des étudiants de 1913-14 ne se réinscrivent pas après-guerre. C'est que, hormis les morts et les mutilés, une part de ceux qui en "revinrent", ne surent pas se réadapter. Les années de combat les ramenèrent souvent incapables de reprendre des études ou de poursuivre des travaux de recherche à peine ébauchés. (Cette dernière remarque s'applique en partie aussi aux personnes nées entre 1875 et 1885 et qui ont donc moins de quarante ans au début des hostilité et à ceux qui nés après 1895 furent mobilisés durant les années de guerre elles-mêmes). Aussi, en partie perdues pour la science, ces générations apparaissent peu sur nos graphiques: c'est celle qui commence avec les années 1897-1898 qui occupe la place laissée vide.[26]

Ainsi donc un facteur conjoncturel ajoute ses effets à des raisons proprement structurelles: un chaînon est manquant dans la suite des générations. Or la science est faite par des hommes, des hommes marqués par l'éducation qu'ils reçoivent de leurs aînés et chaque groupe d'âge a sa place dans la modification des structures épistémologiques inconscientes: ce qui est difficilement acceptable — parce que trop neuf — pour un physicien d'un certain âge, l'est "naturellement" pour ses élèves. Le premier peut "comprendre" une nouvelle théorie, il ne l'acquiert jamais parfaitement si elle rompt trop avec ses modes d'appréhender le réel, il reste malhabile à son contact. Pour les seconds au contraire, elle peut faire partie du bagage culturel de base, elle relève de l'évidence et ils peuvent en user dans une recherche productive. Comme le dit Max Planck dans son autobiograhie:

> Une vérité nouvelle en science n'arrive jamais à triompher en convainquant les adversaires et en les amenant à voir la lumière, mais plutôt parce que finalement ces adversaires meurent et qu'une nouvelle génération grandit.

Or une génération n'a pu grandir en France dans les années 20 et le vieillissement a fait son oeuvre. Il ne s'agit donc pas seulement de la dramatique disparition d'un groupe d'âge, chose qui pendant dix ou quinze ans pose problème. L'effet est plus continu: il se poursuit indirectement pour la génération suivante à qui des maîtres plus jeunes font défaut.[27]

II — Un laboratoire sans équipe: le règne de l'individualisme

La place prépondérante des structures d'enseignement, y compris dans les laboratoires

Après avoir regardé essentiellement les groupes dirigeants, la strate horizontale supérieure, nous nous proposons de tenter maintenant une description verticale en quelque sorte, permettant de rencontrer les différents personnels présents dans un laboratoire. Pour ce faire, le mieux est d'imaginer un hypothétique laboratoire et de le regarder du patron au dernier préparateur temporaire.

1) A la tête, on trouve toujours le titulaire d'un chaire. C'est à ce titre qu'il dispose d'un laboratoire, prévu dans l'immense majorité des cas pour les travaux pratiques des étudiants. M. Bruhat fait remarquer en effet qu'il n'existe en France, pour l'ensemble des disciplines, qu'elles

soient scientifiques on littéraires, qu'une vingtaine de chaires "de recherche", les autres étant "d'enseignement". (Celle de Cotton à la Sorbonne est un des rares exemples pour la physique de chaire de recherche, les cas du Collège de France et du Muséum étant à part.)[28] Ce qui ne veut pas dire que dans les autres, on ne fasse que de l'enseignement; les directeurs y encadrent des activités de recherche, y supervisent le travail des chefs de travaux, y reçoivent les étudiants voulant faire un mémoire. . . .

Ces professeurs n'ont pas que des tâches scientifiques à remplir. Par exemple, il n'existe pas toujours de service central s'occupant de l'aménagement et de l'entretien des locaux à la faculté. C'est au directeur d'installer de quoi travailler dans des salles souvent inadaptées pour la recherche, souvent trop grandes, trop hautes, ou au contraire coincées dans un grenier; c'est parfois à lui de faire poser les prises de courant, de faire venir "la force", de faire changer les stores des fenêtres ou d'installer des paravents, d'entretenir le calorifère et de prévoir l'achat du charbon. Tous ces aménagements, prévus par le patron, sont financés avec les crédits de fonctionnement reçus chaque année et sont réalisés par le chef de travaux.[29]

Un second personnage, présent dans la majorité des laboratoires peut l'aider dans ces tâches. C'est le maître de conférences, chargé lui aussi d'enseignement — ce qui justifie sa présence. Mais à la différence du professeur, il ne dispose pas d'un laboratoire autonome, il est "accueilli" dans celui du titulaire.

2) Ensuite, dans le laboratoire, on trouve le personnel appointé par la faculté pour aider à l'enseignement: à savoir le chef de travaux, responsable de l'organisation des travaux pratiques et l'assistant (plus rarement les assistants) dont la tâche est double: préparer les expériences de cours et aider le chef de travaux. Parfois un préparateur ou deux les aident.

Trois éléments caractérisent ce groupe de 1920 à 1940. D'abord il est mal payé, ce qui explique l'existence du cumul aussi à ces échelons. Certains donnent des cours, d'autres surveillent des travaux pratiques dans plusieurs endroits, d'autres enfin, les plus heureux, cumulent avec une bourse de recherche. Ensuite ce groupe est numériquement insuffisant au regard des tâches d'enseignement qui lui sont demandées. Des plaintes régulières sont ainsi présentées par les doyens dans les rapports annuels envoyés au ministre. Qu'on pense par exemple aux travaux pratiques de Physique Générale où défilent à Paris des centaines d'étudiants et où ne travaillent que quelques assistants: il faut organiser plusieurs séances de travail et corriger des centaines de copies par semaine. Qu'on pense aussi au certificat du P.C.N. (Physique-Chimie-Sciences naturelles, préparatoire aux études de médecine) où l'on compte quelques 500 étudiants en 1922. Aussi une des revendications les plus courantes dans les années 20 est-elle de demander la multiplication de ce personnel. Ne donnons qu'un exemple: en 1927, Georges Bruhat estime à plus de cent le nombre des seuls assistants supplémentaires immédiatement nécessaires pour permettre au personnel d'enseignement de pratiquer la recherche dans des conditions satisfaisantes. Enfin, une grande part de ces physiciens reste souvent dans des positions subalternes jusqu'à un âge avancé ... et ce quelque soit le nombre et la qualité des diplômes possédés, nous l'avons vu.[30]

3) Un troisième groupe est constitué des boursiers — ou de ceux qu'on peut leur assimiler comme les agrégés-préparateurs de l'Ecole normale. De ce point de vue, la situation est très différente dans les années 20 et dans les années 30.

Dans la première décennie, n'existent principalement que des possibilités privées. Certes, il existe quelques bourses de doctorat offertes par l'Etat. Mais Georges Lemoine, président de l'Académie des sciences en 1921, fait remarquer que leur nombre, aussi bien que leur montant est dérisoire et qu'elles ne donnent pas les moyens de vivre.[31]

Existe d'abord le poste d'agrégé-préparateur de l'Ecole normale, poste qui est proposé à un élève qui vient d'obtenir l'agrégation: cela lui garantit pendant trois ans — le temps de faire sa thèse — un salaire; mais il doit alors initier les normaliens au travail de laboratoire. Quelques places sont aussi disponibles à l'Institut de physique du globe et à l'Institut d'optique, pour des physiciens adjoints, mais sans que nous puissions être plus précis. Par contre, selon H. Maillart, on peut l'être pour l'Ecole pratique des hautes études: celle-ci n'offre que des salaires d'appoint à divers titulaires de l'enseignement supérieur sans fournir de bourses à de jeunes chercheurs.[32]

Restent les fondations privées. Une partie de celles-ci est gérée par les universités auprès desquelles ont été faites les donations. C'est l'université de Paris qui en gère le plus grand nombre. La fondation Commercy, la plus importante, distribue annuellement 125.000 F de rentes, soit probablement 20 ou 25 bourses. Réparties entre toutes les disciplines, la part réservée aux physiciens reste maigre: quatre ou cinq. A côté d'elle, les fondations Arconati-Visconti et Deutsch de la Meurthe distribuent quelques bourses à des physiciens. Quant à la fondation Carnégie-Curie, elle est réservée au laboratoire Curie: elle offre annuellement environ 20 000 F (19 000 F en 1926 par exemple) pour deux ou trois chercheurs. Il existe d'autres fondations de l'université de Paris, mais elles ne distribuent pas de bourses mais du matériel (comme la fondation Loutreuil) ou alors ces allocations sont réservées à d'autres spécialités. Les universités de province ont parfois elles-aussi quelques rentes d'origine privée mais celles-ci sont très faibles et on ne peut affirmer que des physiciens en profitent.[33]

Parallèlement, des fondations privées gérant elles-mêmes leurs fonds distribuent des allocations de recherche, la plupart du temps à des laboratoires particuliers. Ainsi la fondation Curie pour la médecine, la fondation Rosenthal pour les sciences appliquées (60 000 F de revenus en 1926) et la fondation Edmond de Rothschild. Cette dernière en 1927, a distributé douze bourses dont cinq à des chimistes et cinq à des physiciens: à M.M. Voisin et Auger chez J. Perrin, à M. Rossignol chez J. Becquerel, à M. Fery chez P. Langevin, à M. Mendousse chez G. Ribaud à Strasbourg. Elle rappelle dans son rapport de 1927 qu'elle a aidé F. Joliot chez Mme Curie et plusieurs autres chercheurs chez J. Perrin dans les années précédentes. Elle fournit par ailleurs des crédits de matériel aux laboratoires de Jean Perrin, Paul Langevin, G. Ribaud et à celui des frères Bloch à l'Ecole normale. Soit au total 135 000 F pour des stagiaires et 215 000 F pour du matériel. Enfin, le baron Edmond de Rothschild va financer la création de l'Institut de biologie physico-chimique qui occupera — tout personnel compris — quelques 65 personnes en 1938 réparties dans ses quatre services dont un de physique.[34]

On voit donc que les possibilités offertes aux jeunes chercheurs sont assez maigres dans les années 20 et que la "chance" d'obtenir une bourse dépend beaucoup du laboratoire dans lequel on se trouve.

Dans les années 30, l'éventail des possibilités s'ouvre plus sensiblement avec la création de la Caisse nationale des sciences. C'est la première caisse publique dont le but explicite est de rémunérer des chercheurs. Selon A. Mayer, présentant un rapport en 1930 à la commission chargée de préparer le règlement intérieur de la caisse, il faut éviter le "saupoudrage" et donner de vraies bourses à des "aspirants-chercheurs à temps plein".[35] La réalité sera en fait bien différente: 60 à 70% environ des bourses de la caisse sont attribuées à des assistants (boursiers de recherche), à des chefs de travaux (chargés de recherche), à des maîtres de conférences (maîtres de recherche), à des professeurs (directeurs de recherche), donc à des personnels bénéficiant déjà d'un salaire d'Etat. Mais son rôle fut néanmoins décisif, permettant annuellement à 60 ou 70 physiciens de travailler exclusivement à leur enseignement et à leur recherche et de limiter la pratique du cumul. Elle permit surtout une entrée plus rapide des jeunes dans la recherche scientifique.[36]

4) Apparaissent aussi dans les rapports sur les laboratoires, des "travailleurs libres". Ceci signifie qu'ils ne sont ni boursiers, ni payés par la faculté. Ou pour être plus précis, qu'ils ne sone pas boursiers de l'université et qu'ils sont accueillis dans un laboratoire de la faculté. Certains sont des bénévoles: ainsi M. de Wattewille au laboratoire de M. Cotton à la Sorbonne en 1922, ou M. Lecomte qui travaille "avec ses propres appareils" dans le même laboratoire.[37] Mais il peut s'agir de bien d'autres choses. Ainsi rencontre-t-on parfois des fonctionnaires en détachement, des militaires,[38] des personnes sous contrat avec des ministères (celui de l'aéronautique et celui de la guerre ont notamment financé de nombreuses recherches en mécanique des fluides),[39] des étrangers, notamment au laboratoire Curie, et à ce titre recevant probablement une bourse ou un salaire de leur pays d'origine; des ingénieurs de sociétés privées venant faire un stage,[40] enfin et surtout les élèves préparant un D.E.S. ou commençant une thèse et que peut-être de petits travaux ou la charité des parents entretiennent comme chercheurs "bénévoles".

5) Enfin, plus rarement, on trouve le personnel "subalterne" (garçons de laboratoire, mécaniciens). Leur nombre est dérisoire au début des années 20. Par exemple, en 1922, il n'y a qu'un seul garçon de laboratoire au P.C.N. pour aider aux travaux pratiques (500 étudiants).[41] A la même date, M. Cotton demande instamment un mécanicien car il n'en a pas (c'est le second laboratoire parisien par ordre d'importance).[42] Avec la subvention "Borel", à la fin des années 20, plusieurs laboratoires vont pouvoir avoir un garçon de laboratoire. Mais il faudra attendre 1937 et la création par J. Perrin du corps des aides techniques, dans le cadre du gouvernement Blum pour que la France se trouve dotée d'un corps de personnel technique notable.

Pour terminer, nous donnerons quelques exemples de la répartition du personnel, exemples choisis parmi les laboratoires les plus importants de Paris:

1921-1922 — Laboratoire de M. Cotton:[43] outre MM. Cotton et Guillet, maître de conférences, on trouve M. Aubert, chef de travaux, deux préparateurs, trois ingénieurs travaillant sur les moteurs d'avions (statut inconnu), deux boursiers, trois travailleurs bénévoles, cinq ou six chercheurs préparant une thèse (probablement non boursiers car les deux boursiers présentés à part préparent aussi une thèse) et six étudiants préparant un D.E.S.

1931 — Laboratoire de M. Cotton:[44] outre M. Cotton, le chef de travaux, un assistant et les deux préparateurs temporaires, on trouve six préparateurs bénévoles, trois boursiers, un professeur de lycée, dix "travailleurs libres" et un élève de l'Ecole normale.

1931 — Laboratoire de Mme Curie:[45] outre Mme Curie et M. Debierne professeurs, on trouve un chef de travaux, deux assistants et un chimiste (c'est le personnel scientifique), quatre chercheurs sur crédits exceptionnels du laboratoire, six boursiers français et sept boursiers étrangers, dix chercheurs "libres" français et deux étrangers, deux travailleurs payés par le service des mesures et trois personnes venues travailler épisodiquement.

1938 — Laboratoire de Mécanique Physique:[46] outre le directeur et un assistant, il y a trois boursiers, deux chargés de recherche de la Caisse nationale de la recherche scientifique, un ingénieur d'une société privée, trois travailleurs et quatre ingénieurs au statut non-précisé. Mais ce laboratoire ayant des contrats avec l'aéronautique et le ministère de la guerre, ces travailleurs sont peut-être payés.

On peut retenir une règle générale qui préside au fonctionnement administratif des laboratoires français: ils restent des "annexes" des chaires d'enseignement, ou si le mot paraît fort, on peut dire qu'ils sont seconds par rapport aux chaires à plusieurs points de vue. Ainsi chaque professeur a droit à un laboratoire indépendant et dont l'importance est souvent fonction de celle de la chaire. Inversement un laboratoire sans chaire est impensable à moins d'être privé. Ainsi encore le directeur du laboratoire n'est pas recruté en fonction des travaux pratiqués dans le laboratoire qu'il va diriger et qui lui préexiste, il est recruté pour un poste d'enseignement. Ceci n'est pas formel, une conséquence fort préjudiciable à la continuité des recherches en dérive: quand un professeur abandonne son poste, celui qui le remplace arrive avec ses préoccupations, son matériel et il entreprend des recherches nouvelles pour le laboratoire. Une exception cependant nous semble nette à Paris, celle du laboratoire Curie. C'est le seul cas d'un gros laboratoire correspondant à une chaire de moyenne importance et dont les directeurs successifs, recrutés dans le laboratoire, ont permis une continuité profitable. On peu comparer, pour prendre un cas opposé, avec le laboratoire de Charles Fabry.

La place et l'organisation des recherches au laboratoire: un travail individualiste

Dans son livre sur la science française, M. Gilpin dit que la recherche en France n'est pas la vocation du professeur d'université, que le professeur ne se transforme pas en chercheur, qu'il reste plutôt un homme de culture scientifique, un savant. Cette idée est induite du fonctionnement institutionnel des universités que nous venons de décrire. Cela ne dispense pas pourtant d'analyser le fonctionnement réel des laboratoires. En effet, que le ministre de l'Instruction publique déclare en 1933: "la recherche est une irrégularité sur laquelle nous fermons les yeux", ne prouve pas que celle-ci soit un simple passe-temps dans la pratique concrète des scientifiques; que Georges Urbain, chimiste de renom, reconnaisse en 1926, "qu'il n'y a pas de budget prévu pour les recherches dans les facultés de sciences", cela n'est que trop vrai mais il serait erroné d'en déduire qu'on ne trouve pas par ailleurs des crédits. Ces déclarations très fréquentes prouvent surtout la marginalité de la science dans la société et ses préoccupations, elles ne permettent pas d'affirmer que le professeur français n'est pas avant tout un chercheur.[47]

Harry W. Paul a d'ailleurs fait à ce propos des remarques pertinentes dans un article de 1972 concernant la fin du XIXème siècle: en s'appuyant sur quelques cas comme ceux de Duhem ou Berthelot, il a fait remarquer l'importance essentielle des recherches dans l'évolution des carrières. En particulier pour le petit nombre d'individus qui travaillent à un haut niveau. Mais même pour les autres, invoquant la lecture des rapports au Conseil supérieur de l'instruction publique, rapports établis lors des candidatures, il constate que les points essentiels toujours mis en avant concernent le travail de recherche scientifique.[48] Terry Shinn de son côté le tient pour vrai dès 1870 et s'il persistait quelques doutes, l'arrivée au pouvoir des Perrin, Langevin, de Broglie devrait les faire définitivement disparaitre: leur projet est toujours le développement des recherches, en matériel comme en hommes et ce qui les préoccupe après 1918 est de savoir comment améliorer la recherche. D'ailleurs dans toutes les revues on parle des conditions de financement de celle-ci, du recrutement des jeunes, de la bibliographie scientifique française, du personnel auxiliaire. . . . Il n'y a donc pas bien grand risque à affirmer que la recherche est au coeur des voeux et des préoccupations de tous les scientifiques d'après-guerre.[49]

Où est alors le problème? Il est de savoir *où* on fait de la recherche et *comment* on la pratique, en prenant comme point de départ que chacun, s'il est à un degré quelconque enseignant de physique dans le supérieur, a fait ou fait encore de la recherche. En formulant le problème de cette façon, apparaissent trois points: premièrement il y a une très notable différence entre les laboratoires de province — à l'exception de Strasbourg — et la majorité des laboratoires parisiens, et le problème se pose différemment dans l'un et l'autre cas; deuxièmement on peut rarement parler d'équipes organisées en France, même dans les gros laboratoires: le travail est éclaté, la recherche laissée à l'initiative individuelle; troisièmement à Paris et dans quelques villes, il existe au-dessus des laboratoires de véritables institutions scientifiques permettant l'organisation de la communauté et les échanges d'information. C'est de la combinaison de ces trois éléments que peut sortir l'image de la recherche en France et la compréhension de ses faiblesses.

Reprenons-les successivement:

1) D'abord la province. Ce qui la caractérise, c'est le maintien d'un très grand nombre de laboratoires petits et dispersés, sans liens, voire jalousement entretenus les uns face aux autres dans leurs petites prérogatives. Dans chacun d'eux, les moyens manquent: peu d'argent, car les maigres crédits sont répartis entre des dizaines de laboratoires de physique générale, un maigre matériel aussi; Alphonse Berget précise par exemple, la difficulté rencontrée dans une petite ville pour faire fabriquer un appareil quelque peu perfectionné: il n'y a pas de personnel qualifié à la faculté, souvent même il n'y en a pas dans la région et il faut envoyer des dessins à Paris et attendre que revienne le matériel en question. Lorsqu'il revient, il n'est jamais exactement conforme à ce que l'on voulait.[50]

Le résultat peut être souvent une certaine lassitude, une grande inefficacité, voire l'arrêt progressif, jamais total peut-être, mais bien chronique de ces laboratoires minuscules des villes de province. On n'assure plus que les cours; pour le reste, on bricole sans acharnement, sans esprit de concurrence. Ainsi en est-il lorsque Alfred Kastler arrive à Clermont-Ferrand en 1936: il découvre des appareils mais plus souvent dans les placards que sur les tables. Ou de M. Trillat lorsqu'il arrive à Besançon en 1933. Voulant faire de la recherche, il constate qu'il n'y a que le courant continu au laboratoire et c'est presque clandestinement, contre l'avis du conseil de la faculté, qu'il fait installer l'électricité.[51] Il est donc vrai que dans certains cas, une fois installés, certains pouvaient cesser plus ou moins leurs recherches. Dans d'autres, au contraire, elles se poursuivent normalement: nous pensons à Montpellier et à J. Cabannes, à Bordeaux et à Daure et Mercier, à Marseille et à M. Rouard, on doit ajouter Strasbourg, on pourrait probablement citer

Nancy et Lille mais sans que l'on arrive à montrer des équipes productives et concurrentielles. D'ailleurs on voit très peu de provinciaux participer aux congrès internationaux: à titre d'exemple, dans les six congrès organisés de 1937 à 1939 par l'Institut international de coopération intellectuelle et auxquels les Français ont largement participé, nous n'avons rencontré que des Parisiens et des Strasbourgeois.[52] Assoupissement donc, faible productivité. La raison n'est pas que le directeur n'ait jamais fait de recherche — il en a toujours fait pour pouvoir être nommé à ce poste. Mais confronté à un laboratoire qui existe surtout sur le papier, isolé dans un milieu local qui n'est pas toujours marqué, comme à Toulouse et à Grenoble, par le dynamisme de ses industriels, sans contrat avec eux ni avec aucune instance nationale, n'ayant devant lui que très peu d'étudiants et dont les meilleurs sont partis à Paris, on peut comprendre la lassitude qui s'empare de ces hommes abandonnés — ou la force de caractère qu'il leur faut pour maintenir malgré tout des recherches.

2) Il existe pourtant des laboratoire plus importants, et décisifs pour la qualité de la recherche française. Situés à Paris, à l'exception de celui de Pierre Weiss, nous les avons rencontrés dans la première partie. La question se pose de connaitre leur fonctionnement, les modalités d'apprentissage des jeunes, les voies suivies par l'information scientifique.

Nous partirons de l'exemple de M. Jacquinot, jeune boursier de Nancy, arrivant au début des années 30 au laboratoire de Cotton à Bellevue. Etudiant n'ayant jamais fait de recherche, il a raconté la solitude — scientifique — dans laquelle il fut laissé pour choisir le sujet de sa thèse et la traiter. Il n'y avait pas de travail d'équipe, pas de séminaire, pas de formation complémentaire et c'est assez seul qu'il dut faire ses premières armes.[53]

Cette description n'est pas le reflet d'un cas isolé, celui d'un jeune provincial arrivant à Paris. Il semble que les laboratoires français de cette époque n'aient pas pratiqué le travail coordonné, dirigé par un professeur choisissant les thèses et les travaux de ses collègues, ou du moins centré sur un projet. Bien sûr les chercheurs travaillent souvent sur des sujets assez proches les uns des autres, systématisant l'étude d'un phénomène ou d'une classe de matériaux. Mais il ne semble pas qu'on puisse parler d'équipe à l'image de ce qui se passe chez Sommerfeld à Münich, chez Born à Göttingen ou . . . peut-être chez Mme Curie à Paris. On trouve rarement des séminaires réguliers de laboratoires, où seraient exposés les comptes-rendus des travaux accomplis, où on discuterait de la littérature scientifique internationale et où, sous la direction du maître on définirait les grandes orientations à adopter pour le travail. Le rôle du directeur est plus dilué en France: il aide chacun, si nécessaire, dans la voie qu'il s'est tracée, laissant une très large autonomie dans le choix des recherches. Si le maître est bien présent, son rôle est davantage d'être le directeur d'une entreprise centrée sur un problème. D'ailleurs, un même laboratoire semble abriter parfois des chercheurs travaillant sur des sujets très variés: ainsi le laboratoire de M. Cotton qui abrite dans les années 20 trois ingénieurs travaillant sur les moteurs d'avions alors que les recherches s'y font plus couramment en optique et en magnéto-optique.[54] Ainsi encore celui de J. Perrin, où on trouve des chimistes-physiciens mais aussi P. Auger travaillant sur les rayons cosmiques et F. Perrin lui-même plus attiré par la physique théorique — et ce pour ne citer que deux noms célèbres. On a l'impression de groupes qui ne sont pas homogènes, qui ne sont pas exclusivement formés de spécialistes d'un ensemble particulier de problèmes scientifiques.

Cela résulte en partie du fonctionnement du laboratoire comme annexe de la chaire, nous l'avons vu. Mais il y a plus: est sous-jacent un état d'esprit profondément individualiste. Reprenons l'exemple du séminaire. Un des premiers — et l'un des rares — est celui de Paul Langevin. Edmond Bauer raconte à ce propos qu'il en est indirectement à l'origine. Etant allé chez Sommerfeld au début du siècle, il y a rencontré l'habitude du séminaire de laboratoire. Rentré en France, il en a expliqué l'intérêt à Paul Langevin qui en crée un. Et s'il est légendaire à Paris, c'est que le modèle est peu suivi. Ainsi en 1930, lorsque Louis de Broglie, lors d'une conversation informelle avec Jean-Louis Destouches, décide la création d'un séminaire, on a encore l'impression d'une quasi-nouveauté. C'est ce qui ressort du récit qu'en fait Destouches lui-même en 1972. D'ailleurs, pour les laboratoires de physique expérimentale, nous n'avons pas trouvé trace de séminaire, ni lors de nos interviews, ni lors de nos lectures. A une exception près toutefois: celle de la réunion hebdomadaire du laboratoire de Maurice de Broglie.[55]

Ce fonctionnement éclaté, multicentré des groupes de recherche est d'ailleurs largement reflété par le type de "savants polyvalents" que restent bien souvent les physiciens français.[56]

Reprenons le cas de Paul Langevin. Il est en quelque sorte l'héritier de l'encyclopédisme de Poincaré selon les mots d'Elie Cartan en 1946 et "on peut dire qu'il n'est pas un seul des problèmes posés par la physique depuis plus de quarante ans, où la clarté de son esprit (...) n'ait apporté la lumière et l'ordre là où régnaient avant l'obscurité et la confusion". Et de citer ses travaux sur l'ionisation des gaz par les rayons X (physique moléculaire et physique de l'atmosphère), sa théorie du magnétisme de 1905, ses travaux originaux sur la relativité ou les ultra-sons. Et Langevin n'est pas un cas isolé. On pourrait citer Edmond Bauer et ses recherches sur le rayonnement noir, les émissions spectrales, l'optique atmosphérique, le magnétisme et la structure électrique des molécules, alors que parallèlement il enseigne la physique théorique et écrit plusieurs ouvrages sur la physique quantique. Le cas d'Eugène Bloch serait le même. On pourrait parler de Charles Maurain qui a travaillé dix ans sur le magnétisme avant de devenir directeur de l'Institut aérotechnique de Saint-Cyr pour une nouvelle décennie ... et terminer sa carrière comme directeur de l'Institut de physique du globe de Paris.[57]

On garde donc deux images concordantes de ce qu'est la physique française dans ces centres: on la pratique d'une part dans des laboratoires assez peu spécialisés, qui ne sont pas structurés autour d'une politique de recherche cohérente et dont les membres travaillent de façon très individuelle; d'autre part les maîtres qui les dirigent se présentent plus comme des "savants" embrassant divers domaines que comme des spécialistes — à l'image des professeurs allemands. Nous voulons néanmoins nuancer ce modèle. D'abord parce qu'à l'étranger aussi, il existe encore des "savants". Qu'on pense à Lorentz. Ensuite car en France même, il existe des équipes plus spécialisées: nous avons cité le cas du laboratoire Curie, mais ceci serait vrai de plusieurs équipes en province, à Bordeaux, à Montpellier, à Strasbourg. Il est vrai cependant que ces équipes sont souvent bien petites et qu'on voit mal comment plusieurs travaux de nature différente pourraient être menés de front.

Plus intéressant par contre est le fait que le nombre de jeunes ne tendant plus à l'universalité est plus important que celui de leurs aînés. Il n'empêche. Quelque chose persiste en France du savant du siècle précédent, quelque chose se maintient de l'image du maître polyvalent. Et le laboratoire dont il a la charge n'est pas encore devenu un institut de recherches spécialisées.

3) Si le laboratoire n'est pas le centre de la recherche, où va-t-on trouver celui-ci? Où les physiciens vont-ils se rencontrer pour suppléer à ce manque? Dans des réunions où une large part de la communauté physicienne se rend régulièrement pour entendre les comptes-rendus des travaux en cours et en débattre.

Il y a d'abord des rencontres informelles, qui regroupent à Paris une partie des physiciens: le cas des "thés" hebdomadaires de J. Perrin est le plus célèbre. Dans l'amphithéâtre de la rue Pierre Curie, après la séance du lundi de l'Académie des sciences, se retrouvent autour de Jean Perrin les

chercheurs et les assistants de son laboratoire et de l'Institut du radium, auxquels se joignent des scientifiques d'autres institutions et même d'autres disciplines, comme Emile Borel et les trois Paul: Langevin, Painlevé et Montel entre autres.

S'ajoutent parfois à eux quelques littéraires comme André Gide, André Maurois ou Paul Valéry. Il ne s'agit donc pas ici de séminaires scientifiques mais plutôt d'un lieu d'échanges informels, d'un lieu mondain, et surtout d'un moyen de rencontre des amis du groupe Perrin-Langevin que nous avons évoqué.[58]

Plus intéressantes apparaissent les réunions tenues à la Sorbonne et qui restent dans les mémoires sous le nom de "conférences-rapports". Elles sont organisées avec le patronage du Collège de France, du Muséum, de la faculté des sciences de Paris et de plusieurs autres sociétés savantes. Leur but est "de donner des exposés critiques, détaillés, des travaux modernes sur les questions les plus importantes de la physique et des sciences annexes". Le comité scientifique, présidé par Marcel Brillouin, regroupe tous les maîtres dont nous avons parlé. Chacun d'eux peut y exposer, en plusieurs conférences (publiées ultérieurement en un ou deux volumes par les P.U.F.), ses travaux personnels et plus rarement un travail de synthèse: on y parle de radioélectricité (Dunoyer, Gutton, Laporte), des rayons X et de leurs applications (M. de Broglie, Holweck, Mauguin, Trillat), de mécanique quantique (L. Brillouin, Dirac, un des rares étranger à avoir publié dans cette collection), d'isotopes (Mme Curie), des phénomènes thermoïoniques (E. Bloch) ... Y assistent aussi beaucoup de physiciens, venant chercher là tant des compléments de formation que des éléments pour leurs recherches propres.[59]

Mais il existe un second lieu de rencontre des physiciens,[60] la Société Française de Physique (S.F.P.). Hormis les réunions de bureau, se tiennent régulièrement des séances ouvertes à tous les membres (tous les physiciens), où sont exposés des travaux en cours. Les conférenciers amènent parfois leur matériel et réalisent devant leurs collègues les expériences qu'ils ont montées dans leur laboratoire. Une discussion de celles-ci et des interprétations proposées suit alors. On y retrouve l'immense majorité des physiciens et la gamme des sujets abordés s'étend à toutes les recherches françaises.[61]

Il nous semble que nous rencontrons là la contre-partie de la faiblesse du laboratoire comme lieu d'échange et d'élaboration de la science. Si le laboratoire ne constitue pas la structure de base de la recherche, c'est qu'un autre lieu existe, celui de la communauté des physiciens. C'est là que se jugent les travaux, c'est là le lieu où l'on débat de la physique. Car n'importe qui n'est pas admis à la S.F.P., n'y viennent que les chercheurs et quelques professeurs de lycée poursuivant des travaux personnels. Et c'est devant chacun qu'on présente les meilleures expériences, c'est devant ses pairs qu'on expose ses résultats. Je crois que là est le "vrai" laboratoire, le "véritable" institut dont chacun aurait besoin et qui n'existe pas en France. Face aux laboratoires trop petits, mal équipés, où ne se retrouvent souvent que des individus atomisés, ces réunions régulières de la S.F.P., ces conférences-rapports sont une nécessité. C'est le lieu traditionnel, mais encore bien vivant de la physique française, c'est ce qui définit le mieux le physicien français: son appartenance à la communauté symbolisée par la Société de physique.

Il semble donc que la mutation en cours visant à dégager les structures de la recherche des formes traditionnelles qui sont celles d'individualités brillantes entourées de quelques élèves et vivant dans un cercle, un club de savants qui ne sont pas des amateurs sans être pour autant des directeurs d'équipes spécialisées, est encore loin d'être effective en France. Largement engagée dans de nombreux centres étrangers, elle reste marginale à Paris, laissant les laboratoires loin des modèles industriels. Certes la recherche est bien au coeur des préoccupations, du moins de la majorité. Mais elle reste prise dans des formes archaïques et éclatées qui continuent de privilégier l'oeuvre individuelle comme règle de réussite. D'ailleurs, la thèse, l'oeuvre nécessaire de tout apprenti-chercheur et qui le confirmera comme pouvant accéder au groupe des maîtres, demeure au centre de l'institution.

La mutation qui transformera ce système après 1945 donnera dans le même mouvement une autre forme d'activité aux laboratoires et réduira la place de la S.F.P. Mais c'est l'affaire de l'après-guerre et d'une autre génération.

L'absence d'une politique nationale de recherche

Cela nous amène à essayer de voir, au-delà de l'échelle du laboratoire, l'intelligence que les physiciens — et avant tous les professeurs et les maîtres de conférences — ont du développement de leur science d'un point de vue global et la manière dont ils font des choix nationalement, ou n'en font pas. Autrement dit, aborder la politique de direction de la recherche.

Pour établir un premier constat, on peut regarder les modalités de répartition des crédits: s'il existe des secteurs de recherche jugés prioritaires, cela doit se traduire dans les finances.

Pour ce faire, nous avons regardé la manière dont est répartie depuis 1925, date de sa création, la subvention "Borel", le "sou du laboratoire" selon le terme de l'époque et qui constitue la première attribution de crédits réservés à la recherche. Cette subvention a régulièrement crû de 1926 à 1933 pour redescendre quelque peu par la suite: de 3,8 millions de francs en 1926, elle atteint 8,8 millions en 1931-1933 et 6,7 en 1936. Or la ventilation de ce crédit semble se faire selon une grille assez stable au fil des années. Par exemple, l'université de Paris reçoit en 1929, 1,93 millions de francs au titre des "Frais de laboratoires et Travaux pratiques extraordinaires" et de la "Rémunération de personnel auxiliaire scientifique". Ce qui représente 25% du crédit national (7,513 millions). Quelques années plus tard, en 1933, l'université de Paris reçoit 2,18 millions de francs, soit à nouveau 25% du crédit global. De même, au sein de l'université de Paris, la faculté des sciences a droit à un pourcentage assez stable: il est de 14,5% du crédit national en 1927 par exemple (700.000 francs sur 4,79 millions), de 16% en 1934 (1,2 millions sur 7,596). D'ailleurs, dans les années 30, les sommes sont souvent reconduites d'une année sur l'autre lorsqu'on prépare le budget.[62]

Si on avait choisi les crédits de fonctionnement courants (subvention "Matériel"), nous serions arrivés à des résultats de même ordre. On peut par exemple regarder le rapport des crédits dégagés pour les universités à ceux prévus pour le Collège de France: il est de 23,1 en 1921; 23,2 en 1926; 26 en 1929; 26,7 en 1934. Il descend cependant à 12 en 1939, les crédits reçus par le Collège de France augmentant nettement en 1937 (des créations de chaires peuvent expliquer ce phénomène).[63]

TABLEAU 7.2

Laboratoires	1926[a]	1928	1930	1934-35	1936
Cotton	87	20	20	22	20
Fabry	40	20	20	18	16
Perrin	15	20	25	22	20
Curie	14	23	—	—	—
Maurain	15	16	16	15	13
E.N.S.	—	10	10	7	7
Méca. physique	12	—	20	15	13

[a] 1926 est la première année pour cette subvention.

Il semble donc que chaque université, chaque faculté, chaque école reçoive au fil des ans à peu près la même part des subventions. Au sein d'une même faculté, des règles voisines prévalent. Le tableau 7.2 montre, toujours pour la faculté des sciences de Paris, la répartition du crédit "Frais de laboratoires ..." de la subvention Borel pour les principaux laboratoires (en milliers de francs).

Globalement donc, on peut dire qu'il existe différents groupes de laboratoires classés plus ou moins par ordre d'importance. Une fois cette hiérarchie admise, la répartition est assez systématique et connaît peu de variations. Le phénomène est d'ailleurs de plus en plus net avec le temps. En 1926 et 1927, on favorise nettement certains laboratoires, par la suite cela est exceptionnel (M. Janet reçoit 51 500 francs sur le reliquat de 1934 par exemple).[64]
Cette description appelle quelques nuances. En province, la répartition de la subvention Borel est plus complexe qu'à Paris: suivant les années, certaines facultés sont favorisées. Chaque laboratoire reçoit cependant sa part — à preuve ce que rapporte A. Kastler à propos de Clermont-Ferrand (voir supra). A preuve encore la critique d'A. Rigaut: il propose qu'on lutte contre la stérilité de certains laboratoires en évaluant le rendement de ceux-ci. Ainsi pourrait-on moduler les ressources versées en fonction de la productivité et renverser les féodalités scientifiques improductives. Pourtant, il n'existe pas de règle écrite, intangible, pour la répartition, aucun texte, aucune nécessité légale n'impose cet égalitarisme. Chaque distribution annuelle fait au contraire l'objet de marchandages entre le ministère et chaque doyen. Selon M. Bartoli, secrétaire de la faculté des sciences de Paris après la dernière guerre, il n'existait pas de normes: des discussions au coup par coup règlaient les problèmes. Il est d'autant plus frappant d'en constater le résultat statistique d'ensemble.[65]

En fait, les nuances les plus importantes seraient à faire à propos des crédits privés et des initiatives prises par le sous-secrétariat à la recherche scientifique en 1936. A partir de cette date en effet, des priorités sont dégagées, priorités qui se superposent aux répartitions égalitaires que nous venons de présenter. Nous aborderons cette "nouveauté" dans quelques pages.

On peut cependant faire une hypothèse. Tout se passe comme s'il existait une règle non écrite mais présente dans les mentalités qui, à chaque chaire, chaque laboratoire, accorde une certaine valeur et qui, à tous ceux de même rang propose les mêmes avantages. S'établissent ainsi, entre professeurs, des équivalences qui postulent que tout ce qui est attribué à l'un doit l'être plus ou moins à l'autre. On retrouve donc, semble-t-il, en guise de politique scientifique, l'émiettement que nous avons noté être la forme dominante d'organisation de la recherche. Ce n'est donc pas un simple hasard historique qui a présidé au grand nombre de laboratoires, ce n'est point seulement une quelconque survivance qui peut expliquer l'atomisation des centres de recherches: cette dispersion égalitaire est inscrite dans la conscience de chacun comme un droit. Cette structure: un homme — une chaire — un laboratoire — un crédit est difficilement contournable, elle est "l'horizon mental de cette époque", elle est le sentiment de la justice entre égaux, qu'il s'agisse de la répartition des postes par concours — l'égalitarisme de l'agrégation — ou de celle des crédits par les pairs réunis.

Nous retrouvons ainsi la place incontournable du professeur totalement libre et inamovible au coeur de l'institution, de l'ayant-droit attaché à ses prérogatives: il n'accepte pas qu'on juge ses travaux ou leur utilité sociale, il refuse de se soumettre à une discipline de recherche quelque peu planifiée, il ne pense pas qu'on puisse reconnaître des différences entre lui et ses pairs. Il est libre de ses travaux et de la manière dont il les conduit, il est son seul juge — et ce, dans l'intérêt de la science même. Et qui peut se permettre de changer les principes de fonctionnement de ce système? L'ensemble des professeurs. Ne les retrouve-t-on pas à tous les échelons de décision, de la faculté de Clermont-Ferrand aux bureaux du ministère, du conseil de faculté au Conseil supérieur de l'Instruction publique: ils sont le système vivant, ils sont faits par l'institution et pour elle.

Des rapports inéxistants avec l'industrie

Reste un moyen de contourner cette "justice" égalitariste: le recours au financement industriel. Nous n'avons pas exploré cet aspect systématiquement pour chaque laboratoire de recherche en physique mais les principes idéologiques que nous avons déjà rencontrés (la valorisation de la science pure par exemple) permettent de supposer l'existence d'une césure profonde entre le monde industriel et celui des laboratoires universitaires fondamentalistes. Cela se trouve confirmé par la lecture des notices des professeurs et par les rapports des directeurs de laboratoires déjà évoqués.

Les physiciens fondamentalistes et l'industrie

A la différence de ce qui se passe en Allemagne ou aux Etats-Unis, il n'existe pas en France de liaisons permanentes entre l'université et l'industrie. Les professeurs et les maîtres de conférences travaillent rarement comme conseillers ou comme directeurs à temps partiel dans les laboratoires industriels. Ou bien ils le font en cachette comme dit le docteur Richet dans la *Revue scientifique.* Cependant quelques cas exceptionnels existent, du moins dans la génération la plus jeune.[66]

Le cas le plus intéressant est celui de Maurice Ponte. Né au début du siècle, normalien, ayant terminé sa thèse à la fin des années 20, il s'oriente dès 1929 vers la création d'un laboratoire industriel. Jusqu'à cette date, son cursus scolaire est donc banal et rien ne le prédispose à cette bifurcation, si ce n'est la difficulté de trouver un poste dans la structure universitaire classique. En 1929 donc, il rencontre E. Girardeau, un industriel, qui lui propose de prendre part en tant que spécialiste de la diffraction et de l'analyse électroniques, à l'installation de nouveaux laboratoires de recherche et de production consacrés aux tubes électroniques. Il accepte et c'est là que se déroule sa carrière dans les années 30. Qu'on dise simplement, pour mesurer l'importance de son rôle, que trente ans plus tard, ce laboratoire est devenu un groupe de recherche employant 2000 personnes dont 650 ingénieurs et 1100 techniciens, et qu'il a dirigé 22 thèses de doctorat de 1933 à 1960, thèses appuyées sur les travaux de ce laboratoire. A noter de plus, pour illustrer la séparation université-industrie, qu'il ne deviendra professeur qu'en 1939, et non point à la Sorbonne mais à l'Ecole supérieure d'électricité.[67]

Un exemple parallèle à celui-ci est celui d'Yves Rocard. Docteur en mathématique en 1927, en physique en 1928, ne trouvant pas de poste de physique mathématique ou théorique à l'université, refusant d'enseigner dans le secondaire, il entre en 1928 à la Société radio-électrique. De 1931 à 1938, il est ingénieur à la Compagnie générale de T.S.F., tandis qu'en 1934, à la Société radioélectrique, il devient chef des services de recherche.

Y. Rocard a raconté, lors d'une conférence tenue à Paris le 4 novembre 1980, les raisons de son choix. En 1928, il est préparateur de Marcel Brillouin au Collège de France mais le poste est supprimé pour cause d'inutilité. On lui propose alors un poste de préparateur temporaire à 900 F par mois. Il refuse et accepte un poste d'ingénieur à la Société La radiotechnique. Cependant, il espère toujours succéder à Edmond Bauer dans la seule maîtrise de conférences de physique théorique de province. En fait le poste est libéré trop tard et il reste ingénieur de recherche pour 5000 F par mois. Parallèlement il poursuit ses recherches personnelles dans divers domaines et entre dans l'enseignement supérieur en 1938, à Clermont-Ferrand, en 1939 à Paris (maîtrise de mécanique des fluides).[68]

Nous avons rencontré un troisième exemple parmi la cinquantaine de physiciens dont nous avons lu les notices: il s'agit de J.J. Trillat. Mais à la différence de Ponte et Rocard, il travaille avec les industriels en étant par ailleurs intégré dans le système universitaire classique: chef de travaux à l'Ecole pratique des hautes études en 1928, maître de recherche à la Caisse nationale des sciences en 1931 lors de sa création, professeur à Besançon en 1933. Pourtant il n'avait pas choisi la filière noble de la "science pure", l'Ecole normale, mais l'Ecole de physique et de chimie. Ingénieur de celle-ci en 1923, il travaille d'abord dans l'industrie en 1924. Cependant, l'année suivante, il entre au laboratoire de Maurice de Broglie gardant par ailleurs un travail d'ingénieur à mi-temps. En 1926, il est docteur en physique. L'originalité de J.J. Trillat réside dans le fait qu'il fait fonction de conseiller pour plusieurs entreprises industrielles. En 1927, par exemple, la société Péchiney met à sa disposition un laboratoire, du matériel et des crédits au Bourget afin qu'il contrôle l'état des aciers produits. Dans le même temps, il est conseiller chez Michelin pour la mise au point des structures métalliques des pneus et l'étude, par rayons X, des structures des gommes. Enfin il travaille une journée par semaine dans un laboratoire qu'il a monté chez Kodak (étude des structures des émulsions photographiques). En 1933, on lui fait deux propositions: d'une part, monter un laboratoire chez Renault, d'autre part devenir professeur à Besançon. Il accepte ce dernier poste et est, dès son arrivée, contacté par les indusriels de Franche-Comté: Peugeot, Lip, Les textiles synthétiques (futur Rhône-Poulenc). . . . Ainsi maintient-il ses contacts avec l'industrie et reçoit-il des crédits pour son laboratoire universitaire.[69]

Ces quelques cas, rarissimes, permettent de donner une première image des rapports des physiciens fondamentalistes et des industriels: de part et d'autre la demande est faible. Les industriels sont peu intéressés — même quand il s'agit d'entreprises importantes —, ils engagent peu d'investissements dans les laboratoires universitaires. Il est certain aussi que la faiblesse française dans l'électronique, la physique du solide, l'étude des surfaces . . . ne facilite pas les points de rencontre. On notera cependant que dans ces domaines, ils surent retenir quelques-uns des physiciens fondamentalistes — ceux que nous venons de citer. On remarquera aussi que le principe du "conseiller" est très peu utilisé.

C'est que du côté des scientifiques, "il était très mal vu de se commettre avec les industriels" (J.J. Trillat). La recherche fondamentale en

France est principalement du ressort de l'Etat, du domaine public, et rien n'autorise à ce que les travaux réalisés, grâce aux fonds publics, soient utilisés à des fins partisanes et privées. Non seulement la recherche en "science pure" est survalorisée — et elle ne peut rencontrer l'industrie que sous la forme simple du mécénat —, mais de plus l'idéologie radicale-républicaine, laïque et égalitariste, ne peut admettre que des particuliers profitent indûment des deniers de l'Etat. Idéalement, rien ne s'oppose au travail en commun; la grandeur du pays au contraire, l'exige. Dans la réalité, les scientifiques français craignent la collusion avec le monde de l'argent.[70]

Cette spécificité française est assez bien connue pour qu'on ne s'y attarde pas. Chacun a au contraire en tête l'organisation de l'industrie chimique allemande avant 1914, ou l'exemple du système universitaire américain. Ne citons donc que quelques phrases de G. Ramunni:

> En effet, il était courant de voir fonctionner au sein des instituts universitaires, de gros laboratoires entièrement équipés par les soins de firmes industrielles et dirigés par les meilleurs professeurs de cette époque. On retrouve ainsi parmi eux les noms de Nernst, Ostwald, Kekulé et Vant'Hoff (...). Cette situation, faite tout à la fois de collaboration entre milieux différents et de compétition entre complexes industriels, devait s'avérer très rentable sur le plan commercial et permettre des situations de monopole sur les marchés extérieurs.[71]

Les laboratoires publics consacrés à la recherche appliquée

En dehors du milieu des physiciens fondamentalistes, il existe des structures de liaison industrie-université, ou plus précisément des liaisons science fondamentale-science appliquée. Le premier type est celui du laboratoire d'essais. On trouve ceux-ci dans les instituts ou écoles spécialisés comme l'Institut d'optique de Paris dirigé par Charles Fabry, l'Ecole supérieure d'électricité ou les écoles techniques comme le Conservatoire national des arts et métiers. Par ailleurs, en province, dans les régions les plus dynamiques comme le Nord, la Lorraine ou la région Rhône-Alpes, existent des Sociétés des amis de l'université fondées à l'initiative d'industriels locaux. Le plus souvent, ces sociétés gèrent des laboratoires d'essais confiés à des professeurs des instituts techniques. On peut présenter par exemple le laboratoire d'essais de Grenoble, lié à l'Institut polytechnique de la ville, dirigé par un professeur de l'Institut et mis en place en 1929 par la Société des amis de l'université de Grenoble. Son but est double: il teste les matériels et matériaux nouveaux mis au point par les entreprises de la région et il est le lieu "neutre", "objectif" qui vérifie les normes indiquées par les industriels.[72]

Ces laboratoires, pour essentiels qu'ils soient, offrant d'une part à des industriels mal équipés des moyens de tests et de contrôles à bon marché, proposant d'autre part un canal de liaison Université-industrie dont des retombées idéologiques et financières sont à attendre, ne répondent cependant pas au problème de la recherche en science appliquée: ils ne l'organisent pas et sont rarement des lieux de rencontre avec la recherche fondamentale. En d'autres termes, ils ne comblent pas le fossé entre science pure et recherche industrielle.

L'autre type de liaison université-industrie est fourni par la création par l'état de services spécialisés, nationaux, destinés à promouvoir la recherche appliquée. Nous pensons au Laboratoire national d'électricité dirigé par Gutton, à la Direction des essences et du pétrole du ministère du Commerce et de l'Industrie, dirigée par Sabatier, et surtout à l'Office national des recherches scientifiques et industrielles et des inventions, installé à Bellevue près de Paris. Son origine remonte à la guerre et aux constatations faite alors de l'efficacité de la liaison professeurs fondamentalistes-techniciens-industriels. Ses buts sont l'exécution d'études demandées par les différents services publics, la coordination des recherches nationales, notamment industrielles, la liaison science-industrie, l'aide et l'encouragement aux inventeurs, la création, si nécessaire, de laboratoires nouveaux, enfin la constitution d'un service d'information scientifique et technique.

En fait, l'Office n'a pas de laboratoires propres de recherche: il centralise les demandes et les confie à des laboratoires extérieurs, publics ou privés. Pourtant il a des laboratoires d'essais et peut fournir aux inventeurs et aux industriels des bureaux de dessin, des ateliers et peut réaliser des modèles et les tester. Huit sections spécialisées sont constituées dont le comité de mécanique (moteurs, énergie des marées et du vent ...) et le comité technique de physique présidé par Cotton (lampes électriques, travail sur l'électro-aimant, service d'électricité industrielle ...).[73]

En fait, ici non plus, ces projets n'ont pas débouché sur la mise sur pied d'une véritable coordination des recherches fondamentales et industrielles. Diverses raisons peuvent permettre de comprendre cette carence de la science française. D'abord l'attitude déjà évoquée de défiance réciproque entre industriels, hommes de droite, "héritiers", intéressés par les affaires, et scientifiques, hommes de gauche, "boursiers", travaillant "sans contrôle". Rien ne prédispose ces deux groupes à travailler en commun, tout les oppose, en particulier dans le domaine des valeurs culturelles. On peu ajouter que règne dans le monde scientifique, une certaine myopie, un certain refus de voir la réalité de la recherche appliquée et fondamentale en France. On s'en rend mieux compte, par négatif, à l'étude des comportements qui apparaissent après la guerre de 1939-45. Ne citons ici qu'un rapport daté de 1948 sur l'état de la physique française. Dans ce rapport, il ne s'agit plus en effet d'écrire l'histoire glorieuse de la science française à la manière de Gabriel Hanotaux, ou de réussir un exercice littéraire sur le génie français au cours duquel on "oublie" trop de dire ce qui ne va pas, il ne s'agit pas non plus d'un rapport sur la misère des laboratoires ou sur les nouvelles institutions de la recherche à mettre sur pied, mais d'une étude comparative secteur par secteur des physiques française et internationale, où l'on énumère avec assez peu de complaisance les points noirs.

On passe en revue la métrologie, la physique théorique, l'optique, l'étude de la matière, la physique nucléaire, la physique corpusculaire ..., on compare l'activité des laboratoires avec l'étranger et on conclut. On conclut souvent aux carences: "recherches très coûteuses et peu développées en France" (p. 6), à propos des ondes hertziennes; "encore peu employée en France, elle commence seulement à se développer dans l'industrie" (p. 9) à propos de l'analyse spectrographique des métaux; "la thermodynamique moderne est peu étudiée en France, c'est une des grandes lacunes de la physique théorique dans notre pays" (p. 22); "il faut reconnaître que la France qui a joué, aux côtés de l'Angleterre un rôle de premier plan dans le début de cette science, est maintenant très en retard au point de vue de la technique radioélectrique" (p. 25), etc. ...; on conclut parfois à un meilleur niveau, dans le domaine du magnétisme, de l'optique électronique, voire dans l'étude de la matière en général. La nouveauté est bien ici dans une lucidité systématique.[74]

La "responsabilité" de l'Ecole polytechnique

La place réduite de cette école dans la recherche permet de se limiter ici à quelques remarques. Le rôle de Polytechnique est avant tout de former l'élite administrative et gestionnaire du pays. Certes une part encore non négligeable des élèves choisissent la carrière militaire (un quart en 1924), mais le plus grand nombre s'oriente vers l'industrie et les grands Corps de l'État.[75]

Nous avons déjà noté la faible proportion de polytechniciens parmi les chercheurs scientifiques. Ceci résulte de deux facteurs principaux: l'Ecole est avant tout celles des "héritiers" — à la différence de l'Ecole normale — et la recherche "désintéressée" n'est pas une des valeurs premières du milieu; socialement, l'enseignement, même supérieur, ne fait pas partie des ambitions. De plus, les professeurs de l'Ecole ne pratiquent pas de recherche dans ses murs et ne tentent pas de susciter des vocations. Charles Fabry par exemple encadre des travaux de recherche à la Sorbonne et à l'Institut d'optique, en aucune façon à Polytechnique.

L'Ecole peut sembler cependant avoir un effet négatif sur la recherche scientifique en France, en mathématique et en physique notamment. En effet le recrutement se fait à la suite de deux années de classes préparatoires et il est en concurrence directe avec celui de l'Ecole normale supérieure. Concurrence administrative, le concours étant le même, concurrence sur le type d'élève recruté aussi, puisque dans les deux cas, les mathématiques et les capacités d'abstraction sont les critères de sélection. Les élèves de Polytechnique pourraient donc être, a priori, d'excellents mathématiciens ou théoriciens.

Nous pensons pourtant que rien n'autorise à imputer à la place de cette école dans le système français de formation, la faiblesse en physique théorique. Dans l'abstrait bien sûr, ces jeunes gens qui s'orientent vers l'industrie ou les grands Corps de l'État, eussent pu devenir d'excellents scientifiques. Penser cependant que l'Ecole les dévoie est excessif: entrent à Polytechnique des personnes qui dans l'ensemble ne souhaitent pas la carrière universitaire. D'autres volontés, d'autres ambitions préexistent à leur choix. En d'autres termes, l'Ecole répond à un besoin social qu'il serait absurde de gommer: on ne choisit pas par hasard d'entrer à l'Ecole polytechique de préférence à l'Ecole normale supérieure.

Ces remarques, justes pour la majorité, perdent de leur pertinence pour les cas particuliers. Il est toujours possible en effet d'influer sur certaines destinées. Ici aussi, c'est par négatif qu'on peut le plus facilement en juger. Dès 1937, l'Ecole polytechnique va reprendre une place oubliée depuis un siècle dans la recherche fondamentale en France, place qu'elle va disputer à l'Ecole normale. Le mérite en revient sans conteste à Louis Leprince-Ringuet. Nommé professeur de physique à Polytechnique en 1937, en remplacement de Charles Fabry partant à la retraite, il sut créer un fort courant d'intérêt pour la science fondamentale. A la différence de son prédécesseur, professeur à la Sorbonne, qui ne faisait que "passer" à Polytechnique, Leprince-Ringuet, dont c'est le seul poste d'enseignement, s'occupe à y construire un laboratoire. Les résultats en furent éclatants après la guerre: Claude Bloch, Friedel, Gregory, Messiah, Louis Michel, Peyrou. ...

On pourrait donc avoir tendance à imputer les principales carences de la liaison université-industrie aux scientifiques eux-mêmes. Méfiants vis à vis du monde de l'argent, du monde des affaires, ils privilégieraient le rôle de l'Etat. En fait cette attitude est à replacer dans des comportements plus globaux relevant de la société française dans son ensemble: une mentalité qui les déborde largement sous-tend ces pratiques, les scientifiques relèvent de structures culturelles et comportementales plus larges et plus diffuses. Nous aborderons brièvement ce point dans le chapitre suivant. Mais avant, une dernière question se doit d'être posée: cet ensemble comportemental que nous venons de décrire, qu'il relève du fonctionnement des laboratoires ou des carences des équipes dirigeantes, n'a-t-il pas révélé, à un moment ou à un autre, ses limites? N'est-il pas apparu aux scientifiques eux-mêmes comme marqué de trop de faiblesse? C'est à cette question que nous voudrions répondre avant de conclure.

III — Des volontés de changement? Désirs et réalités

La description que nous avons faite peut paraître un peu sombre. Nous ne pensons pas qu'elle soit excessive ou injuste. Il est vrai cependant que bien des carences évoquées par nous ont été vues dès le début des années 20 et que des réformes ont été proposées. Nous n'aborderons pas ici le problème crucial du financement: il nécessite à lui seul une étude que nous reprendrons dans le chapitre suivant. Nous retiendrons surtout les volontés de réorganisation proposées et réalisées quant au fonctionnement des laboratoires et des enseignements, quant au recrutement des chercheurs, quant aux souhaits de planifier, d'orienter ou de coordonner les recherches au plan national. La conclusion la plus nette est que les propositions furent nombreuses mais qu'elles se heurtèrent à une inertie considérable: le système que nous avons décrit s'avéra extrêmement difficile à mouvoir, au point que c'est plutôt à le contourner qu'on songera dans les années 30.

L'après-guerre: une volonté radicale de transformation

La guerre a placé la communauté scientifique — et intellectuelle — en état de choc. Les carences apparues au cours de la mobilisation industrielle frappèrent les esprits. Surtout les expériences imposées par l'état de guerre occupèrent les scientifiques après la démobilisation. Elles sont de deux ordres: d'une part il y eut le travail en commun, ce que

Barrès a appelé "le miracle des laboratoires de France": il pense bien sûr à Moureu et à la fabrication des gaz, mais aussi à la mobilisation des physiciens pour la fabrication d'appareils de détection. D'autre part il y eut la création de la Direction des Inventions intéressant la Défense Nationale dont Painlevé, alors ministre de l'Instruction publique, fut l'initiateur en novembre 1915. Ce fut la première rencontre "des théoriciens et des praticiens", le premier groupement de scientifiques relevant de plusieurs laboratoires. Très vite, cette direction devint un sous-secrétariat d'Etat. Il ne survécut pas cependant à la fin des hostilités.[76]

Le résultat en est, au sortir de la guerre, une nouvelle attitude devant les scientifiques: la guerre a montré l'importance de ceux-ci et de leurs recherches. Comme le dit André Mayer, la science est devenue "d'utilité publique", "le monde s'est aperçu avec effroi que c'était l'arme la plus terrible qu'on ait jamais rêvée". Mais l'effet de choc est aussi vrai pour les scientifiques aux-mêmes: conscients de leur place, frappés par l'efficacité de leur travail pendant la guerre, ils jugent le moment venu de demander des moyens supplémentaires, de faire reconnaître, de droit, leurs prétentions à la recherche et de s'auto-réformer.[77]

"Une campagne pour la science" (Spencer Weart)

Les scientifiques menèrent leur campagne publique dans quatre directions essentielles. D'abord ils tentèrent de convaincre l'opinion publique. Discours, soirées de gala, campagnes publiques, collectes de fonds furent organisés. Le doyen Paul Appell, Charles Moureu, Emile Borel, l'Académie des sciences, Barrès lui-même au parlement, s'en firent les promoteurs. Le point culminant de cette campagne fut la journée Pasteur organisée par l'Académie le 27 mai 1923: 9 millions de francs furent collectés. Cependant les résultats furent bien plus importants dans des groupes sociaux particuliers.[78]

La campagne s'orienta en effet vers les milieux plus aisés, vers les milieux bancaires, artistiques, vers les éventuels mécènes. Fut ainsi instituée la fondation Curie, à laquelle participèrent la banque Lazare et le baron de Rothschild; ainsi vit le jour la fondation Edmond de Rothschild en 1921; ainsi se multiplièrent les donations à l'université de Paris et à l'Académie des sciences; ainsi encore, à l'initiative de Paul Appell fut créé le Comité National d'Aide à la Recherche Scientifique. Ce dernier par exemple a comme but de collecter des fonds auprès des grandes familles parisiennes, auprès des artistes, auprès des industriels. Et il y réussit assez bien — du moins vis-à-vis des premiers. Ainsi voit-on Léon Delafosse, artiste, donner un concert dans "le désir d'aider au relèvement national en aidant la science et la recherche scientifique" et en verser le bénéfice au Comité de Paul Appell, ainsi voit-on Mme Nathan et la marquise Arconati-Visconti envoyer leur contribution....[79]

Cependant les industriels répondent mal. Bien sûr, on essaie à plusieurs moments de susciter leurs efforts financiers: ainsi Paul Appell obtient en 1921 que le trésorier du bureau de son Comité d'aide à la recherche scientifique soit André Michelin, que des représentants du Comité des forges, du Comité des houillères, de la Chambre de Commerce de Paris siègent à ce même bureau. Pourtant, dix ans plus tard, en 1930, le Comité n'a réuni que des sommes bien modestes puisqu'il ne possède que cinq millions de francs de valeurs et titres. Pour comparaison, le seul banquier Edmond de Rothschild verse dix millions pour la Fondation E. de Rothschild en 1921, cinquante millions pour l'Institut de biologie physico-chimique et 25.000 dollars pour l'Institut Henri Poincaré en 1927. De même en 1930 est lancée la Fondation nationale pour la recherche scientifique, inspirée des modèles belges et allemands. Dans une lettre du 15 juin 1931, le recteur Charléty explique par exemple: "Si nous obtenons facilement, comme la Belgique l'a obtenue, la collaboration et l'appui des grandes institutions financières et industrielles, je ne doute pas d'un magnifique succès". Or à notre connaissance, cette fondation n'a jamais réuni des sommes importantes (la souscription a rapporté au contraire 80 millions de francs (français) en Belgique, en 1928). Il semble donc que les industriels français aient été assez réticents à s'engager dans la voie de l'aide à la recherche scientifique. C'est pourquoi d'ailleurs on pensa à une autre solution: demander une part sur les bénéfices réalisés par les industries utilisant largement le travail scientifique et ses découvertes. En fait, après de longs débats, aucune solution pratique satisfaisante ne put être mise au point et on abandonna le projet.[80]

C'est à la suite de ces difficultés qu'on choisit alors la solution de l'impôt, plus classique. Borel en fit la proposition. Au cours de l'année 1925, il proposa qu'une part de la nouvelle "taxe d'apprentissage" créée pour l'enseignement technique soit versée à l'enseignement supérieur. Cinq centimes pour 100 F de salaires versés par l'industrie semblèrent envisageables à Emile Borel (30 centimes devant être prélevés pour l'enseignement technique). Après discussion la Chambre accepta 1/7 de 20 centimes pour 100 F, le reste restant à l'enseignement technique.[81]

Ainsi "pour la première fois, des crédits réguliers de recherche existaient" (J. Perrin). Cette victoire sur le quatrième "front", celui de l'Etat, devait tendre à freiner cette campagne pour la science. Néanmoins il ne faut pas surestimer les convictions emportées par elle. Si l'écho fut excellent auprès du public en général, les milieux industriels et politiques montrèrent leurs réticences.

Les tentatives de réorganisation de la communauté scientifique

E. Fauré-Fremier, secrétaire de la Confédération des sociétés scientifiques françaises, raconte l'origine de ces tentatives de réorganisation. Les premières sociétés à se mobiliser furent la Fédération française des sociétés de sciences naturelles et la Fédération nationale des associations de chimie de France. Au début de 1919, elles se constituent pour demander de meilleurs cadres pour la recherche et appellent à la constitution d'une Confédération, ce qui se réalise le 19 février 1920. Le résultat en est la publication d'un rapport d'André Mayer proposant les premiers objectifs, prélude à une foule de pamphlets, d'articles, de livres.

Pour ne pas nous répéter, nous n'allons pas suivre l'ordre historique. Nous allons envisager de façon thématique les critiques adressées au système en place et exposer les solutions proposées. Sept rubriques peuvent être dégagées.

La première concerne les modes de nominations et de direction des laboratoires. Alphonse Berget en 1918, Henri Maillart et A. Rigaut en 1925, Charles Moureu en 1926, Georges Bruhat en 1927 abordent ce problème. Pour H. Maillart par exemple, le système des nominations en France est à changer rapidement. Il rappelle bien sûr que le groupe des incompétents est toujours celui qui décide en France, que cela favorise les coteries, les truquages, les enjeux politiques, que les oligarchies d'école (Normale supérieure, Polytechnique) sont prédominantes, que les liens de famille et de parenté sont souvent décisifs. ... Il propose en conséquence qu'on recoure au comité de spécialistes afin de renforcer la compétence scientifique et qu'on abandonne la cascade de décisions prises dans le secret par des gens mal placés pour juger: le conseil de la faculté ne doit donner qu'un nom (et non deux ou trois), le recteur, le comité consultatif, la section permanente du Conseil supérieur de l'Instruction publique n'ayant pas à donner d'avis. Quant au ministre, il n'a pas à choisir mais à nommer du strict point de vue administratif. A. Berget et G. Bruhat proposent des réformes équivalentes — la virulence du ton en moins. Par ailleurs, ils critiquent le cumul et les salaires trop bas qui en sont la cause (H. Maillart, C. Moureu, G. Bruhat), l'âge trop élevé des professeurs, le fait que les maîtres de conférences ne puissent pas avoir leur autonomie, le fait que l'enseignement soit réservé aux personnes les plus âgées, le caractère hasardeux des promotions (H. Maillart, C. Moureu, G. Bruhat, A. Berget), en d'autres termes, ils demandent plus de place pour les jeunes.[82]

La seconde critique très souvent rencontrée, vise la taille trop petite des laboratoires et donc leur trop grand nombre. Alphonse Berget est le premier à le faire en 1918: le milieu intellectuel est trop étroit dans les petites villes de province, on y manque de moyens en techniciens, en chercheurs, en matériel. Il propose donc qu'on réduise le nombre des centres de recherches, qu'on sépare géographiquement enseignement et recherche. André Mayer, dans son rapport de 1920, propose la même chose: il insiste pour qu'on crée de véritables instituts avec des équipes de recherches — ce qui est à peu près inexistant en France note-t-il; à court terme il pense qu'on peut grouper des laboratoires pour éviter le double emploi et augmenter le rendement. Ce sont d'ailleurs ces propositions qui sont reprises par deux ministres de l'Instruction publique, en 1922 par L. Bérard et en 1925 par A. de Monzie. Ils proposent que les centres de province soient réduits en nombre. Bérard par exemple pense qu'il faut garder 5 universités nationales et 8 régionales, ces dernières étant réduites et spécialisées dans quelques disciplines seulement.

C'est pourtant H. Maillart qui propose la solution la plus radicale puisqu'elle concerne Paris: comment expliquer, dit-il, qu'existent à Paris de très nombreux centres de recherches, dispersés et autonomes, qui travaillent chacun de leur côté, sur des sujets parfois très proches, et auxquels on est affecté par pur hasard. Pourquoi untel est-il au Collège de France et tel autre au Muséum? Il faut au contraire regrouper ces différents laboratoires dans un grand institut de physique qu'on pourrait loger rue Pierre Curie; celui-ci disposerait alors d'ateliers efficaces, de mécaniciens compétents et la confrontation des équipes entre elles ne pourrait être que bénéfique.[83]

On notera que fréquemment, c'est le modèle allemand qui est proposé comme référence (Mayer, Berget, Maillart...), ce qui n'est pas pour surprendre en France depuis 1871. Parallèlement le système français, "un maître et ses élèves", est jugé dépassé (Mayer).

La troisième critique a trait à l'inexistence des rapports avec l'industrie. Mayer le déplore et montre la supériorité du système allemand à l'aide de quelques exemples (Institut de recherche sur les fermentations, recherches agronomiques ...); C. Moureu déclare qu'il faut abandonner "le splendide isolement"; A. Berget en fait le premier point de son étude: il faut faire tomber la défiance et l'hostilité réciproque entre savants et industriels.

Cette critique débouche sur un groupe de propositions visant à promouvoir la prise en charge de la recherche appliquée par l'Etat et l'ensemble des scientifiques. Pour André Mayer en 1920, il faut mettre sur pied, de façon volontariste, un plan méthodique d'équipement: renforcer l'Office des inventions qui doit avoir ses propres laboratoires et qui doit être relié de façon continue aux industriels et aux chercheurs fondamentalistes; organiser dans chaque ministère un comité chargé de suggérer, de coordonner et de financer des recherches. A. Berget pour sa part propose qu'on crée quatre grands laboratoires spécialement affectés à la jonction recherche fondamentale-recherche appliquée, laboratoires construits sur le modèle du Bureau of Standards de Washington ou du National Physical Laboratory situé près de Londres. L'électrotechnique, la mécanique, la physique et la chimie lui semblent les secteurs à développer. Charles Moureu enfin propose qu'on développe les Offices à l'image de l'Office national des combustibles liquides. Nous avons vu que l'Office national de recherches scientifiques et industrielles et des inventions, héritier de la Direction des Inventions de 1915, a partiellement rempli ce rôle.[84]

La quatrième critique vise l'enseignement universitaire: on lui reproche d'être organisé autour de l'enseignement oral — le cours magistral — et des concours (C. Moureu), d'être mal encadré (Georges Bruhat), surtout de mal doser l'effort qu'il demande en n'imposant pas de propédeutique (Janet, Maillart, Bruhat ... et une grande part des professeurs de faculté).[85]

Les trois derniers chapitres de ces réformes proposées ont un aspect critique moins développé. On vise les conditions nécessaires à un développement harmonieux de la recherche: d'abord recruter, ensuite construire un système de publication efficace, enfin s'orienter vers une direction scientifique de la recherche.

Le recrutement est une préoccupation commune à tous nos auteurs: Mayer propose que les fédérations scientifiques tiennent des listes des jeunes gens prometteurs; Georges Lemoine propose qu'on donne leur chance, pendant quelques années, aux jeunes qui ont la vocation (il avance même l'idée "que les recherches originales ne sont pas nécessairement liées à la pratique du professorat"); pour Moureu, "recruter et former des jeunes chercheurs est le plus impérieux besoin de l'heure".... Chacun s'accorde donc à suggérer des systèmes de bourses, la création de postes de titulaires dans les laboratoires et la réforme des nominations des préparateurs. Nous avons vu comment, à Paris notamment, ces postes devenaient définitifs dans un système bloqué.

On propose donc des nominations temporaires pour remédier à la sclérose. Les préparateurs, les assistants, les chefs de travaux sont inamovibles ou à peu près, dit W. Killian, académicien, ils avancent à l'ancienneté et souvent ils ont d'autres petits travaux à l'extérieur, plus rémunérateurs: ils attendent là, sans utilité, l'heure de la retraite. L'appréciation est sûrement injuste pour la majorité: débordés de travail d'enseignement (Bruhat) et presque toujours docteurs (Bruhat, Maillart), ces personnels sont en fait les victimes du blocage d'ensemble et des conditions de vie misérables.[86]

La refonte du système des publications est au centre des premières réunions des fédérations scientifiques en 1919. C'est Mayer, dans le rapport issu de la réunion des fédérations en 1920, qui résume le problème. Chaque année sont publiés 100 000 articles en 12 langues: il est donc indispensable de tenir des index ou des catalogues classés par matière et par auteur, d'établir des recueils d'extraits analytiques, de publier régulièrement des exposés complets et synthétiques sur un sujet. Il propose comme modèle les Centralblätter allemands, les Jahrbücher, le Handbuch (personne ne peut à l'heure actuelle se passer de ces livres ajoute-t-il), voire les Abstracts publiés depuis la guerre aux Etats-Unis et en Angleterre. Le second volet, après cette proposition de mise en place d'une bibliographie scientifique, est celui de créer une maison d'édition: l'idée originelle vient du Conseil de la fédération des sociétés de sciences naturelles; elle est reprise par la Confédération qui suggéra de créer une société coopérative, avec taux de dividende maximum limité, société qui voit le jour le 27 mai 1922 sous le nom de Presses Universitaires de France.[87]

Restent enfin les rares idées sur une éventuelle direction de la recherche fondamentale, sur une éventuelle modification des principes de répartition des crédits. Pour la recherche appliquée, l'idée de plans, de coordination est acquise. Pour la recherche fondamentale, la chose est moins nette. On propose plus modestement des rencontres entre directeurs de laboratoires. En d'autres termes on préfère demander des crédits, des chercheurs, du matériel que de poser le problème de leur destination. Une entorse cependant au système égalitariste est avancée par A. Mayer: il propose qu'existe un fond national d'aide à la recherche dont les crédits soient accordés sur *projets*; ceux-ci seraient jugés par une commission et un rapport serait remis à la fin de l'étude. Certes, le rapport de Mayer est important car il est présenté devant les fédérations scientifiques. mais nous n'en avons plus trouvé grand trace par la suite.[88]

Des effets dérisoires

Cela conduit à apprécier les effets de ce flot de propositions qui emplissent la France pendant presque une décennie. Nous avons été frappé en effet par l'ampleur des sujets abordés, le nombre d'articles consacrés à ces projets et la lucidité de bien des critiques. Comme le dit Henri Maillart, il faut remettre sérieusement en cause les thèmes des discours officiels, habitués à nous présenter la supériorité française et la grandeur du savant désintéressé. Or les études menées par nous dans les deux premières parties de ce chapitre et dans le chapitre précédant démentent que d'importants changements aient eu lieu: le système de nomination des professeurs, assistants, et chefs de travaux a peu varié, les modes de fonctionnement et de direction des laboratoires sont restés les mêmes, les attitudes face à l'industrie sont demeurées dominées par la méfiance et "le splendide isolement", l'enseignement supérieur ne s'est pas réformé le moins du monde. Quant aux schèmes mentaux et culturels qui sous-tendent ces pratiques, ils restèrent largement empreints de positivisme et d'une relative confiance dans les capacités innées des Français. A aucun moment dans les années 20, on ne s'orienta vers une politique de recherche.

En fait, les rares succès furent d'ordre financier: le financement privé connut une nette amélioration et l'Etat lui-même, avec bien du retard et des incompréhensions, y prit progressivement sa part. On rencontre en fait un système incapable de se réformer, incapable de passer par-dessus les intérêts partisans, incapable de remettre en cause ses règles de fonctionnement. D'où la conviction chez certains de la nécessité de contourner cette organisation sclérosée: ce sont les années 30 qui virent ce nouveau projet prendre corps.

Les années 30: la marche vers le Centre National de la Recherche Scientifique

Nous serons ici un peu plus bref, Spencer Weart, après Jean Perrin en 1938, ayant déjà montré les différents moments qui scandent la mise en place de ces nouvelles structures. Dans cette évolution, le rôle premier revient sans conteste au groupe Perrin-Curie que nous avons présenté au début de ce chapitre.[89]

Selon Perrin, l'idée de créer un Service national de la recherche chargé d'aider les laboratoires et de recruter des chercheurs remonte à l'expérience de l'Institut de biologie physico-chimique financé par

Edmond de Rothschild et à celle de l'Office national des recherches scientifiques et industrielles.[90] Est d'emblée envisagée dit-il, la constitution d'un Conseil supérieur de la recherche chargé de diriger le nouvel organisme. Les premiers contacts en ce sens sont pris avec Jacques Cavalier, le directeur de l'enseignement supérieur, ils aboutissent à un accord de principe ... mais échouent sur le financement.

Ceci est en fait probablement plus compliqué. On peut penser qu'à la fin des années 20, les membres du groupe Curie comprennent qu'une solution n'est viable en France, si l'on tente une réforme profonde, qu'à condition de court-circuiter le système traditionnel représenté par deux institutions qui leur semblent imperméables à tout changement, l'Académie des sciences et le Conseil supérieur de l'Instruction publique. Là sont les forces capables de freiner toute modification et d'atteindre pour ce faire directement le pouvoir. L'objectif sous-jacent du groupe est donc de créer une nouvelle assemblée où le poids des plus traditionalistes des scientifiques d'une part, des plus vieux d'autre part, puisse être dilué sans que cette assemblée soit pour autant sans pouvoir. Il faut donc lui prévoir des attribution propres — la recherche — attributions qui n'incombent pas explicitement aux autres institutions.

Ce premier échec de la fin des années 20 n'empêche pas le groupe de continuer à rencontrer des députés, parmi lesquels les vieux amis comme Herriot et Blum, et à intervenir auprès de la direction de l'enseignement supérieur. Or en 1930 la situation est doublement favorable: économiquement la France est en pleine prospérité et les caisses de l'Etat ne sont pas vides; politiquement c'est Tardieu qui est président du Conseil. Cet homme est un peu à part dans la lignée des hommes politique qui gouvernent la France depuis 1918. Un aspect de sa politique le montre nettement: c'est le plan d'équipement et d'outillage national qu'il lance à ce moment et qui s'appuie sur des investissements étatiques sans précédent. Plusieurs milliards de francs d'investissements sont ainsi prévus dont 1450 millions pour l'amélioration des conditions de santé (pour combattre la dépopulation) et la stimulation de la recherche et de l'enseignement technique.[91]

C'est à ce moment que Perrin convainc Herriot de la nécessité de trouver des crédits pour constituer un corps de chercheurs à temps plein. Celui-ci réussit à faire voter à cet effet un prélèvement de cinq millions sur le budget de la Défense. La gestion de ce crédit est confiée à la Caisse nationale des sciences, caisse qui s'occupait précédemment des savants âgés dans le besoin. En fait, elle sert de prête-nom, Perrin et ses amis réussissant à modifier le règlement intérieur de la caisse et à faire adopter une part de leur premier projet: un Comité technique est mis sur pied, préfiguration du futur Conseil supérieur de la recherche scientifique.

La campagne de pétitions, de pressions, de visites repart alors pour faire instituer ce Conseil. Citons par exemple en octobre 1932, la lettre du recteur de l'université de Paris, Charlety, au ministre Anatole de Monzie. Il l'adresse au nom de nombreux savants dont Painlevé, Borel, Montel, Curie, Cotton, Langevin, Perrin, Weiss, Louis et Maurice de Broglie, afin d'obtenir un Service national de la recherche scientifique chargé de gérer et d'organiser la recherche scientifique, celui-ci étant placé sous la responsabilité d'un Conseil supérieur de la recherche scientifique constitué de savants éminents.[92]

Cette fois la réussite est au terme de 3 années: en 1933, le Conseil, autorité suprême pour la recherche, est institué par un décret du 15 avril. Ce conseil a alors la responsabilité de tous les crédits de recherche existants. Pour renforcer son efficacité, est alors demandée la création d'une Caisse commune: elle voit le jour par un décret Laval du 30 octobre 1935. Elle est dotée d'un budget ordinaire — et d'un budget extraordinaire bien évidemment — mais elle reçoit de plus un certain nombre de biens propres et est autorisée à accepter des dons, des legs, et à garder les bénéfices de ses publications. Quant à ses fonctions, elles recouvrent celles de l'ancienne Caisse des recherches scientifiques (crédits de matériel), celles de la subvention "Borel" (crédits pour des personnels auxiliaires, aides aux laboratoires), celles enfin de la Caisse nationale des sciences rénovée (crédits pour des chercheurs). Il s'agit de la Caisse Nationale de la Recherche Scientifique.

La dernière étape est permise par l'arrivée au pouvoir du Front Populaire et de Léon Blum. Cette fois un saut qualitatif est possible: d'abord est institué un Sous-secrétariat d'Etat à la recherche confié au "groupe Perrin", à savoir à Irène Curie — qui en fait refuse de s'y investir — et bientôt à Perrin lui-même qui la remplace. Perrin décide d'institutionaliser ce nouveau service consacré exclusivement à la recherche scientifique: le Conseil Supérieur qui se réunit trop épisodiquement est secondé par un corps administratif permanent, le Service National de la Recherche Scientifique. Par ailleurs, un poste budgétaire particulier est créé au budget de la France, celui de la Recherche scientifique qui prévoit explicitement, outre les crédits pour les chercheurs et le matériel, un article permanent (l'article 4) consacré à la création du corps des aides-techniques et des ouvriers spécialisés de laboratoires. Enfin on met en projet pour les années 1937 et 1938, la création de laboratoires propres dans les secteurs jugés décisifs pour la recherche française. Cet embryon de politique de recherche conduit ainsi à la mise sur pied du

Service d'Astrophysique et à l'achat des locaux d'Ivry-sur-Seine pour accueillir le laboratoire de synthèse atomique de Joliot. Pour être complet, il faudrait ajouter la multiplication des bourses pour étudiants, l'augmentation des crédits pour les publications, les voyages scientifiques ...[93]

On voit ainsi se mettre sur pied une vaste refonte du système français de recherche. En 1918, la recherche est un à-côté toléré de l'enseignement supérieur. Malgré l'intense mobilisation de certains secteurs scientifiques, de droite comme de gauche, au début des années 20, rien ne parvient à briser l'inertie bureaucratique, mélange d'intérêts particuliers bien compris et d'un rapport de forces que les clans les plus traditionalistes — entre autres les non-scientifiques — refusent de voir se détériorer à leurs dépens. Le résultat en est une agitation sans résultat: la montagne accouche d'une souris, à savoir quelques fonds privés et, in extremis, la subvention Borel. Un groupe de scientifiques comprend alors qu'il faut changer de tactique. Choisissant de contourner les institutions — et non de les transformer —, il compose avec les adversaires, ménage des compromis mais fait avancer à chaque bonne occasion politique, une partie de ses projets. Le résultat en est l'existence à la fin des années 30, d'une solide structure exclusivement consacrée à la recherche. La dernière unification a lieu avec les équipes de recherches travaillant dans les sciences appliquées — héritage de la Direction des Inventions de Painlevé —: en 1939 naît le Centre National de la Recherche Scientifique.[94]

Cela peut-il sembler en contradiction avec les conclusions des parties I et II de ce chapitre? Nous ne le pensons pas. Simplement quelques nuances sont à apporter sur un point: prend corps progressivement une volonté de politique nationale de la recherche, mais elle ne se réalisera pleinement qu'en 1945. En 1939, c'est encore l'université qui constitue l'essentiel du potentiel de recherche et les règles de son fonctionnement restent invariablement identiques à celles décrites au début de ce chapitre. Ecoutons une dernière fois un contemporain, Henri Laugier, en 1944: les laboratoires d'université ont gardé dit-il, "une tradition de liberté totale, de fantaisie éperdue, d'individualisme effréné", des sujets sont négligés, on travaille même dans le secret dans les laboratoires des Services de l'Etat. On cherche à l'Armée de terre ce qu'on a déjà trouvé à la Marine et, comble d'ironie, on construit ensuite, en série, des appareils différents. Seul le C.N.R.S. avait commencé à définir des priorités, en particulier en recherche appliquée: 50 comités environ ont été constitués juste avant la guerre, composés d'universitaires, d'industriels, de militaires et centrés sur 50 sujets décisifs. Quant un projet devenait valide, des subventions spéciales étaient dégagées et les brevets étaient pris en commun par le C.N.R.S., le laboratoire et le chercheur concernés. En recherche fondamentale, le C.N.R.S. visait avant 1940, à installer à Bellevue les grosses installations devenues nécessaires: cyclotron, soufflerie, équipement de hautes tensions, grand laboratoire des rayons X. Parallèlement il réalisait le Bulletin de Documentation chargé d'analyser les travaux étrangers: 1700 articles furent étudiés en 2 ans. Enfin le C.N.R.S. avait mis sur pied un service de presse chargé de discuter avec les journalistes et de conseiller la radiodiffusion. Il est donc vrai qu'une nouvelle orientation se dessinait après 20 années de suggestions et de débats. Mais en 1939, les réalisations n'en sont qu'à leurs balbutiements.[95]

Résumons succintement après ce long chapitre.

La première règle de ce système institutionnel est celle du monopole. Le professeur, qui n'a jamais de concurrent sur le même sujet dans la même ville, a le privilège d'une chaire et l'exclusivité d'un cours. Celui-ci est donc obligatoire pour les étudiants qui choisissent cette spécialité. De plus les pairs réunis en conseil contrôlent l'accès aux autres postes.

La seconde règle est celle de l'autonomie absolue du professeur. Peuvent ainsi, grâce aux cumuls et au système de nomination qui favorisent le rôle des clans para-scientifiques, se maintenir des féodalités et des privilèges de grande ampleur. Cependant cette autonomie s'appuie fondamentalement sur l'égalitarisme et le refus du favoritisme qui est la règle entre possesseurs de biens acquis.

La centralisation officielle est la contrepartie du monopole. Non que le pouvoir soit absolu dans les mains du ministre qui souvent ne fait qu'entériner les décisions prises par les professeurs, mais cette centralisation formelle permet de placer "un écran protecteur suffisant entre ceux qui ont le droit de prendre une décision et ceux qui seront affectés par cette décision" (M. Crozier).

Ce fonctionnement tend à isoler le groupe du monde extérieur, à interdire la concurrence. Comme par ailleurs la concurrence interne est elle aussi limitée, le système devient vite routinier et conservateur. En vue de palier aux carences qui apparaissent alors, "c'est plutot autour du sommet que se regroupent les novateurs et la conséquence de leur action aboutit généralement à un surcroît de centralisation" (M. Crozier).

Enfin la clarté revendiquée dans les discours, la rigueur formelle, le caractère abstrait souvent recontrés dans l'enseignement, la primauté du cours magistral et l'impersonnalité des rapports maître-élève dans l'amphithéatre, renvoient à ce fonctionnement du système universitaire français. Selon M. Crozier, ces valeurs culturelles sont "des expressions du mode d'organisation en même temps que des conditions de son maintien".[96]

Nous voudrions pour terminer insister sur deux points. Le premier peut-être présenté sous forme de question: Comment un tel système peut-il accepter le changement, comment peut-il se transformer? On comprend en effet, et nous l'avons constaté pour l'entre-deux-guerres, que de telles règles relationnelles ne favorisent pas les adaptions rapides, qu'elles rendent l'ensemble rigide, imperméable et aveugle aux problèmes nouveaux qui surgissent. En fait, le changement ne peut intervenir que par à-coups, lorsque toute la société est perturbée. La première guerre en est un exemple. C'est elle qui permet la création des laboratoires de Bellevue, l'ouverture d'une section des sciences appliquées à l'Académie, l'obtention de chaires plus techniques à la faculté des sciences de Paris alors que ces problèmes sont discutés depuis des décennies. C'est elle aussi qui redonne la possibilité de critiques globales visant tout le système institutionnel, ce qui se produit de 1918 à 1925 environ. La même situation se reproduit avec l'arrivée du Front Populaire, se reproduira à une échelle bien supérieure en 1945 et s'était déjà produite après 1870. Lorsque de telles situations exceptionnelles apparaissent, des bouleversements ont lieu. Ils prennent toutefois une allure typiquement française: après des interventions aussi longues qu'occultes, on crée, à partir du sommet, de nouvelles structures sans vraiment toucher aux anciennes. Ainsi sont nés l'Ecole pratique des hautes études, le Conseil supérieur de la recherche scientifique, le Centre national de la recherche scientifique et après 1945, le Commissariat à l'énergie atomique ... Une des raisons en est que, après des interventions multiples au plus haut niveau, la voie la plus aisée s'avère toujours être le contournement des institutions existantes par la définition d'un champ nouveau à investir: recherche appliquée, chercheurs à recruter, etc. Avec le temps bien sûr, ces structures nouvelles adoptent les règles bureaucratiques dominantes décrites par nous et la nécessité de nouvelles institutions se fait ultérieurement sentir.

Le second point est celui des relations de ce monde universitaire avec le monde des affaires, avec le monde industriel notamment. Nous avons signalé les relations de défiance réciproque entre ces deux groupes, défiance qui renvoie à des traditions sociales, culturelles et politiques différentes. On peut préciser qu'entre eux, les contacts directs, face à face, sont rares et craints. En règle générale, on préfère la participation, l'intervention d'un tiers, à savoir l'Etat, qui permettra d'impersonnaliser les relations. C'est pourquoi on demande à ce dernier de créer des institutions ad hoc de liaison université- industrie (Bellevue par exemple ou le C N R S A à la veille de la guerre de 1940). De part et d'autre, est ainsi évitée la collaboration contre-nature de deux mondes opposés et chacun garde, ou croit garder, son autonomie, son aire de "bon plaisir", même si c'est essentiellement sur un mode réactif et négatif. Cela conduit à des frustrations d'un côté comme de l'autre, au maintien des incompréhensions, à la création de structures vouées à terme à la sclérose, enfin à une efficacité moindre si l'on compare avec les relations directes adoptées dans les pays anglo-saxons ou en Allemagne. Cela nous mène aussi à comprendre qu'un type comportemental plus large sous-tend ces pratiques en France et que celui que nous venons de décrire pour la communauté physicienne n'en représente qu'un cas particulier. Dans le chapitre suivant, nous tenterons d'aborder ce modèle social.

Annexes

TABLEAU 7.3
"Groupe Central" 1920-40 (n'ont été retenus que ceux écrits en *italiques*)

	Académie des Sciences (avant la guerre)[a]	Section de physique de la Caisse Nationale des Sciences (1933)	Conseil National Supérieur de la recherche scientifique (1938)[b]	Laboratoires Importants (à Paris)
Borel	oui	(math)	oui	IHP
Branly	oui	non	non	non
M. Brillouin	oui	oui	oui	non
L. de Broglie	oui	oui[d]	oui	oui
M. de Broglie	oui	oui	oui	oui
Cotton	oui	oui	oui	oui
Mme. Curie	non[c]	oui		oui
Fabry	oui	oui	oui	oui
Janet	oui	non	non	non
F. Joliot	non	non	oui	oui[f]
Gutton	oui	non	non	non
P. Langevin	oui	oui	oui	oui
Mauguin	oui	non	oui	non
Maurain	oui	oui	oui	oui
J. Perrin	oui	oui	oui	oui
P. Weiss	oui	oui	non	oui

[a] ajouter A. de Gramont

[b] ajouter Auger, Bruhat, Cabannes, Cau, Coulomb, E. Darmois, A. Debierne, Dupouy, Irène Joliot, Laporte, Rocard, Soleillet

[c] Mme. Curie étant une femme ne peut être à l'Académie

[d] Remplace le Général Férié en 1932

[e] Mme. Curie est morte en 1934

[f] Joliot à l'extrême fin de la période, dirige une équipe assez importante au Collège de France. Mais il est trop jeune pour être retenu ici.

TABLEAU 7.4
"Groupe Central" 1945-1960

	Académie des Sciences (élus avant 1965)[a]	Directoire du CNRS (1950-1962)	C.S. de la Recherche Sc. & du progrès Techn. (1954)[b]	Laboratoires Importants	Institutions ou Directions "Nationales"[c]
Auger	non	oui	non		oui
L. de Broglie	oui	non	non	oui	
Cabannes	oui	oui	non	oui	
Coulomb	oui	oui	oui		oui
Dupouy	oui	oui	oui	oui	oui
Escande	oui	oui	oui	oui	
F. Joliot	oui	non	non	oui	oui
I. Joliot	non[d]	non	non	oui	
Kastler	oui	oui	non	oui	
Le Prince R.	oui	non	oui	oui	
Lucas	oui	non	non		
Neel	oui	oui	oui	oui	
F. Perrin	oui	non	non	oui	oui
Ponte	oui	oui	oui	oui	
Rocard	non	non	oui	oui	
Wyart	oui	oui	oui		

[a] Ajouter: J. Becquerel, E. Darmois, Dauvillier, De Malleman, Laval, Lecomte, Ribaud, Trillat

[b] Ajouter: Esclangon, Jacquinot, Lecomte, Sadron

[c] Il conveindrait ajouter Leprince-Ringuet et Rocard en tant que directeurs des laboratoires de Polytechnique et de l'ENS

[d] à nouveau il s'agit d'une femme

TABLEAU 7.5
"Groupe Périphérique" 1945-1955[a]
(Entre parenthèses, date de naissance)

Bauer (1880)	Professeur à la Sorbonne, successeur de J. Perrin, rapporteur au colloque de Caen
Darmois E. (1884)	Professeur à la Sorbonne, successeur de Ch. Fabry, élu au Conseil Supérieur de la Recherche Scientifique en 1938, académicien en 1951
Dauvillier (1892)	Professeur au Collège de France, correspondant de l'Académie en 1947, élève de M. de Broglie
Laporte (1895)	Professeur d'électronique à la Sorbonne
Arnulf (1898)	Professeur à la Sorbonne, Directeur de l'Institut d'Optique
Proca (1897)	Directeur de recherches au CNRS, directeur d'un important séminaire de physique théorique à Paris après la seconde guerre mondiale
Laval (1900)	Professeur au Collège de France, académicien en 1960
Lecomte (1898)	Directeur de recherches au CNRS, académicien en 1959, membre du Conseil Supérieur de le Recherche Scientifique et du Progrès Technique
Trillat (1899)	Professeur à la Sorbonne, académicien en 1959
Yvon (1903)	Chef du Service de physique mathématique au CEA en 1949, directeur de la physique et des piles au CEA en 1959
Gorodetzki (1907)	Professeur à Strasbourg, directeur du département de physique nucléaire du Centre de Recherches Nucléaires de Strasbourg en 1957, académicien (section de physique) en 1976
Rouard (1908)	Professeur à Marseille, académicien (section de physique) en 1976
Perey (1909)	Professeur à Strasbourg, responsable du département de chimie nucléaire du CRN de Strasbourg
Jacquinot (1910)	Professeur à la Sorbonne, membre du CSRSPT, académicien (section de physique) en 1976
Grivet (1911)	Professeur à la Sorbonne, laboratoire de l'ENS, académicien (section de physique) en 1976
Guinier (1911)	Professeur à la Sorbonne, collaborateur scientifique de l' ONERA, académicien (section de physique) en 1976
Weil (1914)	Professeur à Grenoble, doyen en 1961, président de section du Comité National du CNRS (1962)

[a] (Les tableaux 7.4 et 7.5 incluent tous les académiciens et tous les membres du CSRSPT)

GRAPHIQUE 7.1
Etude par âges des groupes dirigeants de la physique française (1918-1960)

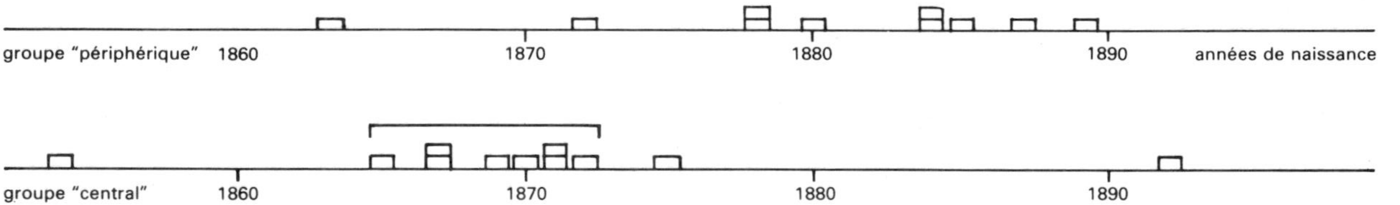

Groupes dirigeants, 1918-1940

Groupes dirigeants, 1945-1960

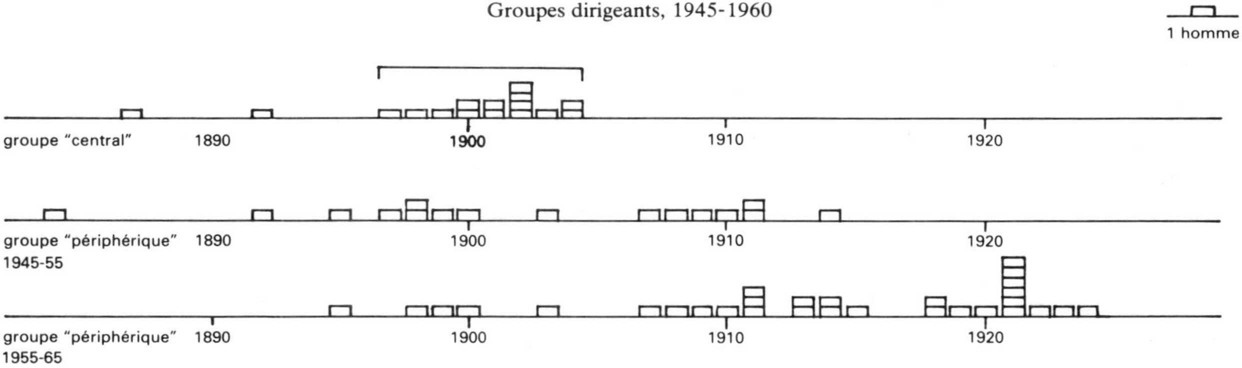

Notes

1. Pour mener à bien notre étude générationnelle, nous aurons en effet besoin de connaître ceux qui, faisant leurs études dans les années 20, commenceront dans la décennie suivante à accéder à des postes de direction, au moins à l'échelle d'un laboratoire. Il s'agit de ceux que nous avons rencontrés dans la *Physical Review*, comme Frédéric Joliot, Irène Curie, Pierre Auger, Francis Perrin, les élèves de Maurice de Broglie ... D'où l'intérêt d'étendre ici l'étude.
2. *Index biographique de l'Académie des sciences (1666-1978)*, Institut de France, Gauthier-Villars, 1979.
3. Pour la *Caisse nationale des sciences*, cf *Rapport annuel du secrétaire de la C.N.S.*, Imprimerie Administrative, Melun, in Archives du rectorat de Paris, Boite 339. On y trouve la liste des membres de la section de physique: un seul changement affecte cette liste, le remplacement du général Ferrier, décédé, par Louis de Broglie en 1932. Pour le *Conseil supérieur de la recherche scientifique*, on trouvera la liste des membres aux archives du C.N.R.S., dans les comptes-rendus des séances de ce conseil.

   Pour le *Directoire du C.N.R.S.*, consulter, soit les comptes-rendus ronéotypés des séances du directoire, permettant d'établir la liste des membres (archives de Louis Néel, Laboratoire d'électrostatique et de physique du métal, Grenoble, par exemple), soit *La vie de la recherche scientifique*, organe du Syndicat national des chercheurs scientifiques, n° 41, avril 1962 donnant lui-aussi la liste des titulaires.

   Pour le *Conseil supérieur de la recherche scientifique et du progrès technique*, consulter les arrêtés du 30 novembre 54 et du 10 décembre 54 fixant composition du Conseil. Pour les responsables des sections de ce conseil, dont la seconde, *Objectif de la recherche d'intérêt national*, nous intéresse, regarder A. Chatelet, *La France devant les problèmes de la science*, La documentation française, Notes et études documentaires, 3ème partie, n° 2671, 28 mai 1960, p. 38 et 39.
4. Nos relevés d'âge, ainsi que nombre des informations de cette étude proviennent de la lecture des *Notices sur titres et travaux* et des dossiers que le responsable des archives de l'Académie des sciences a bien aimablement voulu nous communiquer.
5. Allocution d'Edmond Bauer in *Hommage national à Jean Perrin et Paul Langevin*, Grand amphithéâtre de la Sorbonne, nov. 1948, p. 20-23. On y trouve une description des cours des deux maîtres et une indication de leurs élèves: on notera que Maurice et Louis de Broglie, Léon Brillouin, Edmond Bauer ont été les élèves de Paul Langevin (p. 22).
6. Terry Shinn, "*The French Science Faculty System, 1808-1914*," in *Historical Studies in the Physical Sciences*, 1979, 10, p. 271-332.
7. Eve Curie, *Marie Curie*, Gallimard, Paris, 1938. André Langevin, *Paul Langevin, mon père*, Ed. français réunis, Paris, 1971.

   Eugénie Cotton, *Aimé Cotton*, coll. *Savants du monde entier*, Seghers, Paris, 1967.
8. Ferdinand Lot, *Jean Perrin et les atomes*, coll. *Savants du monde entier*, Seghers, Paris, 1963. Dans le même ordre d'idées, mais pour Louis de Broglie, on trouverait dans la même collection: Mme Tonnelat, *Louis de Broglie*, 1966.
9. Les dossiers des archives de l'Académie des sciences contiennent toujours les livres jubilaires: il suffit de demander celui du savant concerné.
10. Camille Marbo, *A travers deux siècles: souvenirs et rencontres (1883-1967)*, Grasset, 1968.
11. Alfred Kastler, "*Aimé Cotton*," in *Annales de physique*, 1970, t. 5, p. 8-14.

    Jean Perrin, *La science et l'espérance*, P.U.F., 1948, p. 154. Il s'agit de l'allocution prononcée par J. Perrin lors de l'inauguration des nouveaux laboratoires de l'Ecole normale supérieure en 1937. Il y parle de ses travaux avec Cotton et

Langevin et, quelques pages plus loin, il évoque sa collaboration avec Urbain et Debierne, deux de ses amis intimes. Voir aussi *Jubilé de Georges Urbain*, 10 juin 1938, Paris.

12. Jean Perrin, op. cité note 11, p. 156 et suivantes.
13. Albert Ranc, *Jean Perrin*, coll. *Science et savants* n° 1, éd. de la liberté, 1945, préface de Léon Blum, p. 5.
14. Camille Marbo, op. cité, p. 175 et suivantes; Eugénie Cotton, op. cité, p. 250 et suivantes. Pour les "thés" de Perrin, voir Lot, op. cité, p. 96; Camille Marbo, op. cité, p. 183; Pierre Auger, préface du livre de Spencer Weart dans sa version française: *La grande aventure des atomistes française, Savants au pouvoir*, Fayard, 1980, p. 12.

    Pour Langevin, témoignage de René Lucas, in A. Langevin, op. cité, p. 259-260.

    Pour Sèvres, Eugénie Cotton, op. cité, p. 135 et suivantes.
15. Eve Curie, op. cité, p. 218-219; F. Perrin, interview par K. Pomian, 18 octobre 1979, Paris; P. Auger, interview par K. Pomian, 23 octobre 1979, Paris.
16. Cf infra, chap. VI. Pour les collaborations de Charles Fabry à la *Revue des deux mondes*, voir par exemple ses articles de vulgarisation dans les numéros du 15 septembre 1932 (p. 458-471), du ler juillet 1933 (p. 181-190), du ler avril 1935 (p. 667-675) ...
17. On peut par exemple citer comme témoin "à charge" contre le groupe Perrin, Yves Rocard lors de la conférence publique qu'il tint à Paris le 4 novembre 80: "Jean Perrin était estimé comme savant, mais on le voyait tellement agir pour des causes particulières ..."; "il y avait des bourses à la Caisse nationale de la recherche scientifique à distribuer et Perrin avait des candidats pour toutes ses affaires ...". En bref, des pratiques népotiques ...

    Pour l'Académie on peut citer la candidature de Paul Langevin en 1923, candidature repoussée pour des raisons politiques. Selon son fils, André Langevin, la raison première fut l'attitude de son père défendant les mutins de la mer Noire (op. cité, p. 101).

    Pour le Collège de France, on peut en voir des preuves dans les élections successives de Maurice de Broglie en 1942, de Dauvillier, un de ses élèves, en 1944, puis de Jean Laval en 1950. A cette date, il semble que l'opposition se soit manifestée autour des deux candidats, Laval et Proca, ce dernier représentant une autre approche de la physique théorique que celle du groupe dominant en France autour de Louis de Broglie. Précisons que M. Edmond Farral, administrateur du Collège, rapporte qu'en 1942, ce sont tous les professeurs du Collège, Frédéric Joliot en tête, qui sont venus demander à Maurice de Broglie de poser sa candidature et que ce dernier n'a accepté qu'à la condition que soient préservés les droits de P. Langevin alors en résidence surveillée à Troyes. (*Jubilé scientifique de Maurice de Broglie* célébré à la Sorbonne le 13 juin 1946, p. 37). Ajoutons encore que notre propos n'est pas de discuter la valeur des élus au Collège ou ailleurs, mais de montrer des stratégies de groupe en vue d'obtenir des positions de force dans les institutions.
18. André Weil, "*Science française?*", in *La nouvelle N.R.F.* janvier 1955, 3ème année, n° 25, p. 97-109, ici p. 104-5.
19. A. Rigaut, "*Le chimiste Moissan et le rendement des laboratoires*", in *Revue scientifique*, n° 5, 63 ème année, 14 mars 1925, p. 152.
20. L'ouvrage de Poggendorff déjà cité a été ici notre source quant aux dates de naissance. D'où la part importante de ceux sur lesquels nous n'avons pas d'information.
21. Les trois modalités d'âge apparaîtront comme justifiées par la suite lorsque nous aborderons les effets démographiques de la guerre de 1914-18. Les chiffres marqués de * sont valables pour les physiciens, qu'ils terminent leur carrière à Paris ou non. Pour ceux qui terminent leur carrière à Paris, l'âge des nominations en

province est celui pour une maîtrise de conférences, l'âge de nominations à Paris est pour un poste de professeur.

22. Les informations sur Labrouste viennent de Poggendorff, op. cité, tome 7B, Teil V, L-M, p. 2667. Pour les variantes, le lycée en est une très fréquente (E. Bloch, P. Bogros, H. Bouasse ...). Le changement de chaire à Paris est une pratique moins courante: citons pourtant Cotton, professeur de physique théorique et physique céleste devenant professeur de physique générale, Benard, professeur au P.C.N. devenant professeur de mécanique expérimentale des fluides, Pauthenier, professeur au P.C.N. devenant professeur d'électrotechnique. Quant au changement d'une ville de province à une autre, il est un peu plus fréquent: nous avons noté H. Bénard, L. Cagniard, M. Duffieux, P. Daure, E. Darmois ...

23. Les listes des professeurs et maîtres de conférences de la faculté des sciences de Paris ont été établies à partir du *Livret de l'étudiant*, op. cité chap. 1, note 1. Ne furent pas pris en compte dans le calcul des moyennes, Koenig, professeur de mécanique physique jusqu'en 1931, Marchis chargé du cours d'aviation et aérodynamique jusqu'en 1934, Sagnac chargé de cours de physique théorique et physique céleste avant les nominations de Bruhat et Bloch en 1926, Toussaint, chargé de conférences en aérodynamique appliquée à partir de 1923 (?), Foch maître de conférences de mécanique expérimentale des fluides en 1929, Mouton, chargé de conférences auprès de Jean Perrin de 1922 à 1935. L'ouvrage de Poggendorff a été utilisé pour connaître les dates de naissance, or il ne cite pas ces six enseignants. D'où leur retrait. Les enseignements pris en compte sont ceux du chapitre 1 à l'exception de l'astronomie (note 13).

24. Voir par exemple Charles Moureu, *La science dans la vie moderne, et les conditions générales de la recherche scientifique en France*, Paris, Chimie et Industrie, 1926 (B.N.: 4° R. Pièce 5135) ou Charles Moureu, "*Maurice Barrès et la recherche scientifique*", in *Revue des deux mondes*, 15 juillet 1924 et 1er août 1924, p. 376-392 et 666-686.

Georges Bruhat, "*La réorganisation des études supérieures dans les facultés de sciences*", in *Cahiers du redressement français*, n° 4, 1927, p. 21-108; voir en particulier p. 49 et 50.

25. Henri Maillart, *L'enseignement supérieur*, éd. La bonne idée, Paris, 1925. Références p. 154 et 232; G. Bruhat, article cité, p. 61. Pour les préparateurs, nous parlons ici de ceux chargés d'un enseignement pratique (cf Maillart, p. 155).

26. Maurice Barrès, "*Que fait l'université pour la recherche scientifique*", in *Revue des deux mondes*, 90e année, 15 janvier 1920, p. 241-282.

27. Ceci est net sur le graphique n° 7.1 en annexe. En 1945, c'est une toute nouvelle génération qui prend la direction de la physique française. Il s'agit de personnes nées vers 1900 et qui succèdent sans transition à leurs aînés de 30 ans, les membres du groupe Perrin-Langevin. Or, nous l'avons vu dans la première partie, ce groupe a peu pratiqué à l'université et dans les laboratoires les nouvelles tendances de la physique (mécanique quantique, physique théorique du solide ...). Il a de plus très peu voyagé et n'a pas connu l'effervescence des universités allemandes des années 20. D'une certaine façon, il marque un retard sur les groupes allemands, anglais ou américains de la même génération. C'est lui pourtant qui reconstruira la physique française sur de nouvelles bases en 1945-55, en diffusant dans ses cours la nouvelle physique et en envoyant systématiquement à l'étranger les jeunes élèves qu'il initie. On comprend que ce soit lui qui "rattrape" le retard en partie dû à la génération disparue pendant la guerre.

28. G. Bruhat, op. cité, p. 30.

29. "*Rapport sur le laboratoire de physique-recherche*" par Aimé Cotton, in *Rapports sur les travaux et les actes des établissements d'enseignement supérieur*, Conseil de l'université de Paris et conseil académique, année 1920/21, publié en 1922, p. 74-77. Notons cependant que les nombreuses constructions neuves qui verront le jour

entre 1925 et 1935 rendent ces dernières remarques de plus en plus caduques. Elles caractérisent en fait les vieux bâtiments de la Sorbonne.

30. W. Killian, "*Sur le recrutement du personnel des laboratoires scientifiques*", in *Revue scientifique*, 11 novembre 1922, p. 717-719. G. Bruhat, op. cité, p. 31, 50, 64.

31. G. Lemoine, "*Le développement de la recherche scientifique, Extraits du discours prononcé à la séance solennelle de l'Académie des sciences le 12 décembre 1921 par G. Lemoine président de l'Académie*", in *Revue scientifique*, 25 fév. 1922, p. 105-109. Selon Charles Maurain, la faculté des sciences de l'université de Paris, toutes disciplines confondues, accueille 34 boursiers de doctorat en 1939; cf C. Maurain et A. Pacaud, *La faculté des sciences de l'université de Paris de 1906 à 1940*, P.U.F., Paris, 1940.

32. H. Maillart, op. cité, p. 166-167. Il précise même qu'on ne sait pas exactement quel patron on quel laboratoire émargent au budget de l'Ecole. Il propose donc sa suppression et l'affectation des fonds à des postes d'"assistants de recherche" dans les laboratoires, postes qu'il conçoit pour les jeunes pendant 3 à 5 ans (p. 161-162; p. 167). Il y aurait aussi à signaler les nombreux prix que décerne l'Académie des sciences: 204 000 F annuel selon A. Ranc. Mais l'émiettement est très grand et il ne s'agit que de sommes d'appoint, distribuées chaque année aux chercheurs.

33. Nous avons ici principalement utilisé le livre d'Albert Ranc, *Le budget du personnel des recherches scientifiques en France*, Paris, Chimie et Industrie, 1926, p. 152. Malheureusement, il évalue en francs et non en hommes et de plus, il ne distingue pas toujours les disciplines auxquelles sont attribués ces crédits. D'où la prudence de nos affirmations. D'autres sources apportent des précisions. Ainsi, dans les rapports annuels des doyens, on apprend que trois bourses Commercy sont attribuées à des physiciens en 1920/21, 3 en 1921/22, 6 en 1923/24 et 5 en 1926/27, sur une moyenne de 20 à 25 bourses. De même pour les fondations Arconati-Visconti et Deutsch de la Meurthe: 3 bourses en 1926/27, par exemple pour des physiciens. Pour les villes de province, Albert Ranc ne cite qu'une bourse, à Nancy (op. cité, p. 56). Les références des rapports des doyens sont à la note 13, chap. 1.

34. A. Ranc, op. cité, p. 72-75.

Voir aussi: *Fondation E. de Rothschild, rapport de 1927*, A.N. AJ^{16} 5776 et *Cinquantième anniversaire de l'Institut de biologie phyicochimique 1927-1977*, Paris, 1977.

35. A. Mayer, *Rapport présenté à la commission chargée de préparer le règlement intérieur de la caisse nationale des sciences*, Paris, sans éditeur ni date (1930 ou 31 probablement).

36. Rapport de la *Caisse nationale des sciences*. Nous n'avons trouvé que les années 1931, 32 et 36. On note 13 allocations à temps plein sur 47 en 1931, 19 sur 59 en 1932, 27 sur 68 en 1936, chiffres auxquels il faudrait ajouter quelques théoriciens comptabilisés dans d'autre rubriques que 'physique' (environ 4 ou 5).

37. Rapport de Cotton sur son laboratoire, cité note 29.

38. *Personnel effectuant des recherches dans les laboratoires de la faculté des sciences de Paris: Enquête auprès des directeurs*, fin 1931, A.N. AJ^{16} 5776. Laboratoire de physique du globe: 2 officiers de la marine détachés pour l'"année polaire".

39. *Rapport d'activité du laboratoire de mécanique physique*, 1938, A.N. AJ^{16} 5776.

40. Par exemple un ingénieur de la société Saint Chamond Gravat travaille au laboratoire de mécanique physique en 1938 (A.N. AJ^{16} 5776). Précisons que, pour ces derniers, nous n'avons rencontré que peu de cas et avant tout dans les laboratoires de mécanique des fluides ou de mécanique physique.

41. *Rapport du directeur du laboratoire du PCN*, in Rapport du doyen, année 1921-22: "il n'existe qu'un seul garçon pour assurer le nettoyage et la mise en place des appareils destinés à 500 étudiants"; "insuffisance notoire de personnel subalterne (garçons de laboratoire et mécaniciens)".

42. Rapport de M. Cotton cité note 29.
43. Id. note 42.
44. Enquête auprès des directeurs, citée note 38, 1931.
45. Id., 1931.
46. Rapport d'activité du laboratoire de mécanique physique, 1938, A.N. AJ[16] 5776.
47. R. Gilpin, *La science et l'Etat en France*, traduction française, Gallimard, 1970. La citation du ministre est rapportée par Gilpin, p. 86; la déclaration de Georges Urbain est dans la préface du livre d'Albert Ranc déjà cité (1926), à la page 8. Dans l'interview de Francis Perrin par K. Pomian, le premier rappelle aussi les recommandations de Paul Appell à Jean Perrin: le doyen de la faculté des sciences de Paris recommandait à l'illustre savant de ne pas trop dépenser les sommes allouées (pour l'enseignement) à des fins de recherche personnelle.
48. Harry W. Paul, "*The Issue of Decline in XIXth Century French Science*", in *French Historical Studies*, Spring 1972, volume VII-3, p. 416-450, ici p. 423.
49. Terry Shinn, *The French Science Faculty System*, 1808-1914, op. cité note 6.

    Pour connaître cette "campagne" pour la recherche, voir infra, chap. VII, partie III. Le plus célèbre article de l'époque fut celui de Maurice Barrès: "*Que fait l'université pour la recherche scientifique*", in *Revue des deux mondes* du 15 janvier 1920, p. 241-282. Pour plus de précision sur les réponses envisagées, on lira de préférence André Mayer, *Sur quelques questions relatives à l'organisation des recherches scientifiques*, rapport présenté aux Comités nationaux de recherche par les fédérations des Sociétés de Chimie et des Sociétés de Sciences naturelles, Paris, 1920.
50. Alphonse Berget, "*La science*", in *L'avenir de la France, réformes nécessaires*, Alcan, Paris, p. 490-508, ici p. 500.
51. Interview de A. Kastler réalisée par K. Pomian et D. Pestre à Paris, 16 octobre 1979; Interview de J.J. Trillat réalisée par K. Pomian à Paris, le 15 janvier 1980.
52. *L'institut international de coopération intellectuelle (1925-1946)*, Paris (sans date), p. 864-870.
53. Interview de P. Jacquinot par K. Pomian à Paris le 27 octobre 1979.
54. Rapport cité note 29, p. 77.
55. Interview d'Edmond Bauer par T.S. Kuhn et T. Kahan, à l'Ecole de physique et de chimie de Paris, le 8 janvier 1963, p. 7, premier enregistrement. J.L. Destouches, "*Le séminaire de Louis de Broglie depuis ses débuts à l'I.H.P. jusqu'à nos jours à l'Académie des sciences*", in *Louis de Broglie, sa conception du monde physique*, ouvrage collectif, Gauthier-Villars, 1973, p. 53-62, en particulier p. 55.

    Pour le séminaire chez Maurice de Broglie, interview de J.J. Trillat cité supra. Ce dernier précise que la réunion hebdomadaire était informelle, qu'on échangeait ses avis sur les articles lus au cours de la semaine et qu'il n'existait pas à proprement parler de stratégie d'ensemble du laboratoire: chacun gardait son entière liberté.
56. Nous emploierons ici ces termes de savant polyvalent pour désigner une réalité peut-être un peu différente de celle à laquelle Gilpin fait allusion dans son livre cité supra. Pour nous, ils signalent la variété des travaux scientifiques opérés par les maîtres français de l'entre-deux-guerres par opposition à la spécialisation plus souvent marquée dans la nouvelle génération, et dont F. Joliot est le prototype. Cela ne signifie en rien qu'il ne s'agisse pas de physiciens de haut niveau pratiquant la recherche: cette attitude est plus exactement un signe que la France a conservé plus longuement que d'autres pays l'habitude de former des scientifiques polyvalents à l'image du XIXème siècle.
57. Académie des sciences, séance du 23 décembre 1946, *Allocution du président à la suite du décès survenu le 19 décembre 1946 de P. Langevin*, p. 1070. Pour Bauer, Bloch, Maurain ..., voir leurs notices.
58. P. Auger, préface au livre de S. Weart, op. cité, p. 12, pour la citation.

    Voici aussi ce que dit Camille Marbo des "thés" de J. Perrin: "Après le prix

Nobel, dans le bâtiment neuf de la rue Pierre Curie, les thés du laboratoire Perrin devinrent une attraction parisienne" (p. 183). Un peu plus loin: "Jean Perrin, pareil à une flamme, courait des uns aux autres entre les tables de lave, les cuves, les gerbes de glaïeuls ou d'oeillets". Mais elle précise: "Parfois un thème scientifique formait le noyau de la réunion, souvent suivi d'un colloque. Les incompétents, tels que moi, écoutions émus et ravis momentanément par le haut souffle qui passait" (p. 183).

59. Ces informations sont sur la page 2 de la couverture des *Conférences-rapports* publiées par les Presses Universitaires de France à partir des années 20.

60. Nous avons rapidement signalé les cours et les séminaires de P. Langevin au Collège de France. Ce ne sont pas à proprement parler des réunions de toute la communauté physicienne, mais s'y retrouvent souvent des hommes importants pour la science. Qu'on lise le témoignage de René Lucas: "Au Collège de France, où les problèmes fondamentaux de la physique étaient magistralement traités, se pressaient de nombreux jeunes physiciens: Louis de Broglie, Léon Brillouin, F. Perrin pour n'en citer que quelques-uns. Des savants parvenus au faîte de leur renommée scientifique tels que Elie Cartan, Charles Mauguin, Edmond Bauer, ne manquaient pas de venir suivre avec une attention scrupuleuse les développements sur la théorie de la relativité", in A. Langevin, *Paul Langevin, mon père*, op. cité note 7, p. 259-260. Quelques pages plus loin, A.B. Datzeff précise qu'au séminaire de Paul Langevin Hadamard, le mathématicien, était toujours présent pour les travaux relevant de la physique théorique. Nous voudrions néanmoins préciser que cela ne doit principalement concerner que les années 20.

61. On tirera cette description des comptes-rendus des séances de la S.F.P., toujours situés à la fin des envois du *Journal de physique* à partir de 1923.

62. Les chiffres nationaux — crédit global de la subvention Borel, crédits affectés à l'université de Paris et aux universités de province — sont pris dans le *Budget du ministère de l'Instruction publique*, puis de l'Education nationale. Les références exactes sont dans le chap. VIII, note du tableau 8.3. Pour la faculté des sciences de Paris, nous avons utilisé les listes annuelles de répartition de la subvention Borel entre les divers laboratoires de la faculté (A.N. AJ[16] 5776). Les calculs à ce propos sont toutefois approchés car les listes ne sont pas toujours fiables: certains laboratoires sont parfois absents (Laboratoire Curie par exemple) et il n'est pas toujours possible de savoir si on a affaire aux crédits versés ou aux crédits dépensés et si les reliquats ou les suppléments exceptionnels sont inclus.

63. *Budget du ministère de l'Instruction publique*... id note 62. Il s'agit de la comparaison des subventions intitulées *Universités, matériel*, et *Collège de France, matériel*. L'augmentation des crédits pour le Collège de France en 1937 est probablement due au nouveau laboratoire de Frédéric Joliot. Nous ne l'avons pas vérifié.

64. Listes annuelles de répartition, A.N. AJ[16] 5776.

65. A. Rigaut, "*Le chimiste Moissan et le rendement des laboratoires*", in *Revue scientifique*, 1925, n° 5, p. 152.

Nous avons eu par ailleurs un entretien avec M. Bartoli, à Paris, le 9 janvier 1980. Ce dernier n'a pas accepté qu'il soit enregistré.

66. Ch. Richet, "*La situation matérielle des savants*", in *Revue scientifique*, n° 4, 63ème année, 28, fév. 1925, p. 97-100, notamment page 97-98. Ch. Richet est professeur à la faculté de médecine.

67. Maurice Ponte, *Notice sur les travaux scientifiques*, 1960. Maurice Ponte, né en 1902, est docteur en 1930, professeur à l'Ecole supérieure d'électricité en 1939 (cours sur les tubes électroniques) et après 1945, membre, vice-président ou président de diverses sociétés professionnelles: Société des radio-électriciens (président en 1949), Société française des électriciens (président en 1950), Institute of Radio Engineers (Etats-Unis, vice-président en 1954)... Parallèlement, il siège dans de nombreuses administrations ou commissions liées à la recherche scienti-

fique et à la direction générale de diverses sociétés. En 1960, selon cette notice, Maurice Ponte n'est pas professeur à la Sorbonne.

68. Yves Rocard, *Titres et travaux scientifiques*, 1962; *Hommage au professeur Y. Rocard*, édité par P. Aigrain et P. Nozières, C.N.R.S., 1977; Conférence du 4 novembre 1980 à Paris: "Souvenirs historiques". Dans *Hommage*..., M. Ponte rappelle que c'est Y. Rocard qui le fit entrer à La Radiotechnique de Suresnes en 1929 (M. Ponte, "*Quelques souvenirs sur Y. Rocard*"). Yves Rocard a maintenu, après être devenu directeur du laboratoire de l'Ecole normale supérieure en 1945, des liens étroits entre son laboratoire et l'industrie. Claude Dugas rappelle par exemple qu'il fut désigné par Rocard pour fonder en 1952, le laboratoire des semi-conducteurs à la C.S.F. dirigé par Ponte.

69. J.J. Trillat, notice et interview par K. Pomian déjà citée.

70. Citation de J.J. Trillat dans l'interview par K. Pomian.

On pourrait ajouter que les physiciens français sont avant tout des hommes de gauche et que l'industrie relève pour eux d'un système d'exploitation qu'ils critiquent. Si l'industrie n'était pas privée, leur attitude serait différente. En fait, ils vivent dans une contradiction: d'un côté sont les intérêts de la France, de la science même et cela inciterait à la collaboration avec l'industrie; de l'autre sont des intérêts privés qu'ils ont tendance à réprouver. Le résultat en est l'abstention, ou la préférence pour des institutions étatiques. Peut-être aussi le fait que les liens avec les industriels soient plus importants du côté du laboratoire de Maurice de Broglie n'est-il pas un hasard.

71. G. Ramunni, thèse citée, p. 138. Dans le même ordre d'idées, la France est restée largement fermée aux capitaux américains, à la différence de l'Allemagne. Cf. G. Ramunni, thèse citée, p. 144 ou plus globalement P. Forman, "*Scientific Internationalism and the Weimar Physicists: the Ideology and its Manipulation in Germany after World War I*", *Isis*, 64, p. 151-180.

72. Archives de Louis Néel et du laboratoire d'électrostatique et de physique du métal, Grenoble. Ces archives sont actuellement encore au laboratoire. Voir notamment les procès-verbaux des séances du *Comité de direction de la Société des amis du laboratoire, Université de Grenoble, Institut polytechnique, Laboratoire des essais mécaniques et physiques, des métaux, chaux et ciments*. L'assemblée constitutive de la Société s'est tenue le 27 avril 1929; son comité de direction est avant tout composé d'industriels locaux, un des vice-présidents étant un universitaire.

73. Lire par exemple Charles Moureu, *La science dans la vie moderne*, 1926 (B.N.: 4° R. Pièce 5135) ou du même auteur, "*Maurice Barrès et la recherche scientifique*", in *Revue des deux mondes*, 15/7/1924 et 1/8/1924, p. 376 et 666; R. Legendre, "*L'Office national des recherches scientifiques et industrielles et des inventions*", in *Revue scientifique*, n° 6, 61ème année, 24 mars 1923, p. 165-172.

74. "*Les recherches physiques en France*", document établi par l'Association des travailleurs scientifiques, in *La documentation française illustrée*, n° 18, juin 1948; aux pages 3 et 4, les auteurs montrent par ailleurs les faibles liaisons industrie-recherche universitaire.

75. Th. Zeldin, *Histoire des passions françaises*, éditions Recherches, tome II, p. 383 et suivantes.

76. Maurice Barrès, "*Que fait l'université pour la recherche scientifique*", in *Revue des deux mondes*, 15 janvier 1920, p. 241-282; R. Legendre, article cité, p. 166. Nous avons utilisé ici, outre ces deux articles:

Alphonse Berget, professeur à l'Institut océanographique, "*La science*", in *L'avenir de la France*, Alcan, Paris, 1918, p. 490-508.

André Mayer, *Sur quelques questions relatives à l'organisation de la recherche scientifique*, 1920, (B.N.: 8° R. Pièce 26844).

Paul Appell, "*Communiqué à la presse à l'occasion de la manifestation nationale du 28 avril 1921 à l'opéra, en l'honneur de Madame Curie et au bénéfice de l'Institut du Radium*", in *Revue scientifique*, 59ème année, 1921.

E. Fauré-Frémier, secrétaire de la confédération des sociétés scientiques françaises, "*Le mouvement actuel pour la réorganisation des recherches scientifiques en France*", in *Revue scientifique*, 8 janvier 1921, 59ème année, p. 1-10.

W. Killian, "*Sur le recrutement du personnel des laboratoires scientifiques*", in *Revue scientifique*, 11 novembre 1922, p. 717-719.

Georges Lemoine, "*Le développement de la recherche scientifique, extrait du discours prononcé (...) le 12 décembre 1921*", in *Revue scientifique*, 25 février 1922, p. 105-109.

Paul Appell, "*La recherche scientifique*", in *Revue scientifique*, 24 mars 1923, p. 161-165.

Dix ans d'efforts scientifiques et industriels, 1914-1924, ouvrage collectif, Paris Chimie et Industrie, 1926.

Charles Moureau, "*Maurice Barrès et la recherche scientifique*", in *Revue des deux mondes*, 15 juillet 1924 et 1er août 1924, p. 376-392 et 666-686.

Henri Maillart, *L'enseignement supérieur*, enquête, Paris, 1925.

A. Rigaut, "*Le chimiste Moissan et le rendement des laboratoires*", in *Revue scientifique*, 14 mars 1925, p. 152.

Ch. Richet, "*La situation matérielle des savants*", in *Revue scientifique*, 28 février 1925, p. 97-100.

A. Ranc, *Le budget du personnel des recherches scientifiques en France*, coll. *Chimie et Industrie*, Paris, 1926.

G. Bruhat, "*La réorganisation des études supérieures dans les facultés des sciences*", *Les cahiers du redressement français*, n° 4, 1927/28, p. 21-108.

Albert Ranc, "*L'organisation d'un service national de la recherche scientifique en France*", in *Revue scientifique*, 22 novembre 1930, p. 688-693.

F. Canac, "*Un nouveau corps d'état: les chercheurs*", in *Revue des deux mondes*, nov./déc. 1933, p. 685-693.

A. Cotton, "*Allocution du président de l'Académie des sciences le 19 décembre 1938*", *Comptes-rendus de l'Académie des sciences*, tome 207, juillet-décembre 1938, p. 1272-1279.

Jean Perrin, *L'organisation de la recherche scientifique en France*, Hermann, 1938.

J. Delsarte, "*De l'enseignement supérieur en France et spécialement dans les facultés des sciences*", in *Revue scientifique*, 3 mars 1939, p. 140-143.

J. Delsarte, "*Sur un projet de réforme de l'enseignement supérieur*", in *Revue scientifique*, 5 mai 1939, p. 299-303.

H. Laugier, recteur de l'Académie d'Alger, "*Le Centre National de la recherche scientifique en France*", in *Revue d'Alger* n° 1 , 1944, p. 6-20.

77. André Mayer, op. cité, p. 4.

78. Références citées; le chiffre de 9 millions est donné par A. Ranc, p. 70; Charles Moureu parle de 12 millions, op. cité, 1926, p. 5.

79. Paul Appell pour le bilan d'ensemble, 1921 et 1923.

Pour le Comité fondé par P. Appell, Archives du rectorat de Paris, Boîte 339; lettre du recteur Appell à Léon Delafosse et la réponse de celui-ci; notes, lettres, comptes-rendus divers.

80. Pour le Comité de Paul Appell et la *Fondation nationale d'aide à la recherche scientifique*, Archives du rectorat de Paris, Sorbonne, Boîte 339. La lettre du recteur Charléty est envoyé à M. David Weill. Pour les fondations Edmond de Rothschild, voir note 34 et la lettre d'Edmond de Rothschild à Paul Appell, 4 janvier 1927, A.N. AJ^{16} 5775. Pour le débat sur la "propriété scientifique", voir S. Weart, *La grande aventure*..., p. 52; Dr. Richet, article cité, p. 98.

81. J. Perrin, op. cité; à propos du "sou des laboratoires" p. 9 et 10. Voir aussi le texte de la loi du 13 juillet 1925 (se trouve entre autres aux A.N. AJ^{16} 5776 avec de

nombreux décrets et textes de lois relatifs au financement de la recherche).

La citation de Perrin qui suit est à la page 10 du livre cité de 1938.

82. Berget, p. 503-504; H. Maillart, p. 196 à 200; p. 207-208; p. 231; A. Rigaut, p. 152; G. Bruhat p. 31; 50 ...

83. A. Berget, p. 498-500; p. 504; A. Mayer, p. 20-24, p. 39; H. Maillart, p. 259 ... Ce dernier ironise sur l'éclatement injustifié des laboratoires parisiens: "Que font rue Cuvier ces deux maîtres de conférences du P.C.N.? Pour donner leur enseignement et pour suivre leurs recherches, ne seraient-ils pas mieux dans l'Institut de physique? Pourquoi faut-il que M. Berthelot soit à l'Ecole de pharmacie? Ne peut-il pas donner son cours aux étudiants en pharmacie à l'Institut de physique? Que fait un physicien au Muséum? ..." (p. 259).

A propos de Bérard et de de Monzie, cf. Théodore Zeldin, op. cité, tome II, p. 367-368.

84. A. Berget, p. 504; A. Mayer p. 15-18, p. 21; Ch. Moureu, 1926, p. 3-4, paragrahe: *L'industrie et la science.*

85. Hormis les auteurs cités, Paul Janet, "*Sur la réforme de la licence ès sciences*", in *Revue scientifique,* 1923; *Comptes-rendus du conseil de faculté* (faculté des sciences de Paris), A.N. AJ^{16} 5124-25; AJ^{16} 5757 et note 12 du chapitre I.

86. Georges Lemoine, p. 104, A. Mayer, p. 18-19, Charles Moureu, 1926, p. 5; W. Killian, p. 718.

87. Lire essentiellement Mayer (p. 6-10) et Fauré-Frémier; Pour les P.U.F., article de Charles Moureu à propos de l'inauguration des P.U.F. le 27 mai 1922 in *Revue scientifique,* 1922, p. 381.

88. Lire le plan proposé dans la partie II du livre de Mayer, consacré à *La recherche scientifique,* p. 12; et C. Moureu, 1926, p. 10 même si cela est moins net.

89. Jean Perrin, *L'organisation de la recherche scientifique en France,* Hermann, 1938. Cf. aussi S. Weart, op. cité, chap. II, p. 43-68.

90. Perrin a obtenu la création de l'Institut de biologie physico-chimique après avoir fait visiter son vieux laboratoire de la Sorbonne au baron E. de Rothschild en 1925.

91. Lire par exemple Théodore Zeldin, *Histoire des passions françaises* tome 5, éditions Recherches, 1979, p. 345-346.

92. Lettre du recteur Charléty, Archives du rectorat de Paris, Boîte 339.

Cette volonté du groupe Perrin de faire instituer un conseil supérieur de la recherche scientifique répond au souhait de soustraire la caisse aux instances classiques de direction de la science française. Ce désir se réalisera d'autant plus facilement que le Cartel des gauches reviendra au pouvoir en 1932.

Cette volonté de créer des institutions publiques n'empêche pas le groupe Perrin de continuer à collecter des fonds privés. En décembre 1930, c'est Perrin qui organise la *Fondation nationale pour la recherche scientifique* dont l'objectif est de lancer une grande souscription.

Quelques années plus tard, cette fondation fusionne avec le Comité fondé par Appell en 1921 pour devenir le *Fond national d'aide à la recherche scientifique* (Archives du rectorat de Paris, Boîte 339). C'est Borel qui le dirige à la fin des années 30.

93. Toute cette partie a suivi globalement le rapport de Jean Perrin.

Sont aussi créés le laboratoire des Basses Températures de Bellevue, celui des gros traitements chimiques (G. Urbain) et est renforcé celui de P. Weiss.

On pourra lire aussi *Conseil supérieur de la recherche scientifique,* session du 2 au 5 mars 1938, Melun, Imp. Adm., 1938.

94. En octobre 1939 a lieu la fusion de la Caisse nationale des recherches scientifiques et du Centre national de la recherche scientifique appliquée, héritier de l'Office national des inventions.

95. H. Laugier, op. cité, p. 7 pour la première citation; p. 9 à propos des services de l'Etat; p. 15-16 pour les comités de recherches appliquées; p. 18 pour les recherche

ıondamentales et les publications. Selon Laugier, 50 millions de francs allaient à la recherche pure et 50 million à la recherche appliquée à la veille de la guerre.

96. Michel Crozier, *La Société bloquée*, Seuil, coll. Points, 1970; citations p. 95, 146, 147. On lira aussi H. Paul, *The Sorcerer's Apprentice*, op cité, paragraphe: *Competition for Foreign Students* p. 15-20. Notamment H. Paul rappelle les raisons données par Jacques Hadamard et qui expliquent pourquoi les étudiants américains ne viennent pas à Paris: les professeurs français n'aident pas leurs étudiants comme le font les professeurs allemands et les bibliothèques ont des horaires d'ouverture beaucoup trop réduits. Ce dernier point reste toujours d'une troublante actualité.

8. La société française et les physiciens

NOUS AVONS, dans le chapitre précédent, montré les règles qui président au fonctionnement de la communauté physicienne, des instances de direction à celles des laboratoires, des structures nationales aux structures locales. Dans le chapitre 6, nous avions par ailleurs décrit les fondements culturels et épistémologiques du milieu physicien français. Nous avions montré comment ils peuvent permettre de comprendre certaines spécificités de la physique produite en France. Nous voudrions maintenant replacer les physiciens dans le contexte plus large de la société française pour comprendre dans quelle mesure ils sont dépendants d'elle.

Nous privilégierons deux angles d'étude. D'une part les moyens de travail qui sont fournis aux scientifiques par la société, d'autre part les valeurs idéologiques que cette dernière véhicule. La première étude traitera donc principalement de l'Etat puisqu'il est l'interlocuteur privilégié des scientifiques français cherchant finances et les réponses qu'il fournit à ces demandes permettront d'apprécier la place effective accordée aux scientifiques par la société qui les porte. Mais ceci conduira aussi à mettre en évidence les attitudes du corps social dans son ensemble, attitudes devant les technologies, la science voire la culture en général. Apparaîtra alors combien nos savants sont façonnés par elles dans leurs comportements quotidiens, idéologiquement certes, mais aussi matériellement.

I — Les crédits dégagés par la société et mis à la disposition de la science

L'Etat occupe la place essentielle en France dans le financement de l'enseignement supérieur et de la recherche. Cela correspond entre autres à l'image laïque et républicaine de l'Etat arbitre et neutre. Cette image est largement admise par les scientifiques eux-mêmes qui y trouvent la garantie d'une autonomie souvent revendiquée, d'une indépendance absolue dans leur travaux. Elle explique aussi leur attitude de demande constante envers lui. Bien sûr le mécénat privé n'est pas refusé et les scientifiques savent y faire appel quand l'Etat se dérobe. Nous en avons montré de nombreux exemples dans les années 20 avec Appell, Perrin, Mme Curie . . . Il n'empèche: lorsque l'Etat se décide à payer, il devient l'interlocuteur privilégié — car fondamentalement c'est dans sa nature de devoir le faire.

Evidemment cette attitude n'est pas propre aux scientifiques. Dans la France radicale, c'est à l'Etat d'organiser les grands services publics dont l'enseignement est le prototype. C'est donc logiquement à lui de gérer l'enseignement supérieur et la recherche fondamentale qui lui est liée. Parallèlement, c'est aux industriels à prendre eux-mêmes en charge leur propre développement: en ce sens, l'industrie est du même côté que l'enseignement confessionel, elle ressortit au particulier.

Une fois rappelées ces "règles" idéologiques, il faut entrer dans l'étude du financement de la science. Trois périodes sont nettement visibles dans l'entre-deux-guerres. La première s'étend de 1918 à 1925 environ: elle voit le financement privé occuper une place importante. Il ne s'agit pas de financements industriels nous l'avons vu mais de dotations faites par quelques mécènes pour la recherche. Celles-ci sont gérées soit par les institutions universitaires, soit par des instituts privés au sein desquels les scientifiques jouent le premier rôle. Durant ces années, l'Etat manifeste surtout une grande incompréhension des besoins nécessaires au développement scientifique du pays. On rend certes hommage, dans les discours, à l'utilité de la science, à son rôle pendant la guerre; dans la réalité, la place de la recherche est totalement sous-estimée.

La fin des années 20 et le début des années 30 voit au contraire l'Etat occuper une place de plus en plus importante: une partie du personnel politique se laisse progressivement convaincre, nous l'avons vu, et des crédits accordés spécifiquement à la recherche sont dégagés au budget de l'Etat. On ne peut néanmoins parler d'excès et l'arrivée de la crise économique en France à partir des années 1931-32 a pour conséquence des amputations budgétaires.

C'est avec le gouvernement de Léon Blum qu'on passe à un second niveau. Nous avons montré la mise en place de nouvelles structures sous l'influence du groupe Perrin, on peut affirmer que l'intendance suit cette évolution.

Cette étude, que nous mènerons de façon chronologique, s'appuie essentiellement sur le budget de la nation. Le dépouillement que nous avons fait de celui-ci est brièvement synthétisé dans le tableau 8.3 en annexe. Nous nous sommes limité au budget de l'enseignement supérieur dont relève l'enseignement et la recherche scientifique dans les années 20 et 30. Ainsi disposons-nous de l'essentiel des crédits d'Etat. De l'essentiel seulement car il est sûr que d'autres ministères financent des recherches: leur part dans le financement global reste cependant marginale. Nous pensons au ministère de l'Air que nous avons évoqué à propos de la mécanique des fluides et de l'aéronautique, nous pourrions ajouter le financement de certaines écoles d'ingénieurs comme Polytechnique (ministère des Armées) ou celui des enseignements techniques supérieurs relevant de la direction de l'enseignement technique du ministère de l'Instruction publique.[1]

Trois remarques sont à faire sur les postes budgétaires qui ont été retenus dans le tableau.

1) N'ont pas été retenus tous les crédits de fonctionnement versés à l'enseignement supérieur: Collège de France, Ecole normale supérieure... La raison en est simple: l'égalitarisme profond qui règne lors de la répartition de ceux-ci rend superflu leur enregistrement détaillé. Il suffit de connaître le nombre de personnes concernées — ce qui a été traité aux chapitres 1 et 3 — et de mesurer l'évolution pour une institution particulière. Nous avons retenu ainsi le financement des universités qui est de loin le plus important. Seuls trois postes budgétaires sont donc étudiés: *Université de Paris: traitement des personnels; Université des départements: traitement des personnels; Université, matériel.*[2]

2) Pour simplifier, nous n'avons pas tenu compte du budget du service d'Alsace-Lorraine. Nous n'avons retenu que les chiffres du budget courant pour le reste de la France. A titre d'exemple et pour fixer les ordres de grandeur, les frais de personnel du budget d'Alsace Lorraine s'élèvent à 7.5 millions de francs en 1926, les crédits de fonctionnement à 2.9. Soit environ 23% des sommes correspondantes allouées au reste de la France. Le pourcentage est donc important.

3) Les crédits spécifiquement accordés à la recherche ont été présentés à part (Caisse des recherches scientifiques, Subvention Borel, Caisse nationale des sciences, Caisse nationale des recherches scientifiques, Centre national de la recherche scientifique). Les chiffres que

nous présentons sont ceux qui apparaissent au budget, au poste correspondant, en aucune façon ils ne représentent le budget de ces organismes qui est toujours plus important. En effet, ces caisses ont des ressources privées, elles ont des fonds propres (les revenus de leurs placements) et souvent même les fonds que l'Etat leur verse relèvent de plusieurs postes budgétaires. A titre d'exemple, la Caisse des recherches scientifiques reçoit une subvention en tant qu'organisme propre (article n° 75 du budget de 1929 par exemple: *Subvention à l'Office national des recherches scientifiques et industrielles et des inventions et à la Caisse des recherches scientifiques*) mais reçoit une part de la subvention Borel (article n° 21 en 1929, poste *Subventions pour recherches*). Nous présenterons donc, lorsque nous les connaîtrons, les budgets globaux des caisses.[3]

L'inconscience de l'Etat: 1918-1925

Cette inconscience de l'Etat est la plus manifeste dans les sommes affectées à la recherche. La Caisse des recherches scientifiques émarge au budget pour des sommes dérisoires: 35.000 frs dans les années d'après-guerre, soit la même somme qu'en 1913 alors que l'inflation en réduit le pouvoir d'achat de 4 ou 5 fois. En 1925, elle est portée à 85.000 frs (il est vrai que l'Office national des recherches scientifiques reçoit pour sa part environ un million et demi de francs). Le budget propre de la Caisse des recherches scientifiques est pourtant beaucoup plus élevé que ne le laisse prévoir ce chiffre puisqu'elle dépense en 1921

> 48.000 frs pour les sciences physiques, c'est-à-dire plus du double de ce qu'elle avait distribué depuis le début de son existence, y compris les 13.000 frs pour le laboratoire Curie et l'Institut du radium. Deux ans après, ce c'était plus le double mais le décuple pour la recherche en physique, dont vingt-deux mille francs pour le laboratoire Curie (Spencer Weart).

L'ampleur des multiplications ne doit pourtant pas masquer la faiblesse des chiffres absolus et la squelettique part de l'Etat: en 1921, la CRS a un budget global d'un million de francs dont 700.000 francs pour la médecine et la biologie.[4]

D'autant plus que les subventions courantes pour le fonctionnement des universités et facultés subissent une réduction de fait: en 1919, on reconduit les sommes allouées en 1913, ce qui correspond à une perte de valeur réelle des 3/4. C'est seulement en 1920 qu'on se décide à tenir compte de l'inflation en multipliant par trois les crédits. Malheureusement l'inflation continue sa course et la valeur réelle de ces subventions passe de l'indice 100 en 1913 à l'indice 60 environ en 1924-25. Il n'est donc pas étonnant que les directeurs de laboratoires, les doyens de facultés, se plaignent chaque année de l'impossibilité dans laquelle ils se trouvent de clore leur simple budget d'entretien. Ne citons qu'un exemple parmi dix, celui de Georges Bruhat. Au mieux, selon lui, les ressources des facultés des sciences ont été multipliées par 2.32 (1926 par rapport à 1913). Or l'inflation est redoutable: le charbon a vu son prix multiplié par 7 . . .

On peut dire, conclut-il, qu'en 1926 les crédits de matériel alloués aux laboratoires ont été juste suffisants pour payer les dépenses courantes de chauffage . . . et qu'il est impossible, sur les crédits normaux, d'acheter le moindre appareil ou le moindre produit destiné aux recherches.

Il constate que seule Strasbourg fait exception et a reçu des crédits en croissance.[5]

Reste à regarder l'évolution des salaires. La masse salariale distribuée dans l'enseignement supérieur français connaît certes une croissance absolue de 1913 à 1925: elle passe de l'indice 100 à l'indice 300. Cependant l'inflation étant deux fois plus importante, la masse salariale a baissé d'autant en valeur relative. L'étude des salaires selon le grade confirme et aggrave même cette perte réelle (cf les tableaux 8.4 en annexe). Fait significatif: les salaires industriels ne connaissent pas cette chute et suivent globalement l'inflation. C'est donc bien à une dévalorisation du statut des personnels scientifiques à laquelle on assiste et la pratique du cumul que nous avons si souvent rencontrée y trouve son bien-fondé.[6]

On notera pour terminer que c'est le personnel de laboratoire qui connaît la situation la plus catastrophique: en 1925, il reçoit 1.200 frs de salaire annuel (contre 14.000 aux assistants et préparateurs et 28.000 aux professeurs). Or à cette date, le salaire horaire moyen en France pour dix catégories ouvrières en province (voir détail au tableau 8.4b) est de 2,79 frs, soit environ pour 40 heures par semaine, 5.800 frs par an. La catégorie la moins payée, celle des manoeuvres, touche 2,08 frs de l'heure, soit environ 4.300 frs par an. L'écart est donc énorme avec le personnel de laboratoire et on comprend la difficulté éprouvée pour le maintenir en poste ou éviter qu'il ne passe une partie de son temps à travailler ailleurs.

Reste qu'à côté de la "misère d'Etat" existe, pour la recherche, un important financement privé: il est le résultat de la campagne publicitaire menée par les universitaires et les scientifiques. En 1923, le doyen Paul Appell en fait un premier bilan: il rappelle d'abord les fondations de l'Université de Paris et de l'Académie des sciences (fondations Commercy, Loutreuil, Roland Bonaparte ...) puis insiste sur la fondation Edmond de Rothschild constituée en 1921 et dotée de 10 millions de francs et sur le Comité National d'Aide à la Recherche Scientifique fondé lui aussi en 1921 à son initiative. En 1923, ce dernier distribue 60.000 frs de rentes mais des dons nouveaux arrivent: la Marquise Arconati-Visconti verse 100.000 frs ainsi que Mme Nathan; en 1930, le comité possède 5 millions de francs de valeurs et titres. Rappelons enfin les 9 millions de la Journée Pasteur et la nouvelle fondation Rothschild de 1926: 50 millions de francs pour l'Institut de biologie physico-chimique. On constatera aisément que la part du financement privé de la recherche excède largement le financement d'Etat.[7]

On peut, pour terminer faire un bilan des différentes sources de financement en 1925, à partir de l'ouvrage d'Albert Ranc, *Le budget du personnel des recherches scientifiques en France*, daté de 1926.

Selon l'auteur, le ministère offre un million environ consacré à la recherche par l'intermédiaire de l'Office national des recherches scientifiques, principalement pour des études appliquées. De son côté, la CRS dispose de 462.000 frs dont 183.000 frs pour des recherches en sciences, hormis la biologie. Restent l'Institut de physique du globe (147.000 frs pour quelques physiciens, météorologistes et mécaniciens), l'Ecole pratique des hautes études (336.000 frs pour le personnel) et l'ENS (99.000 frs pour les agrégés-préparateurs). En fait n'est nommé en physique qu'un agrégé préparateur par an et ne sont concernées à l'Ecole pratique que 13 personnes en mathématiques, physique et chimie, sur un total de 48. Encore s'agit-il le plus souvent de postes cumulés.

Le reste relève de fonds privés: 400.000 frs de revenus distribués par la fondation Rothschild, 60.000 frs par la fondation Rosenthal (sciences appliquées), 180.000 frs par le journal *Le Matin* qui a recueilli trois millions de subventions, 200.000 frs par l'Académie des sciences sous forme d'une multitude de prix (71 prix!), 159.000 frs par la même Académie (quinze fondations), quelques dizaines de milliers de francs pour des recherches, toujours par l'Académie (10.000 frs du radio-club de France, 7.000 frs de la Société française des électriciens...), 145.000 frs sous formes de bourses de l'université de Paris, 30.000 frs enfin versés par la ville de Paris, essentiellement à l'Institut d'Optique.

En essayant de sommer tout ce qui relève — ou peut relever — des sciences exactes, on arrive au chiffre (maximum) de 1.7 million de francs d'origine privée. On voit donc que la part de ce financement n'est pas négligeable.[8]

L'inscription au budget d'un poste consacré à la recherche: 1926-1930

Les années 1926-1930 sont marquées par l'apparition, dans le budget du ministère de l'Instruction publique, de la subvention Borel. Elle apparaît sous le poste: *Subventions aux universités et aux établissements scientifiques pour le fonctionnement et le développement des laboratoires* (poste n° 21 en 1929). Quatre fonctions lui sont dévolues: rémunération de personnel auxiliaire scientifique et d'agents de laboratoire à titre temporaire (10% environ en 1929); frais de laboratoires et de travaux pratiques extraordinaires (53% en 1929), subventions pour recherches à l'ONRSII et à la CRS (13% en 1929); réserves pour dépenses urgentes et exceptionelles (9% en 1929).[9]

La première chose qui frappe est l'importance de cette subvention relativement à ce qui était distribué précédemment: 5 millions de francs en 1927, plus de huit en 1930. On comprend que le ton employé dans les rapports des doyens se soit sensiblement amélioré: à la fin des années 20, on se félicite des augmentations de crédits, des nouvelles possibilités de travail, des achats de matériel maintenant envisageables ... Après la pénurie, la satisfaction réapparaît.

Pourtant, officiellement, cette attribution de crédits se fait selon les schémas classiques: on subventionne prioritairement l'enseignement et les travaux pratiques. Dans la pratique, chacun sait au contraire que ces crédits sont affectés à la recherche. Quant à la répartition nationale et locale, elle suit globalement les règles de l'égalitarisme déjà évoquées, à l'exception toutefois des sommes réservées aux dépenses exceptionnelles: l'Institut Henri Poincaré reçoit ainsi 300.000 frs en 1929, le laboratoire de mécanique physique de Koenig 100.000 frs, le laboratoire de Cotton, à Bellevue 75.000 frs; en 1930, l'Observatoire de Paris recoit 200.000 frs ...

Second point: on développe les subventions pour les constructions: 5 millions sont dépensés chaque année dans ce but. Citons, pour la faculté parisienne, le doyen Maurain lors du discours d'inauguration de l'Institut Henri Poincaré le 17 novembre 1928: il accueille Raymond Poincaré sur

> ces terrains de la rue Pierre Curie où la faculté des sciences, trop à l'étroit dans la Sorbonne, a essaimé: elle y a établi déjà un grand Institut de chimie, l'Institut du Radium, le laboratoire de chimie-physique, le laboratoire de géologie appliquée, l'Institut de physique du globe. En ce moment, on y élève l'Institut de biologie de la Fondation Edmond de Rothschild ...

En dehors du quartier Pierre Curie, on transfère l'Ecole supérieure d'électricité et le laboratoire associé d'électrotechnique "dans les vastes locaux de Malakoff" en 1926, quelques années plus tard on construit l'Institut de mécanique (fondation du ministère de l'Air) et bien sûr l'Institut Henri Poincaré, résultat d'une double donation: celle de l'International Education Board (fondation Rockefeller) et celle, à nouveau, du baron Edmond de Rothschild.[10]

Cette vague de constructions qui remodèle tout le quartier proche de la Sorbonne et de l'Ecole normale supérieure — vague qui se prolonge tout au long des années 30 — n'est pas propre à Paris: les facultés de province en profitent elles aussi. Citons par exemple Grenoble, Montpellier, Nancy, Rennes, Toulouse à la fin des années 30. La conséquence en est le travail dans des locaux plus fonctionnels, mieux adaptés, possédant l'électricité sous des voltages variés, le gaz et l'air comprimé ... une révolution bien souvent.

Reste à apprécier l'évolution des salaires et des crédits courants de fonctionnement. La situation tend à s'améliorer quelque peu par rapport aux premières années 20. Les salaires sont augmentés en 1929 alors que l'inflation est quasiment stoppée avec la stabilisation Poincaré mise en oeuvre au second semestre 1926. Le fait le plus significatif est l'étonnante revalorisation des salaires des personnels subalternes: ils passent, de 1925 à 1929, de 1.200 à 10.500 frs! En fait il s'agit d'un rattrapage qui était plus qu'indispensable: en 1929, les salaires des garçons de laboratoire rejoignent ceux des ouvriers de l'industrie. Pour les personnels enseignants par contre, la revalorisation ne compense pas la perte de pouvoir d'achat des années 1918-1925. A la fin des années 20, la perte de salaire réel est encore de moitié par rapport à l'avant-guerre pour les professeurs et maîtres de conférences, d'un quart pour les assistants et préparateurs. Quant aux crédits de fonctionnement, si eux aussi s'améliorent en 1928 et 1929, ils ne permettent toujours pas le rattrapage des prix: en 1929, l'indice de la subvention de fonctionnement est de 134 pour une base de 206 en 1913 (évaluation à francs constants).

On doit donc nuancer les progrès réalisés au cours des années 1925-1930. Malgré l'amélioration des salaires des personnels, la dévalorisation d'ensemble des statuts scientifiques se perpétue: on a simplement remédié à la plus évidente des aberrations, celle regardant les personnels de laboratoire. Quant aux conditions matérielles de la recherche elles se sont légèrement améliorées et l'Etat semble avoir, difficilement et avec retard il est vrai, compris qu'un minimum de crédits était nécessaire. Par rapport à 1913 (indice 206), l'ensemble des sommes versées pour le fonctionnement des laboratoires (crédits courants et subvention Borel) se situe au niveau 245 (évaluation à francs constants).

Les années fastes: 1931-1935/36

Les chiffres présentés dans les tableaux 8.3 et 8.4 parlent d'eux-mêmes.

Commençons par les subventions de recherche et de fonctionnement. Les sommes totales affectées connaissent une croissance assez étonnante dans les années 1931-32-33. Les crédits courants passent de 9.6 millions en 1929 à 14.5 millions en 1930 et 15.9 en 1932, les crédits de recherche (subvention Borel, CRS, CNS) passant de 9.4 millions en 1929, à 10.2 en 1930, 15.7 en 1931, 20 et 21 en 1932 et 1933. Dans les années suivantes, un certain tassement s'opère mais il est compensé par la baisse des prix. La seule véritable exception est l'année 1936 (crédits votés en 1935) qui voit les crédits fondre encore un peu plus alors que l'inflation reprend sa course (indice des prix: 393 en 1935, 458 en 1936). L'évolution sur dix années peut se résumer par l'indice des subventions de recherche à francs constants du tableau 8.3: partant de la base 100 en 1927, date de la mise en place définitive de la subvention Borel, il atteint 150 en 1929, 184 en 1930, 314 en 1931 (nouvelle subvention pour des chercheurs: CNS), 471, 527, 490, 470, au cours des années 1932-1935, pour redescendre à 358 en 1936. L'amélioration est donc incontestable.

On peut aussi aborder le problème sous un autre angle et relever ce qui a trait à l'aspect matériel des recherches d'une part, (crédits courants de fonctionnement, subvention Borel, CRS) et ce qui regarde les salaires ou les bourses versés aux personnels de l'autre. L'indice, toujours relatif aux prix, des subventions "matériel", s'il est de 245 environ en 1929, passe à 370 en 1930, 570 en 1932, 500 en 1934, pour redescendre à 380 en 1936. Malgré le recul de l'année 1936, le progrès est spectaculaire: la France, sur la lancée de la prospérité qu'elle a connue à la fin des années 20, continue de distribuer assez généreusement ses subventions. En 1930-1933, elle distribue environ 23 à 24 millions de francs pour la vie matérielle des laboratoires chaque année, alors qu'elle n'en distribue que 14 ou 15 de 1926 à 1929. Avec la fin du second Cartel des gauches et la prise de conscience tardive que la crise est bien installée en France, on resserre les cordons de la bourse. Néanmoins l'habitude est prise et la réduction n'est pas excessive puisque 19 à 20 millions sont distribués en moyenne de 1934 à 1936.

Pour les salaires et les bourses de recherche, l'amélioration est aussi spectaculaire: du simple fait de la déflation, l'indice des salaires réels passe de 360 en 1929 à 475 en 1931 pour les professeurs. Or une substantielle augmentation est accordée en 1932: +67% pour les professeurs, +45% environ pour les maîtres de conférences et les assistants, +33% pour les garçons de laboratoire. Aussi, pour la première fois depuis la guerre, les salaires réels des universitaires dépassent ceux de 1913 et se rapprochent en croissance, de ceux des autres catégories professionnelles (tableau 8.4c): pour un salaire 100 en 1913, un professeur perçoit 600 en 1932, un assistant 733 tandis que l'indice des prix ne croît que de 116 à 461 durant la même période. Encore faut-il ajouter que ce calcul est trompeur puisque la pratique du cumul ne disparaît pas au long des années 30. Rappelons simplement que 41 bourses de la CNS, sur un total de 68 attribuées à des physiciens, sont versées à des personnes recevant déjà un salaire en 1936.

Deux remarques peuvent être faites. Lentement et de façon désordonnée, sous la pression constante des scientifiques eux-mêmes, le personnel politique de la IIIème République consent à des crédits de recherche. Souvent ceux-ci sont acquis de justesse lors des votes, mais une fois inscrits à un poste budgétaire, ils se perpétuent et suivent les fluctuations d'ensemble du budget. Progressivement donc, se réalisent les voeux du groupe Perrin-Langevin: intégrer ces nouvelles sources de financement afin de réaliser la politique globable de développement de la recherche qu'il prône.

Le second point est la revalorisation parallèle du statut des personnels scientifiques. Non point que financièrement ils aient rejoint les salaires de leurs collègues du privé, mais les augmentations qu'ils perçoivent — au moment même où leurs conditions de travail elles-mêmes s'améliorent — rendent à nouveau la carrière de recherche plus attrayante. En particulier pour les jeunes peut-être découragés, au long des années 20, par les impasses de carrière qu'ouvrait l'université, par les conditions dérisoires de travail et de salaire qu'elle proposait.

Le gouvernement Blum et la fin des années 30

Les réformes initiées par le sous-secrétariat d'Etat sont avant tout d'ordre institutionnel et visent à coordonner l'effort de recherche qui a débuté en 1926. Pourtant les crédits consacrés à la recherche ne sont pas négligés et connaissent, à partir de 1937, de substantielles augmentations. Ces dernières seront partiellement érodées par l'importante inflation qui recommence dès 1936 mais la croissance des chiffres absolus est révélatrice des volontés gouvernementales. Les sommes qui apparaissent au budget pour la recherche passent ainsi de 14.7 millions de francs en 1936 à 28.7 en 1937, 32.8 en 1938, 41.8 en 1939 (voir tableau 8.3, ligne 13).

En préambule au budget de l'Education nationale de 1937, il est noté qu'une nouvelle rubrique est instituée: c'est la rubrique IV consacrée à la *Recherche Scientifique.* On y précise que cette rubrique regroupera dorénavant un certain nombre de postes budgétaires antérieurement dispersés. Six articles relèvent de cette rubrique. L'article 1 vise les crédits de personnel de la Caisse. Ceux des années précédentes étant jugés insuffisants, on propose d'augmenter notablement leur montant: ils passent de 5.9 millions à 12.8 millions de francs. Ils renforceront le recrutement de l'ancienne Caisse nationale des sciences. L'article 2 reprend les anciennes attributions de la Caisse des recherches scientifiques: ses crédits servent à l'achat de matériel à titre personnel. 490.000 frs sont proposés à cet usage dont 390.000 pour les sciences exactes. L'article 3 poursuit la subvention Borel. Il réserve des financements pour le fonctionnement des laboratoires: il est proposé que son crédit passe de 6.7 à 9 millions de francs. L'innovation réside ici dans la création d'un corps d'aides techniques et d'ouvriers spécialisés pour lequel un crédit de 1.8 millions de francs est réservé. (En 1939, cette attribution de fonds fait l'objet d'un article particulier et 2.25 millions de francs sont demandés. Par ailleurs on distingue les crédits alloués aux

TABLEAU 8.1

	1933	1935	1936	1937	1939
CRS	5,2	3,5	—	—	—
CNS	10,6	9,2	—	—	—
Sub. Borel	7,7	6,4	—	—	—
CNRS	—	—	33,1	56,3	100
ONRSII	7,8	4,7	4,2	7,9	—
Total 1	23,5	19,1	33,1	56,3	—
Total 2	31,3	23,8	37,3	64,1	100
Total 2 / indice prix	78	70	90,5	110,5	141

(Le total 1 correspond aux attributions de la future CNRS (CRS + CNS + subv. Borel); le total 2 à (total 1 + ONRSII) qui correspond au budget du CNRS en 1939.)

laboratoires de l'université (6 millions) et ceux affectés "aux laboratoires de recherche spécialisés" mis en place par le CNRS dans les secteurs jugés les plus faibles de la recherche française ou nécessitant, vu leur importance, la mise sur pied d'un laboratoire propre (2.35 millions de francs réservés)). Le quatrième article concerne le financement de voyages et de fouilles. Porté de 1.3 à 2.1 millions de francs, le rapporteur du budget note que "le crédit restera encore inférieur aux besoins et aux ressources dont disposent pour cet objet les savants étrangers". Les deux derniers articles concernent les publications et les secours aux savants dans le besoin dont les ressources passent de 0.6 à 2 millions et de 300.000 à 500.000 francs. Globalement le rapporteur précise que "le surplus, soit 11.688 millions de francs, correspond à l'accroissement des attributions de la nouvelle Caisse nationale de la recherche scientifique".[11]

On peut encore mieux apprécier cette croissance en étudiant les budgets des différentes caisses, budgets plus larges, avons-nous expliqué, que les seules subventions directes émargeant au budget de l'Education nationale. Le petit tableau 8.1 résume les informations que nous avons recueillies sur ces budgets.[12]

On voit donc que même en tenant compte de l'inflation, les crédits affectés à la Caisse nationale de la recherche scientifique subissent de vigoureuses augmentations.

Parallèlement le gouvernement Blum revalorise et étend le système de bourses offertes aux étudiants. Un coup d'oeil sur le tableau 8.3, ligne 7, fait apparaître des chiffres dérisoires pendant longtemps: au long des années 20 (1918-1928), moins de 2 millions sont offerts annuellement; durant la période de prospérité, on relève cette sommes de 2 à 5 millions (1928-1932), somme qu'on maintient dans les années suivantes; mais en 1937, ce crédit est porté à 13 millions (15.3 en 1939). Cet effort des "boursiers" pour leurs cadets s'inscrit évidemment dans la volonté de promotion de toutes les forces du pays, il s'inscrit dans le cadre de la politique sociale préconisée par la gauche politique et universitaire.

Dans cet ensemble en grande mutation, seuls les salaires et les subventions courantes ne connaissent pas d'augmentation. La masse salariale au contraire reste constante en francs courants (l'échelle des salaires aussi), ce qui correspond à une perte de pouvoir d'achat de 1936 à 1940: on redescend en dessous du salaire réel de 1913 pour les professeurs, au même niveau pour les assistants en 1939 (voir tableau 8.4c). Pour les subventions courantes, il y a un léger tassement réel de 1936 à 1939. Cependant en aucune façon, on ne laisse se réinstaller la situation des premières années 20: le rapport de ces subventions à l'indice des prix (indice n° 2 dans le tableau 8.3) vaut 25.6 en 1936, 23.4 en 1937, 22.8 en 1938, 24.6 en 1939. On essaie donc de suivre la hausse des prix.

Quelle place l'Etat a-t-il donc réservé à ses scientifiques au cours de ces 20 années? Il semble qu'il n'ait pas jugé qu'elle dût être importante. Dans les années 20, la cause est entendue. Bien sûr on accorde aux physiciens — aux seuls physiciens — des postes supplémentaires d'enseignement, à Paris notamment; mais en dehors de ce fait, on comprend peu de choses au développement nécessaire de la recherche scientifique. Il faut même que ce soit un scientifique, Borel, député par ailleurs, qui fasse voter les premiers crédits de recherche afin de rattraper le retard accumulé depuis 1918. En 1930, appuyé sur une situation économique qui semble devoir être éternellement bonne, on accorde quelques millions de francs supplémentaires. Bien sûr les scientifiques ont une impression de faste après les années difficiles, mais lorsqu'on part de rien, il est plus aisé de progresser que de reculer.

Car, ce qui frappe, c'est l'absence de toute volonté quelque peu concertée: les hommes politiques n'accordent aucun intérêt à la vie matérielle, concrète, des laboratoires. Leur fait défaut tout projet d'ensemble de développement, tout souhait même. Pour eux, la science n'est pas devenue "d'utilité publique", la science et la recherche ne font pas partie des "devoirs primordiaux de l'Etat" (André Mayer). Ils n'ont pourtant par l'excuse de ne pas savoir: Maurice Barrès l'a expliqué à la Chambre bleu horizon en 1920, il ne fut pas entendu. Perrin, Maurain, Madame Curie même, reprirent la campagne à la fin des années 20; leurs voix se perdirent presque dans le désert. Seul Herriot entendit celle de Perrin, lors d'un discours lyonnais, un jour de 1930. Touché par la misère décrite et intéressé par les perspectives proposées, il fit accorder quelques crédits — une goutte d'eau prélevée sur le budget de la Défense. Mais tout ceci ne fait pas une politique. Peut-être Tardieu aurait-il pu ... Il fut rejeté. Ce fut au Front Populaire de donner les meilleurs signes de compréhension, et l'approche de la guerre aidant, on ne ferma pas le ban derrière lui. On supprima néanmoins le sous-secrétariat d'Etat.

II — La société française et ses valeurs: déterminations sociologiques et idéologiques des pratiques physiciennes

Voulant rendre compte des caractères particuliers de la physique française, nous avons été amené à définir un certain nombre de traits propres aux comportements des physiciens français. Rappelons rapidement la confiance dans la science pure et ses vertus morales, dans la rationalité positive du XIXème siècle et la Raison française, mais aussi la propension au travail individuel, la crainte du travail collectif coordonné, le peu d'attrait pour la recherche appliquée et les contacts avec l'industrie, le maintien d'un idéal, celui du savant toujours critique vis-à-vis de la spécialisation excessive ...

Ces éléments trouvent leur place en France dans un substratum qui déborde largement le seul milieu physicien, ils sont pris en quelque sorte dans un niveau comportemental et mentalitaire plus diffus, dans une sensibilité nationale aux racines profondes. Nous voudrions ici en donner quelques éléments mais sans viser à l'exhaustivité et à la démonstration complète. Notre projet en effet a été et reste d'"expliquer" la physique française par les physiciens. Main arrivé à la fin de ce travail, nous sommes tenté de porter l'analyse à un niveau supérieur afin de "comprendre" les physiciens par la société, nous sommes tenté d'envisager un ensemble englobant d'ordre trois, si l'on veut. Nous venons, lors de l'étude du financement, d'aborder quelques uns des éléments de cet ensemble: ils caractérisent avant tout les incompréhensions des milieux politiques. Nous proposons maintenant d'élargir cette approche à l'ensemble des valeurs et des comportements de la société française. Mais devant l'ampleur de ce qui pourrait, à soi seul, constituer une nouvelle étude, on admettra les limites que nous nous imposons: nous n'analyserons pas la société française et ses valeurs dans le détail, nous nous contenterons de reprendre des éléments connus. Seront privilégiés ceux qui peuvent rendre compte de certaines attitudes, de certains comportements, de certains discours tenus par les physiciens. Il s'agit donc plus d'évoquer *en conclusion* des hypothèses sur un troisième niveau d'analyse, de proposer quelques cohérences d'ordre supérieur, que de régler définitivement le rapport physicien/société française.

La France, terre de confiance dans la science

Nous avons déjà rencontré cette confiance parmi les scientifiques mais H.G. Gerlach a noté que celle-ci trouve un répondant beaucoup plus large dans l'ensemble social: "It's in France that the cult of pure science, of ivory tower science, has been more eloquently expounded." Pour lui il n'y a pas de pays où dans l'ordre des valeurs intellectuelles, la science n'ait été aussi haut placée. Cette affirmation ne souffre pas de doute pour les "rationalistes" et on n'aurait pas de mal en effet à marquer les filiations de Condorcet à Saint-Simon et Auguste Comte, les reprises dans la seconde partie du siècle chez Taine et Renan, les persistances au XXè siècle avec l'Union Rationaliste, Langevin, Perrin et tant d'autres. C'est cette foi dans la science, dans ses méthodes, dans sa rationalité, dans son déterminisme mais aussi dans les valeurs intellectuelles qu'elle sécrète, que nous avons appelée le scientisme.[13]

D'ailleurs ce sont bien ces certitudes qui forment le ciment idéologique de la France radicale des années 20 et 30. Comme le rapelle J.T. Nordmann,

> si le bonheur est accessible, c'est en vertu de la puissance de la *raison* humaine, du progrès et des applications de la *science.* Rationalisme et scientisme constituent deux bases importantes de l'idéologie et de la sensibilité radicales.

Commentant Giraudoux, il ajoute:

> à l'Allemagne romantique, mystérieuse, délirante, légendaire et titanesque, Giraudoux oppose une France de la prose, de la mesure, du calme, de la raison, de la vérité, du classicisme et des jardins. Dans *Pleins Pouvoirs,* la sécurité de la France dépend moins de la ligne Maginot que d'une idéale ligne Descartes.[14]

La logique extrême et systématique des hommes de gauche annonçant la mise à mort de la religion et de la métaphysique par la science, n'a pas été sans occasionner des heurts avec la tradition catholique et conservatrice de la société française. Deux études ont déjà abordé cet aspect de la réaction catholique, celle de H.G. Gerlach et celle de H.W. Paul déjà citées.[15]

H.G. Gerlach, après avoir noté l'importance de la science pure dans la tradition rationaliste française, montre qu'à partir des années 1880-1890, la critique de ces positions "positivistes" (à la manière de Berthelot) sort des cercles ultramontains et devient publique. Brunetière, Bourget, de Curel, Barrès en sont les artisans inlassables. Ils tendent à montrer que la science n'est pas que positive dans ses effets, qu'elle peut au contraire être intellectuellement et socialement dangereuse. Ils stigmatisent aussi l'irraisonnable propension à généraliser à toute la société des résultats acquis dans les domaines limités de la science et qui est le fait de ceux que bientôt on qualifiera de scientistes. Le succès de ces critiques mène enfin H.G. Gerlach à penser que la mode est en train de changer au tournant du siècle:

> The new generation prefers the literature of moral responsibility, the "culte du moi", (...) the new generation turns away from science; Henri Bergson, whose philosophy sets such sharp limits to the legitimate pretension of science, is that generation's prophet and savior.

Le climat serait donc moins favorable à la croissance de la science.[16]

Ce mouvement de refus du positivisme qui s'était développé du côté des scientifiques catholiques avec la Société Scientifique de Bruxelles, a trouvé avant-guerre des alliés dans les personnes de Mach, Poincaré et bien sûr de Duhem et Paul Tannery. Après guerre le débat continue, mais il conduit le plus souvent à une position plus nuancée vis-à-vis de la science: les catholiques en reconnaissent l'importance mais ils circonscrivent très précisément son aire de validité afin de réserver toute leur place à la métaphysique et à la religion.

H. Paul pour sa part a entrepris pour les années 1870-1914 un travail beaucoup plus vaste et complexe que nous ne chercherons pas à résumer ici. Retenons qu'il confirme la volonté de l'Eglise dès les année 1880-90, de reconquérir les intellectuels et de se poser globalement le problème de la place de la science. Au cours de cette transformation, les catholiques français tendent de plus en plus à accepter la solution de la séparation radicale de la religion et du monde de la science: les deux domaines intellectuels relèvent d'objet et de méthode différents et ils ne sauraient se contredire ou empiéter l'un sur l'autre. H. Paul précise que cette attitude qui ne vise pas à ignorer la science est particulièrement nette dans la jeune génération et se retrouve, après-guerre, chez le plus grand nombre de catholiques.[17]

Pour décrire le consensus qui progressivement s'établit, nous avons choisi de regarder particulièrement deux ouvrages. Celui de Lapparent déjà évoqué au chapitre 6, essentiel dans les années 1905-1914, et un ouvrage collectif daté de la fin de notre période (1941), réputé à juste titre, pour être un des plus virulents contre le scientisme banal.

Dans sa série de conférences tenues à l'Institut Catholique de Paris, Lapparent déclare que la science est un cadeau de Dieu réservé aux hommes pour prix de leur labeur quotidien même si celle-ci doit rester seconde par rapport à d'autres savoirs. Il invite les catholiques à ne pas la dénigrer sous le prétexte que certains font un mauvais usage de ses résultats, il veut les aider à porter de saines appréciations sur elle et tend pour ce faire à montrer tout ce que, dans son domaine, elle offre à l'homme: la science est grande car elle fournit des armes pour dominer la nature, elle est belle car elle fait comprendre "l'ordre et l'harmonie de la Création", elle est bienfaisante car elle assouplit aux disciplines intellectuelles, même si jamais elle ne pénètre l'essence des choses.[18]

Dans le second ouvrage intitulé *L'avenir de la Science*, on peut retenir l'article du Père Sertillanges. Relativement modéré dans sa forme, il donne cependant les éléments essentiels du consensus catholique pour ce qui regarde la place de la science. Bien évidemment, le Père Sertillanges attaque les scientistes. Qui sont-ils? Ce sont ceux qui manifestent toujours la volonté d'exporter les pratiques de la science dans des domaines où rien ne l'autorise, ceux qui cherchent l'art, la morale, la politique, la religion nouvelle de la science, ceux qui mélangent science et conscience. La science ne dit-elle pas ce qui est et la conscience ce qui doit être? Ici la critique du scientisme politique des *Cahiers Rationalistes* est transparente. Mais le Père Sertillanges formule l'accord minimal sur lequel point n'est besoin de revenir:

> Nous l'avons dit à propos de Brunetière, nul homme sensé ne peut songer à déprécier la science en elle-même. N'eût-elle aucune utilité et même, disons-le, fût-elle hostile à certains de nos désirs, il faudrait encore l'honorer et la pratiquer pour le prix de la vérité, pour la dignité de la pensée allant à la rencontre des choses![19]

Pour nous, deux remarques essentielles sont à faire à ce point de l'analyse. D'abord la science telle qu'elle est, telle qu'elle se construit n'est pas contestée, et en particulier les critères de rationalité qu'elle s'est donnés ne sont pas remis en cause. Ceci place la France dans une situation quelque peu originale par rapport à l'Allemagne de Weimar par exemple. Paul Forman a insisté sur le refus de la science qui alors domine dans ce pays, sur l'irrationalisme ambiant qui enserre les physiciens et qui leur est hostile. Selon lui, cela n'est pas sans conséquences sur les pratiques scientifiques: l'introduction d'éléments non essentiellement déterministes dans la physique serait une manière de réponse de la part des scientifiques. En France au contraire, même s'il existe des courants philosophiques, religieux ou politiques se défiant de la raison scientifique, ceux-ci restent minoritaires, marginaux, et les valeurs idéologiques qu'ils véhiculent sont peu en prise sur le corps social. Même les formes d'irrationalisme diffus qui règnent dans certaines couches sociales se placent le plus souvent sous le couvert scientifique. Aussi rien ne contraint les scientifiques à se placer en position défensive, rien ne les incite à remanier les formes de rationalité qui les gouvernent.[20]

La seconde remarque serait celle-ci: c'est l'obligation du débat, obligation imposée par le caractère conquérant des libres penseurs français, qui a contraint les catholiques à aborder de front le problème de la science. Pour ne pas la laisser à ceux qui l'utilisaient pour les attaquer dans leur foi, pour ne pas abandonner un champ de connaissances de plus en plus efficient dans la vie quotidienne, les catholiques ont dû sortir de leur réserve et admettre dans une lutte sans merci face à des adversaires convaincus de leur bon droit, que la science avait sa pleine raison d'être et que même elle devait être défendue.

Cette confiance dans la science et ses méthodes, résultat indirect d'un débat pour la suprématie au sein du milieu intellectuel, renvoie donc à l'existence d'un fort courant anti-clérical en France et, par delà celui-ci à l'omniprésence de l'Eglise gallicane et de son système de valeurs pendant des siècles. Selon A. Siegfried, l'originalité catholique réside dans un fondement essentiel de discipline, de contrôle: l'Eglise a toujours été dans ce pays un facteur d'ordre, qu'il soit social ou politique. De ce fait a pu naître un courant contestataire qui, appuyé sur les modifications socio-économiques du XVIIIè siècle et sur les conquêtes de la science, a entrepris d'attaquer violemment l'Eglise et ses prétentions. En d'autres termes, la tradition catholique qui, à la différence des familles protestantes anglo-saxonnes ou allemandes, n'a jamais insisté sur les valeurs de responsabilité et de liberté individuelles, aurait sécrété elle-même son antidote. Et celui-ci aurait alors permis l'épanouissement d'une liberté d'esprit plus radicale que partout ailleurs.[21]

Toutefois, le résultat de ces polémiques n'a pas seulement été d'accorder à la science une place éminente. Au cours du débat, les deux adversaires one été conduits à définir *épistémologiquement* la science, ils furent amenés à déterminer ce qu'était la *vraie* science. Or, pour une large part, ils ont choisi durant les années 1890-1920/25 de la définir selon le modèle positiviste hérité du XIXè siècle et que nous avons rappelé au chapitre 6. Cela ne doit pas surprendre: cette conception de la science est celle qui permet d'avance et le plus aisément, à ce moment, de séparer nettement physique et métaphysique, elle est celle qui, pour les catholiques, permet de préserver le plus facilement les notions d'Ordre, d'Absolu, de Loi, elle est celle aussi qui correspond le mieux aux traditions de rationalité héritées de plusieurs siècles d'histoire de France, y compris au sein de l'Eglise. Comme le note H. Paul pour Lapparent, celui-ci est très à l'aise dans le modèle scientifique du XIXè siècle.

> In this well-ordered simplicity of the structure of the world, Lapparent saw evidence of a final design or end, which was too natural on the part of a Sovereign Intelligence to suspect it of an inclination for useless complications or a fruitless expenditure of superfluous efforts.

Le modèle élaboré par L. Rougier et présenté par nous au chapitre 6, modèle qui permet de comprendre les racines épistémologiques du rationalisme pré-Poincariste en France, reste donc largement valable.[22]

Bien sûr il y a eu Duhem mais sa philosophie scientifique est régulièrement attaquée par les catholiques eux-mêmes. Citons simplement Maritain.

Il arrive que dans quelques-uns de ses chapitres (l'énergétique par exemple telle que la concevait Duhem, ou de nos jours la mécanique ondulatoire sous l'interprétation que Heisenberg en propose, et à laquelle Louis de Broglie s'est rallié) la physique fasse usage de purs symboles mathématiques, sans tenter alors *d'explication causale* ni construire d'hypothèses figuratives grâce auxquelles l'esprit démontre en quelque façon le mécanisme des phénomènes. Mais à vrai dire quand elle s'abstient ainsi, c'est qu'elle ne peut pas faire autrement, et qu'elle doit faire de nécessité vertu. L'erreur de Duhem est d'avoir cherché dans ces cas plutôt exceptionnels, mais qu'il regardait comme des cas purs, le type même de la théorie physique. En réalité ce sont des cas limites, où la transposition mathématique des phénomènes se soutient momentanément toute seule dans l'esprit, sans image physique sous-jacente....[23]

Car derrière ces nombreuses attaques anti-Duhémiennes, reste l'idée que la science expérimentale est la source de vérité (Lapparent), que l'explication est bonne quand la théorie, cessant de n'être qu'hypothèses, atteint la certitude empirique (Lapparent), que le véritable esprit scientifique cherche partout la vérité à propos des choses et non seulement à construire des modèles mathématiques arbitraires comme Duhem le propose (Vicaire, de Vorges), qu'enfin le scepticisme scientifique induit des travaux de Duhem et Poincaré est aussi dangereux que la confiance excessive dans la valeur des théories (Dorlodot).[24] Avec la fin des années 20 et les années 30 cependant, la prudence reprend ses droits. Si on garde son entière confiance à la science (et peut être augmente-t-elle par rapport aux années d'avant-guerre[25]), on tend de moins en moins à intervenir dans la définition des méthodes (de plus en plus bouleversées) qui doivent prévaloir dans le champ scientifique. Maritain par exemple insiste sur la *liberté absolue* qu'a la science dans le choix de ses moyens conceptuels: "que les explications physico-mathématiques usent de temps disloqués et d'espaces non-euclidiens, elles sont libres, elles font bien, elles doivent progresser toujours dans leur ligne, l'esprit est fixé sur leur signification et en connaît les limites." Aussi est-il moins enclin à légiférer dans le domaine scientifique proprement dit et, à la différence de Lapparent 25 ans plus tôt, il lui est plus aisé d'admettre les nouvelles voies empruntées par la physique, d'accepter les énoncés de la science tels qu'ils sont ou seront. Pour lui, la science renonce actuellement aux absolus "que reconnaissent dans le réel la philosophie et le sens commun", (ce qui est un bon moyen de nettement séparer la science des autres formes de savoir), elle rejette "toute notion qui n'est pas résoluble en des mensurations physiques effectuables" et avance "en multipliant plus hardiment que jamais, et avec tous les avantages d'une pleine advertance, les êtres de raison physico-mathématiques". Et il se félicite de ces évolutions.[26]

Retenons donc simplement comme hypothèse que d'avoir été contraints au débat, les catholiques et les libres-penseurs ont été conduits à définir, à la fin du XIXè siècle et au début du XXè siècle, ce que *devait* être la science et à *figer* alors les positions acquises. A ce moment, les Français croient savoir ce qu'est la science, ce que sont ses méthodes, et les modèles souvent proches élaborés alors et auxquels chacun se tient face aux adversaires, ont pu agir comme des restrictions à l'esprit d'imagination toujours nécessaire, ils ont pu constituer des barrières dogmatiques peu propices à l'éclosion des nouvelles théories en France. Reine au laboratoire mais refusant toute "philosophie", la science devra établir les lois naturelles. Essentiellement phénoménologique au sens où nous l'avons défini au chapitre 4, elle refusera les spéculations. Saine en théorie, elle continuera à préférer la recherche des causes et les solutions déterministes et restera fille de la Raison et de l'Intelligence.

Par la suite, ces convictions sont ébranlées et les nouvelles théories pénètrent. Mais lentement et elles sont reçues avec méfiance. Même dans le milieu scientifique, prédomine le sentiment que ces théories sont à utiliser puisqu'elles sont performantes, mais sans nécessairement les prendre trop au sérieux dans leurs fondements; reste la volonté, qu'on essaie de réaliser, d'en revenir un jour à des schémas plus classiques. Et surtout cela ne signifie pas que ceux qui "acceptent" ces théories quantiques deviennent d'emblée des éléments productifs, des éléments à la pointe de la recherche dans ces domaines, des innovateurs si l'on veut. Trop de barrières, trop de freins plus ou moins avoués les limitent.[27]

Pour terminer, on peut ajouter que des raisons d'ordre plus proprement politique et économique ont très probablement concouru elles-aussi au renforcement de cette confiance dans la science et dans les valeurs de rationalité qu'elle véhicule. La France du XIXè siècle avait en effet connu un profond courant anti-rationaliste. Avait trouvé place en France, pour reprendre Sternhell, la conception de l'individu "comme être fondamentalement irrationnel, déterminé par des contraintes historiques et biologiques, motivé par des sentiments et des associations d'images mais jamais par des idées", avait trouvé place en France, le thème de "la primauté de l'inconscient sur la raison", notamment dans la droite radicale d'avant-guerre. La question se pose donc de savoir pourquoi l'entre-deux-guerres, s'il ne vit pas mourir ces idéologies, les conserva en France comme marginales.[28]

Sternhell avance sur ce point une réponse convaincante. Parlant du tournant du siècle, il se propose d'abord d'expliquer la précocité des idées irrationnelles en France:

Profitant de ce que la France d'alors offrait la culture politique libérale et démocratique la plus avancée du continent, il était tout à fait logique que la droite radicale française qui en présentait l'antithèse atteignît sa maturité plus rapidement qu'ailleurs.

Mais deux facteurs vont permettre à cette vieille société démocratique et confiante dans la raison et ses ressources, de résister à cet assaut: d'abord "la droite traditionnelle (y) est suffisamment puissante pour sauvegarder elle-même ses intérêts" et surtout "la société française ayant été du fait de sa lente modernisation une société stable, elle a pu mieux résister aux assauts que ne le pourra l'Allemagne lorsque la crise la touchera." Nous ajouterons pour notre compte que le fait d'avoir été victorieuse en 1918 a permis à la France d'éviter le recours à l'irrationnel et à la contestation. Ce fait a ainsi permis que l'expression des passions politiques nationalistes se fasse dans les cadres institutionnels officiels sans recours à des formes extrêmes. Autrement dit il a conforté les Français dans leur conviction de former une nation puissante dont la force tranquille s'enracinait dans la raison.[29]

La France, terre d'élection des hommes cultivés

Le consensus sur la culture générale

Le consensus de base entre Droite ("héritiers") et Gauche ("boursiers") est plus étendu que le disent et le croient les uns et les autres. Les uns et les autres ont tendance à exagérer ce qui les oppose et à ignorer ce qui les rapproche. Mais ils sont au moins partiellement d'accord sur 'la bonne société', ou du moins plus généralement sur quelques-unes des conditions qui rendent tolérable la vie humaine. Je m'en tiendrai à deux domaines, la conception du mérite personnel et de la discipline d'une part, celle de la culture générale d'autre part (François Bourricaud).[30]

Le premier point sera abordé dans quelque temps. Interéssons-nous ici au second. Qu'est donc cette culture générale revendiquée par l'ensemble de la société française? C'est d'abord une méthode d'apprentissage plutôt qu'un stock de connaissances, c'est d'abord l'art d'apprendre à bien apprendre. Aussi cette méthode peut-elle être enseignée par la pratique des mathématiques et de la logique, comme par celle de la grammaire ou de l'explication de textes. La culture générale ainsi entendue n'est donc strictement ni littéraire ni scientifique et idéalement, le bon élève est aussi doué en version latine qu'en géométrie. Toutefois le triptyque littérature-mathématiques-philosophie reste le noyau de cet enseignement.

Sur quoi débouche la culture générale ainsi définie? Avant tout sur l'art de développer ou d'illustrer les idées générales ("les idées reçues" selon Flaubert), sur "une expression naturelle et régulière", "une composition claire et ordonnée" mais beaucoup plus rarement sur une formation technique particulière. Comme le dit F. Bourricaud, la culture générale accorde la priorité aux aptitudes et aux connaissances non spécialisées mais méprise les applications. Si on souhaite être un peu plus incisif, on peut rappeler la formule d'Amiel de 1871:

> l'esprit français met toujours l'école, la formule, le conventionnel, l'a priori, l'abstraction le factice au-dessus du réel et préfère la clarté à la vérité, les mots aux choses, et la rhétorique à la science ... Ils ne comprennent rien, quoiqu'ils ergotent sur tout. Habiles à distinguer, à classer, à pérorer, ils s'arrêtent sur le seuil de la philosophie.[31]

Ces analyses n'ont rien d'excessif, elles reflètent l'impression ressentie à la lecture des projets et des rêves de l'intelligentsia française de l'époque. Jesse R. Pitts a proposé après d'autres une possible interprétation des fondements de ce trait culturel maintes fois noté. Parlant des tendances spécifiquement gallicanes de l'Eglise romaine et de son poids dans la formation du système des valeurs intellectuelles des élites françaises, il commente: "Puisque la sagesse de l'Eglise est supérieure à celle de l'homme, l'acte de foi consistera pour le croyant à choisir l'obéissance aux commandements de l'Eglise" et non à tenter seul la réalisation de son salut particulier à la manière du puritain du *Pilgrim's Progress.* Dans ce choix de la fidélité à la sainteté de l'Eglise, la culture française a de plus insisté

> *sur la cohésion intime et sur la perfection de la doctrine* plutôt que sur la discipline de l'organisation. Cette direction doctrinaire a fait interpréter le libre arbitre de l'homme dans un sens réflexif: on y a vu une *raison compréhensive* plutôt qu'une force destinée à agir systématiquement sur le monde. En conséquence, l'Eglise a eu la tâche difficile de rester intellectuellement féconde, à un haut niveau d'abstraction. L'accent sur la doctrine et sur la rationalisation a entraîné un remarquable déploiement de théologiens et de mouvements dissidents qui ont causé à Rome maintes difficultés.

C'est pourquoi Pitts qualifie cet aspect du catholicisme français de doctrinaire-hiérarchique et le présente comme étant à la racine du formalisme abstrait de la culture française. Et ce, chez les catholiques comme chez ceux qui contestent le plus radicalement le rôle de l'Eglise. Car c'est en gardant ce trait culturel doctrinaire, c'est en s'appuyant sur lui qu'ils ont, par le discours rationnel, par le discours logique, essayé d'annuler le discours même de l'Eglise. C'est parce qu'ils privilégient, comme les docteurs de l'Eglise gallicane, la place de l'Intelligence discursive que le débat est aussi âpre et violent, c'est parce qu'ils partagent la même passion pour l'Esprit, la même vénération pour la Raison cherchant à contrôler le monde matériel, qu'un certain consensus est possible: l'ordre hiérarchique des hommes comme des idées doit s'appuyer sur en enchaînement de raisonnements et des déductions, il doit se justifier d'une cohérence verbale; toute conduite doit être rationnellement définie et clairement reliée "aux noeuds de la spiritualité dogmatique" (que celle-ci soit celle de l'Eglise, de l'Etat ou du Socialisme); et peu importe alors que l'action soit efficace pourvu qu'apparaisse clairement à travers elle le lien logique de l'individu à la tradition.[32]

Les savants français et la culture générale

L'image des physiciens que nous avons construite dans les chapitres précédents, n'est pas indépendante de cette conception de la culture générale. Nous avons noté que le physicien français reste largement polyvalent, qu'il aime s'intéresser à de nombreux sujets, que dans les conférences qu'il donne, il sait montrer la largesse de ses vues. Qu'on lise par exemple les oeuvres choisies de Langevin, Perrin, de Broglie, Picard, où se côtoient discours sur la science, sur la technique et sur l'importance du latin et de la culture humaniste. Le laboratoire qu'il dirige est par ailleurs peu spécialisé et dans ses relations avec les étudiants, il privilégie le cours magistral où se retrouve "la passion désespérée de parole totale et sans contradiction" (M. Crozier). C'est là qu'il montre son art consommé de professeur, qu'il transmet l'art d'apprendre. D'où la quasi-absence de séminaire, le privilège accordé au professeur présentant la science du haut de sa chaire sur le travail en petit groupe, la préférence donnée à l'ordonnance parfaite des leçons montrant une science achevée, close sur elle-même, au détriment de l'examen critique et comparé des diverses théories modernes. On ne demande pas aux étudiants d'être originaux, on ne souhaite pas lors des examens — et avant tout au moment de l'agrégation — qu'ils sortent des chemins tracés. Comme le dit Théodore Zeldin paraphrasant le doyen Paul Appell, est exigée surtout "une bonne mémoire des réponses justes bien plus qu'un esprit d'observation et de recherche: 'partout c'est le livre qui commande'". D'ailleurs, la préparation à la recherche est inexistante: à l'étudiant qui a "suivi" des cours magistraux, répété des travaux pratiques "presse-boutons", on confie brutalement un "sujet de thèse" et on le laisse dramatiquement seul.[33]

Il faut aussi rappeler que les dévotions de nos maîtres vont à la science pure, à la science "per se", à la science élément de la Culture et que parallèlement les sciences appliquées et industrielles d'une part, la science trop spécialisée qui perd de vue la valeur globale du travail scientifique d'autre part, sont placées en position seconde pour ne pas dire qu'elles sont délaissées. Qu'on se rappelle, selon H. Paul, les difficultés rencontrées avant 1914 pour faire pénétrer les sciences appliquées à la faculté des sciences de Paris; qu'on se souvienne des paroles de Picard en 1907 lors d'un débat au Conseil de faculté:

> L'université de Paris n'a plus qu'un seul souci: fabriquer des produits pour l'industrie. Dans dix ans, si nous ne résistons pas aux injonctions des étudiants, la Faculté ne sera plus qu'une Ecole d'arts et métiers. Nous devons penser d'abord à la science pure et consacrer à son développement toutes nos ressources;

qu'on n'oublie pas non plus le refus prononcé en 1913 par la Section permanente du Conseil supérieur de l'Institution publique à l'encontre de la demande de la faculté et de l'université de Nancy de remplacer une chaire de géologie par une chaire d'électrotechnique. Il est vrai qu'avec la guerre, des assouplissements se marquent, même à Paris (voir le chapitre 1), mais ces changements restent limités et les hiérarchies science pure/science appliquée et savant/spécialiste restent très marquées dans les discours.[34]

Tous nos savants en effet sont du côté de la connaissance noble, désintéressée. Comme le dit Louis de Broglie, le savant français n'est pas seulement spécialisé dans un domaine, sans quoi "sa culture (serait) strictement limitée et cette limitation (risquerait) de donner à toute sa pensée quelque chose d'un peu étriqué". Il sait, comme Emile Picard, "réaliser, à un rare degré, l'union d'une maîtrise absolue dans les sciences mathématiques avec une culture d'une étonnante variété", "il (est) aussi au plus haut degré le représentant d'un humanisme moderne où, à une connaissance approfondie des conquêtes anciennes ou récentes de la science, s'(unit) le culte de toutes les valeurs spirituelles ou morales qui font la grandeur de l'homme". Au delà du genre imposé qu'est la notice nécrologique, le thème reste constant: non spécialistes, les savants français s'élèvent au-dessus des fait particuliers pour atteindre "les conceptions générales et les idées synthétiques et en déduire avec logique et clarté les principales conséquences".[35]

Cela nous conduit aussi à rappeler deux caractères que nous avons rencontrés en étudiant la physique théorique. Nous avons vu d'une part la place éminente des mathématiques en France dans l'échelle des valeurs scientifiques (et le rôle des mathématiciens dans la physique jusqu'à la seconde moitié des années 20); nous avons retrouvé d'autre part, dans la jeune génération de théoriciens, l'attrait pour les théories générales, la fascination pour les théories abstraites qui s'étendent aux confins de l'épistémologie et de la mathématique, de la philosophie et de la physique théorique. Il nous semble que cet ensemble de comportements qui ont eu comme conséquence essentielle d'avoir ralenti le développement de la physique théorique en France dans les années 1910-1930 (il s'agit bien là d'une conséquence conjoncturelle, cette structure du privilège mathématique pouvant, dans un autre contexte épistémologique, favoriser le développement des sciences physiques), renvoie à un complexe de valeurs qui imprègnent la société française et son système d'éducation. Car cette attirance pour la logique et le débat philosophique se retrouve chez d'autres physiciens français. N'est-ce pas Louis de Broglie qui est directeur de la collection *Exposés de philosophie des sciences* de Hermann, où il accueille des philosophes (Meyerson), des chimistes (Paul Renaud), des mathématiciens (G. Bouligand), des physiciens (R. Dugas) ... ? N'est-ce pas à Paris que se tient "le premier congrès pour l'Unité de la Science" et auquel participent les membres de l'école de Vienne? Elie Cartan, Maurice Fréchet, Jacques Hadamard, Paul Janet, Jean Perrin, Paul Langevin, ne sont-ils pas les principaux scientifiques du Comité international des Congrès pour l'Unité de la Science ... ? Ce privilège accordé aux mathématiques, à la philosophie et de façon plus générale aux débats d'idées, nous semble compréhensible dans la mesure où la culture générale prônée est avant tout *abstraite*: l'approche intellectualiste est encouragée dès le lycée par la prééminence du commentaire de français, puis de la philosophie ... et enfin des mathématiques dans les classes préparatoires aux grandes écoles d'ingénieurs. Priment, dans cet enseignement, la présentation des arguments, l'agencement logique et clair, l'esthétique des démonstrations, l'ensemble étant planifié et divisé en trois parties (Zeldin).[36]

On peut donc penser que c'est cet enseignement formaliste qui perpétute le goût pour l'exposition des problèmes du point de vue toujours le plus général, qui tend à proposer comme modèle idéal la recherche de la solution définitive, de l'explication la plus englobante et la plus esthétique face à tout problème soulevé. Il ne s'agit pas de développer un esprit théorique (à la manière des scientifiques allemands si souvent attaqués), ou un esprit intuitif-imaginatif (à la manière de Bohr), mais beaucoup plus de faire apprendre des *principes*, puis de montrer *comment les appliquer*. En ce sens se comprend la fascination exercée par la physique mathématique, se comprennent les tendances relevées chez les jeunes physiciens-théoriciens. En ce sens aussi la démarche historico-inductive classiquement utilisée dans les manuels français est parfaite: elle montre l'importance des principes d'observation et de mesure, elle en décrit les modalités d'application, elle énonce ensuite les lois rigoureuses qui les résument. Pour clore le processus, elle en déduit *les applications* possibles. Est ainsi illustrée à chaque instant l'importance d'avoir une méthode et est évitée la démarche purement déductive à la manière de Planck qui est beaucoup trop arbitraire puisqu'elle ne permet pas de comprendre comment sont posés les postulats et qu'elle conduit à des théories sans principes et dénuées de tout sens pratique, de tout sens commun. Mais parallèlement est aussi proscrit tout apprentissage individuel qui se ferait hors du contrôle du détenteur de l'ordre (le maître) et qui ne se réfèrerait pas aux règles de la méthode qu'il est essentiel d'acquérir d'abord.[37]

Par la suite, une fois ces principes étroits et sourcilleux acquis, sont autorisés "les rêves anticipateurs tellement vastes qu'ils sont acceptés comme des religions à embrasser et non pas comme des instruments d'apprentissage" (M. Crozier). On retrouve donc, à côté de la formation classique et rationaliste du lycée ou de l'université, la prédilection des Français pour l'élaboration de grands systèmes clos qui refondent science, société et politique (Comte mais aussi les socialites français comme Langevin), on reconnaît aussi la démarche de beaucoup qui *savent a priori* — vérité connue — ce qu'est la science, ce que sont ses méthodes et qui alors *savent* — application de bon sens — comment procéder avec justesse et comment reconnaître les "saines" théories.[38]

Les limites de la place réservée effectivement à la science

Dans ce système axé sur la culture générale, la science a sa place. On en parle, on la reconnaît, on juge son rôle positif... mais on la pratique peu. Selon Paul Appell, le lycée interdit toute acceptation véritable de l'approche scientifique, il privilégie beaucoup trop les études littéraires. Et les choix des étudiants dans les années d'entre-deux-guerres ne sont rien moins qu'en faveur des études scientifiques. Sur le graphique n° 3 en annexe, nous avons présenté les inscriptions dans les diverses facultés parisiennes. A l'évidence, les étudiants en science restent peu nombreux (de 3 à 4500), ne représentant jamais au meilleur moment que 17% des effectifs des quatre facultés. A côté d'eux, les juristes et les littéraires se partagent les places d'honneur et c'est à eux que profite la croissance des effectifs.[39]

L'étude comparée des enseignements dispensés à Paris confirme

TABLEAU 8.2
Nombre d'enseignants à la Sorbonne
(professeurs et maîtres de conférences)

Années	1913		1919-20	1930	1936-45	
Physique	11		15	30	32	
Mathématiques	13	35	14	17	21	65
Chimie	11		12	12	12	
Philosophie	11		11	16	16	
Histoire	24	35	21	25	26	42

dans l'ensemble cette appréciation mais amène à une nuance: il semble qu'on soit, dans les milieux universitaires, un peu plus conscient de l'importance des études scientifiques. Du moins une tendance à la revalorisation est sensible dans les années 20 — sauf pour la chimie. Qu'on en juge sur les cinq matières choisies par nous afin de fournir un élément de comparaison (tableau 8.2).[40]

Le début du siècle accorde donc encore aux Humanités la plus large place. Dans l'entre-deux-guerres l'écart se comble. Pourtant les enseignants d'histoire restent encore plus nombreux que ceux de mathématiques, et ceux de philosophie plus nombreux que leurs collègues chimistes. En fait, la société française, ses élites du moins, celles qui fournissent le personnel politique et le plus grand nombre des étudiants, reste peu préoccupée par les sciences chimique, mathématique ou économique. Le Droit, les Lettres restent les référents les plus valorisés: le scientifique a sa place dans le système de la culture générale, il n'est pourtant pas encore le modèle social.

La France, terre d'individualisme

L'individualisme des Français

L'individualisme des Français, leur refus — dans les discours — des contraintes sociales ou des comportements grégaires sont des thèmes idéologiques actifs dans l'ensemble du corps social. Ils s'articulent noblement, dans le discours radical, à la primauté de l'individu sur le groupe, à l'affirmation de la valeur intangible des libertés individuelles sur les exigences de la vie collective.

Pour Laurence Wylie, cet individualisme renvoie à un postulat relatif à l'existence et qui caractérise les Français: pour eux, "les individus sont mauvais dans leur essence, et comme la société n'apprivoise jamais la part la plus profonde de l'homme, chaque individu est mû en fait par des forces cachées qui sont probablement hostiles". Les hommes naturellement égoïstes, tendent donc toujours à imputer les difficultés rencontrées aux autres et à demander à l'administration et à l'Etat de les protéger en réglementant soigneusement tous les aspects de l'existence humaine. Pourtant, ces règles officielles qu'ils rêvent de voir tout prévoir, ne sont pas sacralisées et chacun s'arroge une zone de bon plaisir dont le "système D" est une illustration.

A l'école, l'enfant est éduqué dans un système rigide du point de vue intellectuel — l'art de la Raison contrôlante évoqué précédemment — comme du point de vue de la discipline. Il apprend donc à se créer son univers intérieur de liberté et sait résister, souvent de façon passive, aux contraintes sociales.[41]

J.R. Pitts a précisé que cette tendance à l'isolement individuel se marque dans la défiance des Français devant les activités constructives organisées et dans leur préférence pour les activités informelles et négatives face à l'autorité. Il emploie l'expression de "groupes délinquants" pour décrire ces comportements: les Français, en groupe, développent un égalitarisme jaloux des membres, une répugnance à admettre de nouveaux venus, et pratiquent la conspiration du silence face aux autorités (même si cette "conspiration" n'est jamais très fiable). Le prototype de ces groupements — et un des lieux d'apprentissage — est pour lui le groupe des élèves face au professeur et à l'administration.

Parallèlement à ce processus de constitution négative des valeurs individualistes-délinquantes, existe en France une tradition positive. Elle valorise le "génie individuel" et J.R. Pitts pense en retrouver une origine dans un second aspect du catholicisme gallican, revers soigneusement délimité de l'aspect doctrinaire-hiérarchique dominant. Il le qualifie d'esthétique-individualiste et le retrouve dans la sensibilité à l'égard de la Sainte-Mère-l'Eglise, dans le sentiment de fusion individuelle avec le divin, dans les expériences extatiques. Plus humaniste, cette tendance est aussi plus aristocratique et place au premier plan, non "l'acquisition d'une connaissance encyclopédique" ou la grandeur "du service discipliné (pour) une organisation prestigieuse", mais la *prouesse.*

La prouesse est un acte éclatant par lequel un individu réussit, dans des circonstances particulières, à atteindre les plus hautes valeurs auxquelles puisse prétendre l'action humaine. Il ne s'agit pas, dans l'ordre de la prouesse, d'une réussite d'ordre matériel: elle ne sert pas à étendre son pouvoir ou à accroître sa richesse. Elle ne se préoccupe pas d'utilité.

Pitts précise par ailleurs que cette notion est très différente de celle *d'élection* chère au protestantisme car n'y apparaît pas la vocation avec sa rationalisation, sa systématisation et sa constance dans la conduite individuelle.[42]

Pour ne pas rompre l'équilibre de l'Ordre et de la Mesure qui constitue le premier et le plus important volet des valeurs françaises (et catholiques), l'exécution de la prouesse se voit réserver des

> secteurs qui laissent à l'action de vastes possibilités d'improvisation sans lui fournir beaucoup d'occasions de mettre en danger l'ordre social. Citons comme exemples, les guerres limitées, de préférence coloniales, les conspirations vouées à l'échec, les activités missionnaires, la religion contemplative et surtout les relations personnelles gratuites comme l'amour, l'amitié, la politesse; signalons enfin l'artisanat et le choix et l'emploi raffinés de biens de consommation.

Nous ajouterions à cette liste les exploits dans la Science pure, c'est-à-dire les découvertes importantes. Ainsi se comprend la vénération portée à Pasteur, Marie Curie ou Louis de Broglie.[43]

Ce culte de la prouesse permet aussi d'interpréter la résistance à la standardisation d'une part, au développement du travail systématique de groupe de l'autre. Car fondamentalement, cette tendance est "une valeur esthétique, une valeur de consommation et qui pousse à attacher plus d'importance au style qu'au résultat", car elle tend à orienter vers la création d'objets à travers lesquels s'expriment le goût individuel, les dons spécifiques et non vers les besoins et les désirs sociaux, c'est-à-dire vers le marché anonyme. Parallèlement, la non-spécialisation est valorisée — l'honnête homme cultivé est capable de toute les prouesses —, l'efficacité ne peut empiéter sur l'individu, la rentabilité ne saurait se faire au détriment de l'épanouissement personnel.[44]

François Caron a évoqué de même, récemment, cette échelle des valeurs françaises. Le produit est valorisé au détriment des conditions de sa production. Même les technologies résolument novatrices ont, en France, des orientations particulières axées sur la qualité intrinsèque du produit, son originalité, son adaptation à un usage particulier. En d'autres termes on refuse l'anonymat, on désire garder son originalité et son indépendance, on craint l'organisation sans visage, industrielle de la société.[45]

Cette description nous semble assez vraie au-delà des différences qui sont à faire entre "traditionalistes" et "modernistes". Car ces derniers existent en France dans l'entre-deux-guerres appuyés sur quelques grands hommes d'industrie comme Ernest Mercier. Fondateur du mouvement *Le Redressement Français* auquel participèrent plusieurs physiciens comme Georges Bruhat, Ernest Mercier préconise la modernisation des structures industrielles, la concentration, la standardisation de la production française, la stimulation de la productivité et de la consommation. Pour lui, "l'individualisme français était tout à fait charmant mais dépassé" écrit théodore Zeldin, ses souhaits étaient de voir advenir en France les dieux américains: Ford, Taylor, la société de consommation. On retrouve, de même, ces thèmes chez Herriot, du moins dans ses livres:

> Il estimait les Américains pour leur attachement à la productivité et, en le combinant au culte radical de l'instruction, il forgea le slogan: "comprendre et créer" (création signifiant ici production au sens le plus large). Il souhaitait pousser l'instruction technique et encourager le recherche et l'organisation scientifiques. Il embrassa le taylorisme en y voyant une application nouvelle du cartésianisme. Et si captivé qu'il ait lui-même été par la littérature, il proclamait que c'était la science qui détenait la clef du futur.[46]

Il ne semble pas pourtant que ces comportements aient été dominants dans les faits. On a vu l'inconscience de l'Etat face à la recherche scientifique, on a montré le faible intérêt social pour les études scientifiques, on avancerait aisément d'autres exemples allant dans ce sens. Parmi les industriels eux-mêmes, les comportements modernistes sont probablement minoritaires malgré l'étonnante croissance des années 20. Pour reprendre une approche classique, on peut dire que la nostalgie l'emporte sur l'optimisme, le malthusianisme et l'incapacité à voir les transformations sur la confiance dans l'avenir: "lente modernisation d'une société stable", "pas de mystique de la productité" sont des jugements que nous avons déjà rapportés. Ajoutons l'éternel exemple de la démographie française des années 30, le marché inhomogène et peu dynamique qui en résulte et nous aurons les ingrédients pour fabriquer une image un peu sombre peut-être, mais probablement assez juste de cette société française.[47]

Les savants français et l'individualisme

La pratique des physiciens français de l'entre-deux-guerres du moins celle des "patrons" de laboratoire, est parfaitement en osmose avec ce que nous venons de décrire. La prouesse individuelle reste la valeur la plus haute, celle qui permet d'être reconnu et d'accéder aux grandes chaires. On ne promeut pas un scientifique parce qu'il est, entre autres, un organisateur, parce qu'il a su former une équipe mais uniquement parce que, seul presque toujours, il a apporté une contribution au développement de la science. D'ailleurs, dans les notices sur Titres et Travaux, on ne rencontre pas avant la génération des Yves Rocard ou Louis Leprince Ringuet, de références aux *laboratoires* qu'on a su construire, on se limite à ses propres travaux présentés sans références au cadre organisationnel qui leur a permis de naître. On a vu d'ailleurs que concrètement, le laboratoire ne connaît pas le séminaire et que rares ont été ceux qui ont su constituer de véritables équipes. Parallèlement les tentatives de direction de la recherche se sont heurtées aux résistances des individus, des maîtres regroupés dans les Conseils de faculté et dans le Conseil supérieur de l'Instruction publique.

On peut même aller plus loin et montrer que les grands scientifiques de l'époque revendiquent avec fierté ce caractère individualiste de leur travail, ce caractère de prouesse. Ceci est net lorsqu'ils parlent de la science française. Ce qui la définit, à leurs yeux, ce n'est pas le travail systématique et organisé en équipe, c'est le génie individuel — qui ne se commande pas bien sûr:

> Le progrès de la science peut être considéré comme le résultat de deux parties complémentaires en quelque sorte: d'une part, les grandes idées novatrices, qui ouvrent les voies nouvelles; de l'autre le travail méthodique qui exploite celles-ci et prépare des découvertes ultérieures. On a comparé les premières à des fusées qui illuminent soudain le ciel obscur et parfois même presque réduit le progrès à ces évènements subits, inattendus, sporadiques (...). La science française vaut plus par les grandes découvertes de cet ordre que par le travail collectif qui les prolonge.[48]

Les déclarations de ce type sont légions dans l'entre-deux-guerres et la métaphore du ciel obscur brutalement éclairé est des plus répétées. Souvent on mène le parallèle avec la science allemande ou la science américaine, représentantes de l'autre monde. Ne donnons que trois exemples. Pour Alphonse Berget en 1918, nos savants sont intrinsèquement meilleurs que leurs collègues allemands; ceux-ci ont simplement un meilleur "esprit d'adaptation" qui supplée à "une créativité" moindre. En 1926, le directeur de l'Institut polytechnique de Grenoble évoque "l'âme française" pour expliquer le fonctionnement peu industriel de nos laboratoires: "l'esprit de chaque race est l'une de ses caractéristiques propres et ce qui est possible en Allemagne ou aux Etats-Unis ne l'est pas chez nous". En 1946 et 1956, Louis de Broglie, parlant de la science, évoque lui aussi "le trait de lumière qui éclaire brusquement tout un domaine demeuré obscur" et qui caractérise le Français "individualiste", "inventeur", travaillant "loin des chemins tracés", mais à qui manque "la vaste érudition précise et méthodique" "où excelle par exemple la science allemande".[49]

On trouve là le Français éternel, astucieux, travaillant seul, jaloux de son indépendance et toujours réfractaire aux comportements grégaires et collectifs. D'ailleurs, comme le précise Maurice Caullery, ce manque de discipline nous empêche de tirer parti de toutes les valeurs moyennes. Mais ce n'est pas vraiment une critique. Sous le reproche, perce le contentement; au fond, l'originalité est une qualité. Chacun peut en effet, s'il y porte attention, s'astreindre au travail planifié; ce n'est qu'une question de volonté et le Français n'en manque pas. Au contraire n'est pas source de créativité et d'initiative qui veut, cela ne se commande pas: "l'esprit souffle où il veut" dit Emile Picard, tandis que le travail systématique d'application "ne demande que de la patience et du soin".[50]

La France, terre de centralisation et d'égalitarisme

C'est ici aux travaux de Michel Crozier que nous nous référons pour présenter cet aspect. Nous commencerons par rappeler sa description du modèle français de système bureaucratique.[51]

Dans les relations interpersonnelles et intergroupes, les Français tendent à rester repliés sur eux-mêmes mais à se contrôler les uns les autres. A titre d'exemple, au sein d'une administration, l'organigramme officiel prévoit toujours un strict égalitarisme de traitement envers chacun des membres d'un même niveau hiérarchique. Ceci est considéré comme normal ainsi que le fait que chacun de ces niveaux fasse bloc face aux autres et lutte pour maintenir ses privilèges. Inversement il n'est pas admis qu'un individu particulier puisse être personnellement récompensé pour son travail: l'accusation de favoritisme, qui reste une des plus graves, serait immédiatement portée. C'est pourquoi aussi les groupes informels (bandes d'amis) se doivent de ne pas empiéter sur la vie administrative: ils doivent rester dans des limites non constructives.

Dans les relations avec l'autorité, la règle est d'éviter autant que possible les relations face à face. C'est pourquoi

> l'autorité est convertie le plus possible en règles impersonnelles et les structures mêmes de l'organisation semblent agencées de telle sorte qu'une distance suffisante pour que la sécurité de chacun soit assurée, puisse s'établir entre les gens qui ont à prendre des décisions et ceux qui seront affectés par ces décisions.

C'est pourquoi aussi existent des règles de centralisation qui "permettent à la fois de conserver une conception absolutiste de l'autorité et d'éliminer toutes les relations directes de dépendance". Chacun a ainsi sa part d'autonomie face à une direction centralisée, impersonnelle, lointaine et donc incompétente dans le détail[52]

L'exigence d'égalitarisme trouve là une justification supplémentaire. Un tel type d'organisation mène en effet à une rigidité sclérosante qui tue l'initiative ("celui qui fait montre d'initiative est tout de suite accusé de vouloir commander"), mais qui paradoxalement affaiblit le pouvoir central théoriquement omnipotent. Si l'autorité est conçue avant tout comme une autorité absolue, diffuse et non fonctionnelle et spécialisée, s'il lui est interdit de faire des compromis et si en même temps les relations de dépendance ne sont pas facilement acceptées, elle risque d'être peu à peu paralysée par la résistance de toutes les catégories, par la rétention de l'information — source de pouvoir pour les strates subordonnées — et en aucun cas elle ne peut jouer le rôle d'animateur, de guide, d'initiateur.[53]

Aprés avoir montré la spécificité française de ce type organisationnel, Michel Crozier montre qu'un même modèle régente la plupart des institutions françaises (enseignement, système politico-administratif de la IIIè république) et des relations sociales (rapports ouvriers/patrons, système de colonisation). Il conclut même que, dans le monde des affaires, des entrepreneurs auxquel s'attache traditionnellement le rôle d'innovateur et d'agent de changement, est repérable un système de valeurs très proche qui constitue, au-delà des différences souvent évoquées, un dénominateur commun du jeu social.[54]

Nous voudrions, à partir de cette très rapide description, faire deux remarques. La première est que ce type de relations intergroupes et de relationsau pouvoir s'intègre assez bien aux caractères doctrinaires-hiérarchiques et individualistes-esthétiques qui nous ont permis d'aborder précédemment la prégnance de la culture générale rationalisante et celle de l'individualisme affirmé des français. Le type d'organisation cher à la France se veut en effet *logique et juste* devant les appétits *égoïstes* des hommes.

La seconde remarque est plus essentielle. Le fonctionnement de la communauté physicienne que nous avons décrit au chapitre 7 répond point par point à ce schéma de Michel Crozier. D'abord le professeur, qui est titulaire d'un monopole, jouit d'une autonomie sur son "territoire", ce qui le place au même niveau que ses pairs devant toute décision centrale. De ce point de vue il y a égalité, mais ce n'est jamais celle d'entreprendre ou de se mesurer sur un marché concurrentiel. Il s'agit plutôt de l'égalité dorénavant acquise à titre définitif des ayants droit, des possesseurs de biens. La chaire, le laboratoire qu'on dirige sont des titres qui donnent droit à une part des "bénéfices" et ce, jusqu'à la retraite.

Car ce système est de plus centralisé et dépendant du ministère pour tout ce qui touche au nerf de la guerre: l'argent. Précisons bien que cela ne signifie pas pouvoir absolu du ministre. Celui-ci n'est pas libre de ses fonds, son pouvoir est strictement délimité par les règles tacites qui définissent les relations entre pairs, et entre les pairs et l'autorité. Le ministère ne peut donc jouer aisément un rôle d'initiateur et les équilibres ne peuvent être transgressés que dans des circonstances exceptionnelles. C'est pourtant par ce sommet de la pyramide qu'il faut passer si l'on veut changer la situation du moment.

Raymond Aron a partiellement résumé dans une formule cet état de fait. Se combinent en France, dit-il, "rigidité administrative et liberté anarchique". Nous ajouterions gaspillage égalitariste et impossibilité de se réformer. Ou alors, car réformes il y a, avec d'infinies lenteurs et une débauche de temps, d'astuces et de compromis.[55]

La France, terre de tradition et de mesure

La synthèse de ces convictions et attitudes — primauté à la culture générale et au débat d'idées, mais crainte devant la spécialisation toujours jugée excessive; primauté accordée à la science pure en tant qu'activité noble, mais répugnance devant les questions techniques et économiques; primauté à l'individu et au travail personnalisé mais refus du gigantisme anonyme et de la production en série, enfin primauté accordée à l'égalitarisme des pairs et à la centralisation-écran et ce afin d'éviter le face à face de la concurrence — se retrouve dans "la morale de la juste mesure", dans le bon sens du paysan français censé rester en deça des excès: "La grandeur de la France réside aussi dans la beauté de ses paysages dont l'équilibre est comme symbolique des qualités du caractère national" (J.T. Nordmann). La France est foncièrement contre ce qui sépare, contre les heurts et les contradictions: elle n'a pas besoin de choisir, elle est à la fois tradition et révolution, changement et continuité. Qu'on pense à la place réservée à la Révolution française dans la tradition radicale, ou dans un registre différent, qu'on relise ce que Lucien Fèbvre dit de l'Encyclopédie Française. Dans l'introduction de celle-ci en février 1934, il se demande si cette encyclopédie aura "un esprit de nation": "oui et non — répond-il — française par sa filiation et sa conception, elle le sera plus encore par un constant souci d'oecuménicité."[56]

Or la science qui nous est décrite tout au long de ces années présente bien ces caractères. Lucien Poincaré en 1915 par exemple, après avoir rappelé "l'ancienneté de la Science française", "ses traditions plusieurs fois séculaires" et la force exemplaire qu'elle en a toujours tirée, précise:

> il ne faudrait pas croire cependant que ce respect pour ses traditions, cet attachement à ses habitudes aient gêné sa marche en avant et paralysé ses progrès. Elle a bien souvent au contraire, montré une extraordinaire facilité d'adaptation et une souplesse parfaite. Sur le terrain scientifique, comme sur d'autres, la France a été la plus révolutionnaire des nations

Qu'on relise Picard en 1924 — ou ce que nous en avons dit: la science française sait choisir entre les extrêmes, elle distingue dans les fruits qu'elle cueille les bons et les mauvais. Qu'on lise Paul Langevin en 1930, dans le livre jubilaire du Collège de France: il désire mettre

> en évidence particulièrement, l'heureux équilibre entre l'expérience et la théorie qui, soit dans l'ensemble des contributions individuelles, soit à l'intérieur de la plupart d'entre elles, a toujours caractérisé l'effort scientifique du Collège de France

(même si dans la réalité du discours qui suit, il démontre que cet heureux équilibre n'est qu'une affirmation, un exercice de rhétorique et que Regnault a imposé douloureusement sa marque. Mais pouvait-il éviter ce discours obligé lorsqu'on parle de la France?), qu'on lise Louis de Broglie en 1946 parlant de l'esprit créateur des Français que l'imagination stimule d'une part mais que la raison contrôle de l'autre.[57] Ainsi sommes-nous au-delà de la contradiction, nous vivons dans la fusion, la symbiose et si débat il doit y avoir, toujours la prudence, la modestie, la tolérance, la modération, l'ouverture sont nos guides. Ces termes sont de Poincaré mais on les retrouverait sans nuance dans les Cahiers rationalistes: n'est-ce pas la marque de la raison triomphante et sûre d'elle que de refuser les "polémiques" ou les "attitudes agressives", de garder au contraire "cette sénérité qui est l'âme même de la science"?[58]

Ainsi s'exprime cet élément de la France réconciliée et sage, cet élément d'oecuménicité, de refus des oppositions, des heurts, des violences — du nouveau en fait. Car au-delà de ces affirmations, qu'elles placent le savant comme homme de culture, comme incarnation du nouveau juste ou qu'elles refusent de reconnaître la possibilité des contradictions, c'est vers la tradition, vers le déjà-connu qu'on incline, c'est vers le passé, la stabilité, le non-changement qu'on regarde: l'aspect de continuité est toujours l'élément valorisé. Certes on réaffirme toujours l'ouverture, notre engagement premier dans les révolutions, mais c'est pour mieux les situer dans l'accompli, dans ce qu'il n'est plus nécessaire de faire, c'est pour mieux les conjurer. Les sentiments dominants sont ceux de l'éternité, des longues filiations, des ancêtres toujours invoqués. L'image favorite de la France est celle du jardin, du pays hexagonal "toujours déja-là", des doux côteaux de l'Ile de France, de Touraine, elle est celle de Siegfried: "je la servirai, j'ai des dispositions pour le jardinage".[59] Aussi, au-delà de l'oecuménisme, il faut lire la réalité des choix qu'implique cette idéologie: elle est répugnance pour le bouleversement, pour tout ce qui peut faire basculer l'heureux équilibre (malheureusement instable), tout ce qui peut amener à modifier les schémas réconfortants et sûrs de notre pensée si rationnelle: sont à craindre les défis trop grands à la nature et à l'esprit.

Or nous avons vu que la physique qu'on pratique dans les laboratoires, qu'on enseigne à l'université, la physique française réelle et non celle qu'on raconte est parfois empreinte de ces défiances: au juste milieu dans les discours, elle glisse insensiblement vers un pôle de résignation, elle est crainte devant ce qui est trop hardi, trop net dans le changement, elle est inertie devant les mutations. Et de même que nos économistes pratiquent le juste-milieu dans la règle intangible de l'équilibre budgétaire et ignorent les théories nouvelles que la crise économique suscite, de même un certain nombre de physiciens gardent l'espoir que les vagues nouvelles venues de l'étranger et que la mer théorique propage, s'en iront mourir sur la plage apaisée de l'expérience quotidienne.

Annexes

TABLEAU 8.3
Budget de l'Etat (en millions de francs)

	1913	1919	1920	1921	1924
Personnel université Paris	4,1	5,2	10,0	10,2	11,4
Personnel universités Province	8,3	10,0	22,7	23,3	26,3
Matériel universités	2,4	2,7	3,5	7,4	7,6
Constructions	?	?	?	?	4,4
Expansion à l'étranger	0,2	0,3	0,8	0,9	1,1
IICI	—	—	—	—	—
Bourses pour étudiants	0,4	1,2	1,2	2,4	1,4
CRS	0,035	0,035	0,035	0,035	0,055
ONRSII	—	1,3	1,5	1,5	1,4
Subv. Borel	—	—	—	—	—
CNS	—	—	—	—	—
CNRS	—	—	—	—	—
Total caisses de recherche	0,035	1,3	1,5	1,5	1,5
Indice des prix					
n° 1	116	412	589	399	565
n° 2	—	—	—	—	
en francs constants					
Indice salaires et subv. courantes	127	43	62	102	79
Indice des subv. recherche	—	—	—	—	

La source annuelle utilisée est: *Projet de Loi présenté à la Chambre des députés portant fixation du Budget Général de l'exercice 19...*; *Annexe n° 8* (le plus souvent): *Budget des dépenses du Ministère de l'Instruction publique et des Beaux-Arts*, Imprimerie Nationale. Chaque année est présenté le projet pour l'année à venir ainsi qu'un récapitulatif des sommes affectées l'année en cours: c'est ce dernier chiffre que nous avons retenu. Aussi le chiffre donné pour l'année x correspond aux sommes effectivement reçues l'année en question et votées au parlement à la fin de l'année précédente.

Les 12 premières lignes du tableau donnent les résultats relevés par nous à différents postes budgétaires. La treizième est calculée par nous (somme de CRS, ONRSII, subvention Borel, CNS, CNRS).

	1925	1926	1927	1928	1929
Personnel université Paris	11,2	11,3		13,5	16,8
Personnel universités Province	25,7	26,0		29,5	39,6
Matériel universités	7,5	7,5		9,5	9,6
Constructions	2,5	1,1		5,1	5,1
Expansion à l'étranger	1,4	1,4		1,6	1,9
IICI	—	2,0	2,0	2,0	2,0
Bourses pour étudiants	1,3	1,3		2,7	3,8
CRS	0,085	0,085	0,085	0,085	0,085
ONRSII	1,4	1,4	1,5	1,6	1,8
Subv. Borel	—	3,9	4,8	6,8	7,6
CNS	—	—	—	—	—
CNRS	—	—	—	—	—
Total caisses de recherche	1,5	5,3	6,4	8,4	9,4
Indice des prix					
n° 1	636	812	713	716	706
n° 2		695	642	645	627
en francs constants					
Indice salaires et subv. courantes	70	55		73	94
Indice des subv. recherche		76	100	130	150

Les indices des prix 1 et 2 one été relevés dans *l'Annuaire Statistique de la France*, daté de 1966, p. 375. L'indice 1 correspond à 45 prix de gros (20 produits alimentaires, 25 produits industriels). L'indice 2 est un indice pondéré des prix de gros de 126 articles. Il commence en 1926.

L'indice des salaires et subventions courantes (Francs constants) est calculé comme suit:

$$\frac{\text{ligne 1} + \text{ligne 2} + \text{ligne 3}}{\text{indice des prix 1}} \times 10^3$$

L'indice des subventions de recherche (Francs constants) est calculé comme suit:

$$\frac{\text{ligne 13}}{\text{indice des prix}} \times 10^4$$

	1930	1931	1932	1933	1934
Personnel université Paris	17,1	17,2	24,6		25,8
Personnel universités Province	40,2	40,4	57,6		57,9
Matériel universités	14,5	15,7	15,9		12,7
Constructions	11,0	12,5	12,5	11,3	7,4
Expansion à l'étranger	2,3	2,9	3,0		2,6
IICI	2,0	?	2,5	2,4	?
Bourses pour étudiants	5,6	5,7	?	?	5,3
CRS	0.1	0.1	0,5	0,6	0,5
ONRSII	1,8	1,8	3,2	3,1	2,7
Subv. Borel	8,3	8,8	8,8	8,8	7,6
CNS	—	5,0	7,7	8,5	7,6
CNRS	—	—	—	—	—
Total caisses de recherche	10,2	15,7	20,1	21,0	18,4
Indice des prix					
n° 1	615	523	461	440	415
n° 2	554	500	427	398	376
en francs constants					
Indice salaires et subv. courantes	117	140	212		230
Indice des subv. recherche	184	314	471	527	490

Les lignes 1 et 2 correspondent aux salaires versés; la ligne 3 aux crédits de fonctionnement courants; la ligne 4 aux crédits pour constructions et installations; la ligne 5 aux crédits pour l'expansion de la science et de la culture française à l'étranger; la ligne 6 à la contribution française à l'Institut International de Coopération Intellectuelle; la ligne 7 aux bourses versées aux étudiants. Les sigles 8 à 12 ont été expliquès précédement.

Les chiffres du tableau ont été arrondis; ceux des totaux effectués par nous l'ont été sur les chiffres non arrondis avant sommation.

	1935	1936	1937	1938	1939
Personnel université Paris		24,4	24,4	24,4	24,2
Personnel universités Province		55,8	55,2	552,	54,8
Matériel universités		10,5	13,6	15,0	17,4
Constructions		6,6	2,7	3,6	5,4
Expansion à l'étranger		2,0	2,1	2,1	2,2
IICI	—	—	—	—	—
Bourses pour étudiants	?	5,0	13,0	14,3	15,3
CRS	0,4	0,4	—	—	—
ONRSII	2,1	1,9	1,9	1,9	6,8
Subv. Borel	7,4	6,7	—	—	—
CNS	6,1	5,9	—	—	—
CNRS	—	—	26,8	30,9	34,8
Total caisses de recherche	15,9	14,7	28,7	32,8	41,8
Indice des prix					
n° 1	393	458	638	724	803
n° 2	338	411	581	659	707
en francs constants					
Indice salaires et subv. courantes		198	146	131	120
Indice des subv. recherche	470	358	494	498	591

TABLEAU 8.4a
Salaires nominaux des personnels de l'enseignement supérieur (salaire annuel)

	1913	1920	1925	1929	1932
Professeur Paris	15	25	28	54	90
Maître conférences province	10	16	19	34	49
Préparateur assistant	4,5	10	14	24	33
Garçon de laboratoire	0,6	1,2	1,2	10,5	14

Unité: milliers de francs

Sources: Budget de l'Instruction publique.

Remarques: Il s'agit des années où nous avons noté des augmentations. Il est probable qu'en 1935, un abattement ait eu lieu dans le cadre du plan Laval, mais nous ne l'avons pas trouvé.

Dans chacun des cas, il s'agit du salaire maximum dans la carrière (échelon supérieur).

TABLEAU 8.4b
Comparaison de quelques salaires annuels

	Salaire horaire ouvrier moyen (1)	Salaire annuel ouvrier moyen (2)	Salaire annuel garçon labo (3)	Salaire annuel ajusteur Paris (4)	Salaire annuel assistant (5)	Salaire annuel professeur (6)
1911	0,46	957	600		4.500	15.000
1925	2,79	5.800	1.200		14.000	28.000
1929	3,83	7.970	10.500	12.400	24.000	54.000
1932	3,99	8.300	14.000	12.000	33.000	90.000
1939	6,30	13.100	14.000 (?)	23.800	33.000 (?)	90.000 (?)

Unité: franc

Source: *Annuaire statistique de la France* pour (1), (2), (4); 1966, p. 424 et 426. *Budget*..., id, pour (3), (5), (6).

Remarques: Les salaires annuels (2) et (4) sont obtenus par calcul à partir des salaires horaires donnés dans l'*Annuaire statistique de la France.* On a simplement voulu obtenir un ordre de grandeur: on a multiplié le salaire horaire par 52 semaines de 40 heures.

Le salaire horaire (1) est une moyenne établie par l'INSEE des salaires moyens de dix professions d'ouvriers masculins et féminins dans les chefs-lieux de départements sauf Paris.

TABLEAU 8.4c
Indices des salaires et des prix, établis à partir des tableaux 8.4a et 8.4b

	1911	1913	1920	1921	1925	1929	1932	1935	1937	1939
Indice salaire ouvrier moyen	100	—	—	502	607	833	868	820	1217	1368
Indice professeur	—	100	166		186	360	600			600 (?)
Indice M. de conf.	—	100	160		190	30	490			490 (?)
Indice assistant	—	100	222		311	523	733			733 (?)
Indice garçon labo	—	100	200		200	1750	2330			2330 (?)
Indice des prix	113	116	589	399	636	706	461	393	638	803

Source: indice des prix in *Annuaire statistique de la France*, 1966, p. 275.

M

GRAPHIQUE 8.1
Etudiants inscrits à l'Université de Paris

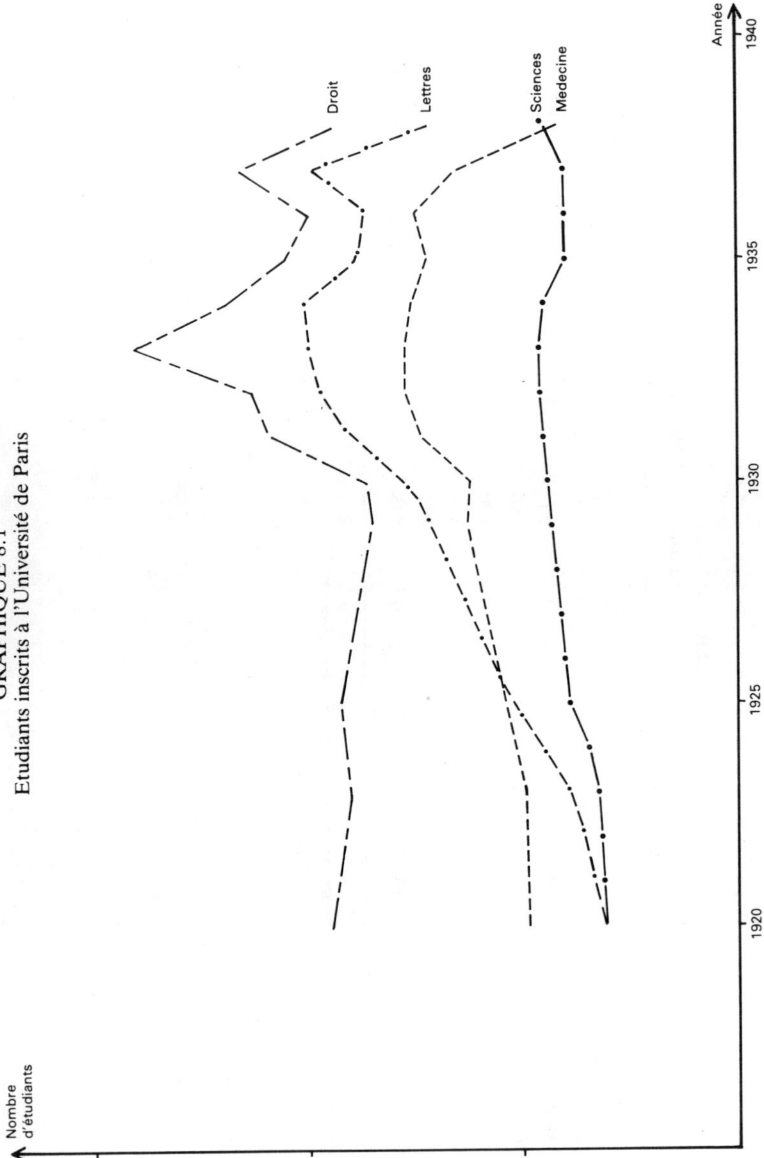

Notes

1. En annexe du tableau 8.3 figurent les postes budgétaires retenus.
2. A titre d'exemple, pour l'année 1929 ces trois postes portent les numéros 16, 17 et 19 du Budget du ministère de l'Instruction publique. Les postes 16 et 17 (crédits de personnel) envisagent tous les personnels d'enseignement, du préparateur temporaire au professeur titulaire de première classe. Le poste 19 (crédits de fonctionnement) envisage les frais matériels des universités (chauffage bibliothèque...) et des facultés (mobilier, matériel pour les travaux pratiques, collection de livres...) Il s'agit donc bien des frais courants de fonctionnement, essentiellement consacrés à l'enseignement, partiellement aux recherches.
3. La Caisse des recherches scientifiques a été instituée le 14 juillet 1901. Selon Paul Appell, ses ressources sont formées de subventions de l'Etat, des départements, des communes, de dons et legs, d'allocations prélevées sur le pari mutuel, sur le produit des jeux, etc... in Paul Apell, "*La recherche scientifique*", in *Revue scientifique,* 61è année n° 6, 24 mars 1923, p. 161-165, ici p. 162.
4. *S. Weart, La grande aventure des atomistes français,* Fayard, 1980, p. 50-51.
   Le budget de la CRS pour 1921 est donné par Georges Lemoine, discours prononcé le 21 décembre 1921 à l'Académie des sciences, in *Revue scientifique,* 60è année, 1922, p. 105-109. En 1921, 147.000 frs sont réservés à la section des sciences (sauf la biologie), 150.000 frs aux publications et 700.000 frs à la médecine et à la biologie.
5. Georges Bruhart, "*La reorganisation des études supérieures dans les facultés des sciences*", in *Les cahiers du redressement français* n° 4, 1927, p. 21-108; les différents calculs de Bruhart pour estimer la baisse des crédits réels sont p. 68-74.
6. Ch. Richet estime en 1925 qu'il faudrait 32.000 frs à un professeur, père de trois enfants, habitant "un quartier convenable" et qui entretient une domestique et une femme de ménage, pour vivre décemment. Et ce, sans prendre en compte les vacances et les impôts. Or un professeur ne reçoit que 24 à 28.000francs selon son grade. Ch. Richet, "*La situation matérielle des savants*", in *Revue scientifique,* n° 4, 63è année, 28 février 1925, p. 97-100.
7. Paul Appell, article cité, p. 162-163; A. Ranc, *Le budget du personnel des recherches scientifiques en France,* Paris, Chimie et Industrie 1926, p. 91-93; Pour les cinq millions du Comité de Paul Appell, cf Archives du Rectorat de Paris, Boîte 339.
8. Le maniement du Livre de Ranc n'est pas aisé quand on tente une estimation globale. Notre total de 1,75 million de francs s'établit comme suit: Académie des Sciences 427.000 frs, Association française pour l'avancement des sciences 28.000 frs; Université de Paris 145.000 frs; Fondations E. de Rothschild, Rosenthal, Curie (pour la médecine), 800.000 frs; Journal Le Matin, 180.000 frs; Chambre de commerce de Lyon 120.000 frs (la destination de ces dernières sommes est totalement inconnue); divers et ville de Paris 50.000 frs. Ranc estime d'autre part l'ensemble des subventions d'Etat consacrées à la recherche à 2,5 millions de francs. Il prend en compte: CRS, ONRSII, ENS, Collège de France, Muséum, Observatoire, Institut de physique du globe, EPHE ... dont l'essentiel est composé de salaires (comme à l'université) et de frais de fonctionnement.
9. *Projet de loi... exercice 1929.* Le total des quatre postes ne donne pas 100%, car seulement 6,461 millions de francs sont envisagés dans la distribution des quatre postes. Or le budget sera en réalité de 7,573 millions de francs.
10. Discours de Charles Maurain le 17 novembre 1928 lors de l'inauguration de l'Institut Poincaré, A.N. AJ[16] 5775. Cette boîte contient aussi la correspondance du doyen avec le baron Edmond de Rothschild à propos de la construction du nouvel Institut Henri Poincaré.

11. Préambule du *projet de loi... pour l'exercice 1937*, (daté de 1936) pour les deux citations et l'objet des divers articles; p. 126-127 pour le détail financier. Le total pour 1937 s'élève à 26,789 millions de francs alors qu'il avait été de 15,101 en 1936. La différence avec le chiffre du tableau pour 1936 (14,729) s'explique aisément. Le total de notre tableau en 1936 ne prend pas en compte les subventions pour voyages (article 4 de 1937: 1,3 millions de francs), les publications (article 5: 625.000 frs) et le secours aux savants (article 6: 312.000 frs) que nous n'avons pas relevés de 1919 à 1936 et qui entrent dans les attributions de la Caisse nationale de la recherche scientifique en 1937. Au contraire étaient comptabilisées dans le total des recherches du tableau 8.3, les subventions à l'ONRSII qui ne relèvent pas du budget de la CNRS en 1937 (1,872 millions de francs). Pour 1939, les chiffres sont ceux du *Projet de loi* ... exercice 1939.
12. Ces budgets n'apparaissent pas régulièrement dans les projets de loi. Lorsqu'ils existent, ils sont cités en annexe. Nous n'avons retenu ici que les chiffres incluant les budgets additionnels toujours réguliers. Pour établir la comparaison, nous avons présenté la subvention Borel qui est incluse dans le budget de la CNRS en 1937. Toutefois, nous avons déduit la part de celle-ci qui est reversée à la CRS et à l'ONRSII, soit environ un million de francs par an. Pour que la comparaison soit plus rigoureuse, il conviendrait aussi d'ajouter en 1933, 35 et 36, les crédits affectés aux voyages et fouilles, publications et aide aux savants. Ils s'élèvent à 2,2 millions de francs en 1936.
13. H.G. Gerlach, "*Science and French National Strength*", in *Modern France: Problems of the Third and Fourth Republics*, ed. by Edward Mead Earle, Princeton University Press, 1951, p. 81-105, citation p. 82.
14. J.T. Nordmann, *Histoire des radicaux (1820-1973)*, ed. La table ronde, Paris, 1974, p. 320 et 328.
15. Gerlach, note 13; H.W. Paul, *The Edge of Contingency, French Catholic Reaction to Scientific Change from Darwin to Duhem*, University Presses of Florida, Gainesville, 1979.
16. Gerlach, op cité note 13, p. 88-94, citation p. 91.
17. H. Paul, op cité note 15, introduction et chapitre I: *Scientific Revolutions and Religious Knowledge: French Connections*, p. 6-21.
18. Albert de Lapparent, *Science et apologétique*, conférences tenues en mai-juin 1905, Paris p. 298. Voir aussi H. Paul op. cité note 5, chapitre IV, *Albert de Lapparent, Religion and "The End of the Laplacian Illusion"*, p. 108-136, en particulier page 109. Se plaçant du point de vue du chrétien, Lapparent précise dans *Science et apologétique*: "Ce qu'on doit demander à l'apologétique, ce n'est pas de rendre la foi inutile; c'est de fournir les motifs du *rationabile obsequium*, sur lequel la vertu de foi doit être fondée. C'est ce que nous nous sommes efforcés de faire ici, en cherchant à établir l'esprit de la vraie science, pour la montrer partout imprégnée des notions d'ordre, de perfection, d'idéal et d'infini" (p. 298).
19. A.D. Sertillanges, "*Science et scientisme*", in *l'Avenir de la science*, p. 37-76 citation p. 65. Précisons que pour marquer la solidité de son choix au côté de la science mais contre les scientistes, l'auteur se place sous l'autorité des "pères fondateurs" de la science elle-même. Ainsi s'inscrit-il dans une tradition et dénie-t-il aux scientistes d'en avoir une: "le scientisme proprement dit n'a pas de patrons authentiques", il n'a que "la noire bêtise des primaires et la passion étroite des demi-savants acharnés à se recommander d'un nom" (p. 64). Il évoque donc Pascal, Gallilée, Descartes, Leibnitz et bien sûr Pasteur et Claude Bernard. Il conclut qu'il ne reste que "Marcellin Berthelot et Ernest Renan, l'un savant de premier ordre égaré dans une politique sectaire, l'autre éminent écrivain, penseur brillant et savant discutable, dont rien à peu près ne subsiste" (p. 55).
20. Paul Forman, "*Weimar Culture, Causality and Quantum Theory 1918-1927. Adaptation by German Physicists and Mathematicians to a Hostile Intellectual*

Environment", in *Historical Studies in the Physical Sciences,* 1971, volume 3, p. 1-115.

21. A. Siegfried et A. Latreille, *Les forces religieuses et la vie politique: le catholicisme et le protestantisme,* A. Colin, 1951; A. Siegfried, "*Approaches to an Understanding of Modern France*", in *Modern France, Problems of the Third and Fourth Republics* op cité note 13, p. 3-16. Cet aspect hiérarchique et doctrinaire du catholicisme français sera repris plus en détail à partir des travaux de J.R. Pitts: cf infra, *La France, terre de culture générale.*
22. On trouvera chez H. Paul des analyses plus fines et nuancées dans le livre cité note 15. En particulier à propos des critiques adressées à Duhem voir chapitre V, *Pierre Duhem, the Scientific Philosophy of a Modern Believer,* p. 137-178. La citation à propos de Lapparent est à la page 127 du livre de H. Paul.
23. Jacques Maritain, *Distinguer pour unir ou les degrés du savoir,* Desclée de Brouwer, 8è éd., coll. l'Ordinaire, 1963, p. 88-89. La première édition est de 1932.
24. H. Paul, op cité, chap. V, p. 158-176.
25. Citons simplement Maritain en 1932: "Peu de spectacles sont aussi beaux et émouvants pour l'esprit que celui de la physique avançant ainsi dans son destin comme une grande nef frémissante", p. 303.
26. Maritain, op cité; citation p. 127 et 306, 308 et 310 pour les extraits de phrase. Si donc on peut dire que Maritain reste en opposition avec Duhem sur plusieurs points, c'est dans la très grande mesure où les positions de ce dernier restent en-deça de la vision thomiste de Maritain lui-même. Sur la science et ses méthodes, les points d'accord sont beaucoup plus nombreux.
27. Rappelons simplement les travaux de Louis de Broglie jusqu'à la fin des années 20 ainsi que ceux de Langevin au long des années 30. Voir partie I, chapitre IV et conclusion.
28. Les citation sont de Zeev Sternhell, *La droite révolutionnaire (1885-1914),* Collection l'Univers historique, Seuil, 1978. Respectivement p. 152, 171.
29. Sternhell, op cité, p. 403 et 404. Pour leur part J.P. Azema et M. Winock (*La troisième république,* collection Pluriel-Le livre de poche, Calmann Lévy, 1976) abordent les mêmes questions aux pages 272-278. Ils font valoir la consolidation de la république après la guerre victorieuse, l'ancienneté de la tradition libérale, la crise tardive et moins profonde dans les années 30, le nationalisme victorieux, plus conservateur que conquérant.
30. F. Bourricaud, *Le bricolage idéologique: essai sur les intellectuels et les passions politiques,* PUF, 1980, p. 106.
31. F. Bourricaud, op cité, p. 108-112; Amiel est cité par Th Zeldin, *Histoire des passions français,* tome II, collection Points, Seuil, 1978 p. 233. Nous abuserons encore d'une citation de Léon Bourgeois. Non critique celle-là, elle illustrera de façon éclatante ce qui vient d'être dit, l'articulant de plus au scientisme banal:

> Je vois très nettement se dessiner à mes yeux ce que devra être, ce que sera, j'espère, le jeune Français de demain, le citoyen de notre République aux premiers jours du siècle qui va s'ouvrir.
>
> Il est agile et vigoureux; il est habitué aux règles d'une simple et saine hygiène; il a subi les entraînements qui donnent la souplesse et la force; il a le corps droit, le front haut, le regard franc: il entre dans la vie avec modestie et avec confiance, comme il sied aux jeunes athlètes bien préparés à tous les combats. Il a les yeux ouverts sur l'espace qui entoure le point du monde où l'a placé sa naissance et sur le temps qui l'a précédé. Il sait les lois générales des nombres et des lignes; il sait ce que sont les forces physiques, la pesanteur, la lumière, le son, l'électricité, la chaleur, et il sait qu'elles ne sont peut-être que les diverses apparences d'un mouvement unique et qu'elles obéissent toutes à des lois semblables dont un certain nombre d'exemples ont suffi à lui montrer l'éternelle fixité.

Soit donc l'étude des sciences, de l'anthropologie, de l'histoire. En d'autres termes, un humanisme qui se termine par l'étude de

la Réforme et la Renaissance, l'éveillant pour ainsi dire de la longue nuit du passé, et lui mettant au front comme une aurore le rayon de la liberté de penser; la France moderne, de Descartes à Voltaire, achevant dans une langue d'une force et d'une précision définitive l'affranchissement de son esprit, et faisant enfin, dans l'explosion de 1789 tomber autout de lui les dernières entraves et le dressant, au milieu du monde, dans la hauteur de tous ses droits et le rayonnement de toutes ses libertés.

Citation faite par Albert Thibaudet, "*Les Idées politiques de la France*", in *La revue de Paris*, 39è année, n° 13, 14, 15; 1er juillet 1932, 15 juillet 1932; 1er août 1932. La citation de Léon Bourgeois est à la page 678 du numéro d'août.

32. La thèse de Jesse R. Pitts est présentée dans "*Continuité et changement au sein de la France bourgeoise*", in *A la recherche de la France*, ouvrage collectif de S. Hoffmann, Ch. P. Kindleberger, L. Wylie, J.R. Pitts, J.B. Duroselle, F. Goguel, coll. Esprit, Seuil, 1963, p. 265-343, citation p. 271, souligné par nous. On lira aussi A. Siegfried, livre cité note 21, et le beau livre de Bernard Groethuysen montrant la naissance de l'esprit bourgeois face à l'Eglise au XVIIIè siècle: B. Groethuysen, *Origines de l'esprit bourgeois en France, l'Eglise et la bourgeoisie*, Gallimard 1927, réédition coll. TEL, 1977.
33. Théodore Zeldin, op cité, tome II, chap. VI, *Privilège et culture*, p. 285.
34. Se reporter chapitre 1 pour une discussion sur le problème des chaires de sciences appliquées à Paris et en province ainsi qu'à Harry Paul, *The Sorcerer's Apprentice*, op cité au chap. VI, 1972, partie intitulée *The Debate over Pure versus Applied Science*, p. 20-28, citation de Picard p. 22-23.
35. Louis de Broglie, "*La vie et l'oeuvre de M. Emile Picard*", in *Savants et Découvertes*, Albin Michel 1951, p. 122-171, ici p. 124-126. La dernière citation est de Louis de Broglie, in *La France immortelle*, op cité, p. 278.
36. Le premier numéro des *Exposés de philosophie des sciences* est le n° 68, daté de 1933 et rédigé par E. Meyerson sur *Réel et déterminisme dans la physique quantique*; voir aussi *Congrès international de philosophie scientifique*, Paris, 1935, publié chez Hermann sous les numéros 388 à 395. Dans l'introduction du numéro 388, on trouvera la liste des membres du Comité international des congrès pour l'Unité de la Science. Hormis les savants français cités, on trouve les membres du cercle de Vienne et leurs amis, des philosophes français et ... Niels Bohr, seul physicien important non français. Lire enfin Théodore Zeldin, op cité, tome II, chapitre V, *Logique et verbalisme*, notamment p. 272-73.
37. Pour conforter notre analyse nous citerons Laurence Wylie, "*Transformation et permanence de la structure sociale française*", in *A la recherche de la France*, op. cité p. 187-264. "Une autre force conservatrice dans le processus de la socialisation, française est l'importance qu'on donne au raisonnement déductif. La certitude de la valeur de cette méthode imprègne tout le système d'éducation. Un enfant commence par *apprendre les principes*, puis on lui montre comment on peut *les appliquer*. Il ne lui est presque jamais permis de faire lui-même des expériences, puis d'en tirer les conclusions. Cette théorie selon laquelle un enfant ne peut jamais découvrir la vérité par lui-même, mais doit l'apprendre par l'expérience des adultes, est évidemment très conservatrice" (p. 243). Ceci nous semble bien caractériser l'esprit abstrait et rationnel propre à la culture générale française.
38. La citation de Michel Crozier est prise p. 153 de son livre *La société bloquée*, Seuil, coll. Points, 1970.
39. Paul Appell, *Education et enseignement* (1922), cité par Th Zeldin, op cité tome II, p. 285. Le graphique en annexe est établi à partir des effectifs des quatre facultés

fournis par *Le livret de l'étudiant de l'université de Paris* (annuel), édité par la Société des amis de l'Université de Paris.

40. *Livret de l'étudiant*, id. note 39.

41. Laurence Wylie, "*Transformation et permanence de la structure sociale française*", op cité note 37, 1963, citation p. 234; ces idées sont développées p. 235-241, *Les valeurs fondamentales* et 242-246, *L'éducation.*

42. J.R. Pitts, "*Continuité et changement...*", op cité note 37, 1963; p. 288–293, La *communauté délinquante*; p. 269-282, *Catholicisme et prouesse*; citation p. 273.

43. J.R. Pitts, op cité, citation p. 276. On trouve aux Archives Nationales quelques lettres envoyées à Madame Curie par des gens très simples et qui donnent à penser que les travaux de Madame Curie sont vécus comme des possibilités quasi-miraculeuses de guérison.

44. La citation est de M. Crozier, *Le Phénomène bureaucratique*, Seuil, coll. Points, 1963, p. 328. Nous aurions tendance à penser que la thèse de Louis de Broglie fondant une mécanique ondulatoire est typique de la prouesse: elle est la première "oeuvre" d'un jeune homme, historien à l'origine, physicien par la suite et elle est pleinement esthétique dans la manière dont elle traite le problème. Quant à cet individualisme, il s'incarne selon A. Thibaudet, dans le petit producteur qui rêve de rester son propre maître et dont la première crainte est d'être enserrer dans un monde sans âme, de n'être conduit qu'à devenir le rouage d'une machinerie complexe. "Tout le programme économique du radicalisme consiste à majorer sous une auréole mystique une épithète, l'épithète petit, le petit agriculteur, le petit commerçant, la petite propiété, la petite épargne, les petits porteurs". Voir Thibaudet, *Les idées politiques de la France*, op cité note 31, 1932 et J.T. Nordmann, *Histoire des radicaux*, op cité note 14, 1974. La citation est chez J.T. Nordmann, p. 328.

45. François Caron a développé ces idées aux Journées d'études des 15-16 octobre 1981 de la Société française de sociologie.

Il proposait une raison particulière à cet attachement au produit au détriment de la production: la France est pauvre en matières premières, en énergie. Cette pénurie tend à favoriser l'usage d'une main-d'oeuve hautement qualifiée, elle tend à insister sur le "savoir-faire", sur le tour de main, sur la qualité de nos ingénieurs et polytechniciens. Parallèlement, elle oriente vers des technologies économes qui refusent l'excès: la production en série n'en est-elle pas un? (Bien évidemment, les propos développés ici n'engagent que nous et nullement François Caron: il s'agit de ce que *nous* avons bien voulu retenir).

Hormis les règles de fonctionnement des laboratoires que nous avons décrites et qui sont largement en résonance avec ces caractères, nous trouverions des analogies plus précises avec les comportements des physiciens français sur quelques points. Nous pensons d'abord à la tradition persistante en France, encore au début des années 50 qui consiste à faire construire au jeune chercheur son propre matériel: on évite au maximum d'avoir recours aux produits du marché. L. Bertaut l'a expliqué dans l'interview réalisée par D. Pestre à Grenoble le 12 décembre 1979. Nous pensons aussi au fait qu'il existe peu en France d'esprit de concurrence dans la production scientifique, le cas de l'équipe Curie-Joliot aans les années 30 étant à part. Pour les autres, on ne sent pas que cette détermination soit décisive. On pourra par exemple écouter l'interview de P. Auger par K. Pomian, déjà citée.

46. Th. Zeldin, op cité, tome V, chap. VII, "*La technocratie*", p. 343 à propos de Mercier; chap. VIII, *La gérontoncratie*, p. 383 à propos de Herriot.

47. Il n'est pas dans notre propos d'intervenir dans le débat sur la modernisation de la société française de la prospérité, sur le dynamisme des chefs d'enterprises moyennes (Levy-Leboyer) ... Nous nous contenterons ici de l'image la plus souvent présentée. Citons par exemple Azéma et Winock: "Il importe donc de nuancer le tableau: si les progrès de l'industrie sont incontestables dans les années

20, la France n'a pas connu dans les années de l'entre-deux-guerres — pas plus que dans les âges précédents — ce que les historiens de l'économie appellent un take-off, c'est-à-dire un démarrage rapide et décisif de la croissance économique." (p. 228, op cité). Comme autre exemple de comportement peu dynamique devant la technique, cf Zeldin, tome V, p. 354-55 à propos des ingénieurs.

48. Maurice Caullery, *La science français depuis le XVIIIè siècle*, A. Colin, 2è éd, 1948, p. 195-196; (Ière éd. 1933). Maurice Caullery note ensuite: "le Français n'a pas l'instinct grégaire; il est jaloux — peut-être l'est-il même trop — de son indépendance et de sa personalité. Il ne s'absorbe pas volontiers dans l'équipe. Il y eut en France des écoles autour des grands maîtres de la science, mais elles ont été certainement plus limitées qu'en d'autres pays et bien des maîtres n'ont pas particulièrement cherché à s'entourer de disciples" (p. 196).

49. A. Berget, in *L'avenir de la science*, op cité note 76, chap. VII, 1918, p. 502; M. Barbillon, in A. Ranc, *Le budget*..., op cité note 76, chapitre VII, 1926, p. 139; Louis de Broglie, "*Intérêt et enseignements de l'histoire des sciences*", in *Sur les sentiers de la science*, A. Michel, 1960, p. 355-381, ici p. 364 à propos de l'"éclair de génie"; Louis de Broglie, in *La France immortelle*, op cité, p. 278 à propos de l'individualisme.

50. Maurice Caullery, *La science*..., p. 196, Emile Picard, "*L'histoire des sciences et les prétentions de la science allemande*", *Revue des deux mondes*, 1er juillet 1915, p. 55-79, citations p. 76-77. Emile Picard précise: "L'esprit souffle où il veut et les esprits quelque peu originaux sont rebelles à une discipline trop pesante" (p. 77).

51. Michel Crozier, *Le phénomène bureaucratique*, Seuil coll. Points, 1963; Michel Crozier, *La société bloquée*, Seuil, coll. Points, 1970; On lira aussi Stanley Hoffmann, "*Paradoxes de la communauté politique française*", in *A la recherche de la France*, coll. Esprit Seuil, 1963, p. 13-138.

52. Crozier, *Le phénomène bureaucratique*, p. 270 pour les deux citations.

53. Id, p. 265 (citation) et p. 274–275.

54. Ces différences sont évoquées par Michel Crozier, id, p. 331-336 et par nous au chapitre 6, partie II et au chapitre 7 en conclusion, à propos des rapports université/milieux industriels.

55. Raymond Aron, "*Quelques problèmes des universités françaises*" in *Preuves*, n° 159, mai 1964, p. 10-22.

56. J.T. Nordmann, op cité, p. 325; *Encyclopédie française*, tome I, p. 11.

57. Lucien Poincaré, préface à *La science française*, Ministère de l'instruction publique et des Beaux Arts, 2 volumes, Larousse, 1915, 2è édition 1933, p. 10; Emile Picard, introduction au tome XIV de *l'Histoire de la nation française*, Plon, 1924; Paul Langevin, "*La physique au Collège de France*", in *Quatrième centenaire du Collège de France*, Paris 1932, p. 62; Louis de Broglie, in *La France Immortelle*, op cité, p. 249.

58. Lucien Poincaré; op cité, p. 11 et 13; A. Bayet, "*Notre programme*", in *Les cahiers rationalistes*, janvier 1931, n° 1, p. 5.

59. Cité par J.T. Nordmann, op cité, p. 328.

Conclusion

PEUT-ETRE n'est-il pas indispensable de reprendre les principaux points que nous avons établis quant à la spécificité de la physique produite en France, et quant aux principales interprétations que nous en avons proposées. Souhaitons que notre démonstration ait été assez claire pour ne pas le justifier. Nous préfèrerions répondre dès maintenant à d'éventuelles objections ou critiques visant l'ensemble du projet. Certaines nous ont d'ailleurs été proposées par ceux qui ont lu notre travail dans sa première version. D'autre part, nous aimerions tenter une articulation de notre analyse aux évolutions qui sont régulièrement apparues au fil des chapitres. Certes "les prisons de longue durée" ont principalement retenu notre attention et les permanences ont été au coeur de ce travail. Toutefois nous voudrions montrer les nuances apportées au modèle par les changements qui ont affecté le travail de la communauté physicienne durant ces vingt années.

Première critique: la description présentée ici de la physique et de la cité scientifique française serait par trop sombre, insistant sur le "régime de croisière" et rabotant par la même la complexité du réel, gommant les réussites (individuelles) éclatantes. Celles-ci par exemple, apparaissent dans notre schéma comme des exceptions mal expliquées. Cette critique est largement recevable mais les limitations qu'elle dévoile sont contenues dans nos hypothèses mêmes de départ. Notre projet était bien en effet de caractériser la physique française dans son ensemble, dans son épaisseur, dans sa "masse", sans se pencher particulièrement sur les phénomènes de pointe, il était de mesurer des états, des niveaux moyens, et ce, sans privilégier les "sommets" des courbes, il était de tenter une analyse de *tout un milieu* dont les permanences nous ont semblé l'emporter sur les éléments novateurs plus présents hors de France. Ce n'est pas que nous pensions que les approches qui visent l'apparition des nouveautés, des points de rupture dans la tradition scientifique, soient inessentielles, mais elles ne constituaient point notre propos premier. D'où peut-être, par comparaison avec les études plus nombreuses qui adoptent ce dernier type d'approche, l'impression d'une description trop sombre.

Il est vrai aussi que des travaux adoptant notre démarche et concernant l'Allemagne, la Grande-Bretagne ou l'Italie seraient nécessaires pour mesurer plus finement l'extension de nos propositions censées caractériser la France. Certains points ont pu être attribués en effet, par ignorance, à notre cas spécifique alors qu'ils relèvent de comportements plus globaux, conjoncturels ou générationnels par exemple. Il se pourrait donc que nous ayons péché par excès en attribuant trop rapidement à un pays ce qui relève d'une époque. Nous ne pensons pas cependant que cela ait été fréquent, même si nous restons conscient des limites de cette étude.

D'autant plus — et cela peut constituer la seconde critique — que ce projet est démesurément ambitieux. N'envisage-t-il pas un programme gigantesque qui ne peut mener qu'au survol rapide de chaque question soulevée et en conséquence rester trop superficiel? Le choix des manuels étrangers dans le second chapitre, le choix de la seule *Physical Review* dans le troisième, la mise à l'écart pour des raisons de traitement des *Comptes-Rendus de l'Académie des sciences* n'ont-ils pas inquiété? Ceci est malheureusement trop vrai et il était impensable de résoudre pleinement le programme proposé. Chaque chapitre méritait à lui seul une étude, un livre, pour atteindre une plus grande pertinence et emporter totalement la conviction. Cependant nous avons accepté d'encourir un flot de critiques, car notre choix était dramatiquement simple: devant le peu de travaux menés dans la direction que nous souhaitions prendre, il était possible, soit de mener une étude limitée — par exemple une étude comparative des manuels utilisés dans les universités de 5 ou 6 pays, permettant sur ce point d'arriver à des résultats particulièrement fins et précis —, soit de tenter le pari de s'intéresser à toute une communauté physicienne afin de proposer des hypothèses interprétatives d'ensemble. Dans ce cas, nous devions souvent, plus que de raison peut-être, nous limiter à des sondages, en particulier pour les physiques non françaises. Nous avons choisi cette dernière solution car elle nous semblait devoir être la plus passionnante. Mais peut-être aussi, si nous croyons à nos propres résultats, car elle correspond mieux à notre "tempérament" français. N'avons-nous pas conclu dans le dernier chapitre que la culture française "développe le goût pour l'exposition des problèmes du point de vue toujours le plus général", qu'elle "tend à proposer comme modèle idéal la recherche de la solution définitive, de l'explication la plus englobante". Si cela est, nous restons bien dans la tradition.

Cette seconde critique, à laquelle nous ne répondons qu'en invoquant notre "bon plaisir" malheureusement, peut aisément s'aggraver d'une troisième. Puisque nous débouchons, même avec des précautions rhétoriques, sur la mise en évidence de caractères structurels de longue durée censés définir une sorte d'esprit français, on peut cette fois prétendre que les fondements à partir desquels nous les avons induits — à savoir la physique et la communauté physicienne — sont décidément trop minces. Nous aurions construit une pyramide renversée, installée sur une tête bien étroite, nous aurions adopté un regard trop insulaire tout au long de 7 chapitres (sur 8!), nous refusant à tout regard sur le monde des mathématiciens, des chimistes ou des biologistes, pour pouvoir prétendre conclure si globalement. Cette critique nous semble cette fois partiellement injuste. Ce dernier chapitre n'a pas en effet de grandes prétentions, il sert seulement d'indicateur de pistes interprétatives. Tout au long de celui-ci, nous partons toujours de modèles généraux proposés par d'autres pour montrer que les caractères mis en évidence par nous au sein du groupe physicien, renvoient à des éléments plus vastes, pour indiquer donc les déterminations plus globales qui ont modelé le petit groupe intellectuel retenu. Ce chapitre est en quelque sorte plus illustratif que démonstratif, il fournit des exemples qui corroborent des thèses préexistantes. Et cette fois, cinquante livres auraient été nécessaires si nous avions adopté le projet inverse.

La quatrième critique pourrait précisément porter sur cette notion mal définie "d'esprit français", "d'âme française" que nous avons abondamment utilisée (même si nous avons évité ces mots-là). Nous ne sommes pourtant pas le premier à avoir cherché dans cette direction. A. Siegfried, J.R. Pitts, S. Hoffmann, M. Crozier, et pour d'autres périodes Michel Foucault, ont essayé de traquer ce genre de valeurs. Mais il est vrai que cela ne suffit pas à établir le bien-fondé d'un projet. On pourrait pour le moins objecter que de telles tentatives sont au moins partiellement vouées à l'échec, ne serait-ce que parce que toute société ne reconnaît pas *un* mais *plusieurs* systèmes de valeurs. Peut-être. Mais nous n'avons pas prétention à l'exhaustivité et il nous a semblé que par delà d'infinies nuances et en admettant quelques exceptions dont nous ne pouvons rendre compte, nous constations une trame commune de comportements, un socle archéologique culturel voire épistémologique avons-nous dit, socle qu'il était possible de modéliser quelque peu pour le milieu physicien et peut-être pour le milieu scientifique français dans son ensemble. C'est ce que nous avons tenté de faire nonobstant l'irréductible originalité des individus et des faits. En réalité, la meilleure preuve que nous pensons pouvoir apporter quant à la validité du projet est de l'avoir réalisé et peut-être d'avoir convaincu.

Cette approche privilégiant les permanences n'a cependant pas cherché à gommer les transformations qui ont affecté la physique et la vie du milieu physicien pendant plus de vingt années. Celles-ci sont apparues au chapitre 1 (créations de chaires, évolution des effectifs étudiants), aux chapitres 3 et 4 (accroissement du nombre des chercheurs, des publications périodiques, des collections de livres), au chapitre 5 (extension des échanges de professeurs), aux chapitres 7 et 8 (nouvelles institutions et nouvelles sources de financement). Pourtant, peut-être a-t-on pu avoir quelques difficultés à situer tous ces changements dans une vision synoptique et à apprécier dans quelle mesure ils affectent le schéma global. Nous proposons donc de terminer par une présentation synthétique des évolutions et de leurs limites.

Les années d'après-guerre (1918-1925/26) sont d'abord marquées par une intense volonté de réforme *au sein de toute la communauté scientifique.* La guerre, comme toute crise en France, a remué les esprits. Les effets en sont sensibles à plusieurs niveaux: les laboratoires parisiens, dont un grand nombre de directeurs sont renouvelés, accueillent de jeunes chercheurs bénévoles ou aidés de bourses privées, le *Journal de physique* est réorganisé et on y ouvre une importante revue bibliographique, les Presses Universitaires de France sont fondées ... Cependant l'Etat reste absolument sourd et aveugle, ne dégageant aucun crédit pour la recherche, tant pour du matériel que pour les chercheurs. Aussi la situation empire-t-elle malgré les créations de chaires de physique à la Sorbonne. Il semble donc que seule la partie émergée de l'iceberg universitaire — l'enseignement — ait intéressé les gouvernants. Pour le reste — c'est-à-dire l'essentiel — l'incompréhension prévaut.

Des années 1926/27 à 1932/33, la situation tend à s'inverser. L'Etat se laisse peu à peu convaincre de l'intérêt des travaux de recherche et accepte, au coup par coup, de dégager des fonds (subvention Borel, Caisse pour des chercheurs, augmentation des crédits courants) et de créer de nouvelles structures institutionnelles: Caisse Nationale des Sciences et surtout le Conseil Supérieur de la Recherche Scientifique. Cela a comme résultat essentiel de stabiliser le nombre des chercheurs et de les doter de conditions meilleures d'existence. Et donc de leur permettre de travailler à temps plein pour la recherche.

C'est pendant cette période qu'une génération mûrit même si les postes dirigeants restent aux mains d'hommes qui vieillissent. C'est le moment où, comme partout en Europe, on se passionne pour les développements nouveaux de la physique (pensons à la collection des Conférences-rapports des PUF ou à la naissance de la collection

Hermann), c'est le moment où la communauté s'ouvre quelque peu sur l'extérieur, où naît l'Institut Henri Poincaré, c'est le moment où apparaissent les premiers purs théoriciens (Léon Brillouin et Louis de Broglie étant ici à placer à part). Malheureusement, l'ouverture reste limitée et la jeune génération, prise dans des règles traditionnelles de fonctionnement, ne quitte pas le pays. De plus, peu de relais institutionnels et humains sont offerts: les séminaires sont rares, l'esprit individualiste se maintient, et un groupe d'âge intermédiaire est dramatiquement absent, terrible héritage de la guerre. C'est cet ensemble de permanences qui permet de comprendre en partie pourquoi le niveau moyen de la physique française reste faible.

Avec les années 1934-1939, de nouvelles fleurs s'épanouissent. Les articles au *Journal de physique* se multiplient, la collection Hermann — et d'autres — s'élargissent, de nouveaux sujets sont abordés (même si c'est marginalement), enfin quelques noms, quelques équipes retiennent l'attention internationale, ce qui est signe qu'un autre contexte que celui des premières années 20 existe. Très probablement, on récolte ce que les années précédentes ont investi en hommes et en argent. Cependant les points sombres subsistent: le milieu reste aussi peu ouvert, les fonctionnements souvent sclérosants perdurent à l'université malgré la Caisse nationale de la recherche scientifique (puis le CNRS), les jeux d'équilibre égalitaristes continuent, les clans mêmes semblent se resserrer, le recrutement stagne, les moyennes d'âge augmentent, le nombre des étudiants diminue (en chiffres absolus et relativement aux autres disciplines), les crédits eux-mêmes, atteints par la crise, se contractent en valeur réelle.

Dans ce contexte, à nouveau, c'est l'approche de la guerre qui semble raviver les énergies. Le CNRS lance des projets de développement, on crée des structures paritaires avec les industriels... Mais peut-être est-il déjà trop tard.

Dans l'ensemble donc, il y a eu des éléments positifs au cours de ces vingt années, même si toutes leurs potentialités ne sont pas exploitées. Mais ils sont à replacer dans le contexte de croissance qui transforme les communautés scientifiques des principaux pays. Il nous est difficile de proposer des points de comparaison mais rien ne prouve que les améliorations qui ont marqué la France soient en quelque nature de plus grande ampleur que celles qui se sont produites en Allemagne, en Grande-Bretagne, et bien sûr aux Etats-Unis. Nous aurions même tendance à penser que l'évolution sensible depuis les années 1830-1840 et qui montre, au delà de variations de faible ampleur, un relatif déclin de la physique française, n'a pas dû être inversée. D'ailleurs la description que nous avons faite de cette physique française des années 20 et 30 s'appliquerait largement à toute la physique européenne de la fin du XIXè siècle. Elle serait vraie par exemple pour l'Allêmagne et l'Angleterre des années 1870-1900. A cette date, la France marquerait moins d'originalité. Dans les années d'après-guerre au contraire, ces traits s'estompent à l'étranger et la France semble rester le conservatoire du siècle précédent dans un monde physicien qui se transforme dans ses mentalités et ses formes de travail.

La faute à quoi, à qui? Il serait hasardeux de proposer une solution simple. Nous avons proposé plusieurs réponses parallèles. Mais il ne faudrait pas oublier que la "faute" n'incombe pas aux seuls scientifiques. Car si repli, si retrait il y a, il est vrai pour tout le pays et la tendance qui transforme progressivement la France en pays de second rang est générale.

Eléments pour une documentation

AVANT D'ENTRER dans le détail, nous voudrions faire quelques remarques d'ordre général.

1) La bibliographie est mince. En effet, il existe peu d'études consacrées à la science française de la première moitié du XXème siècle. Les raisons sont à chercher dans trois directions:

— les études sur la science du XXème siècle, dans le monde, ont souvent privilégié l'approche de type épistémologique, notamment à propos de la mécanique quantique. Les Américains par exemple, ont établi des inventaires de la documentation relative à cette question, mené des interviews, écrit de nombreux articles. Or dans ce mouvement de renouveau de la physique, la France n'a pris qu'une place marginale et les études concernent principalement l'Allemagne, l'Angleterre, le Danemark, les USA.

— lorsqu'il s'agit d'études centrées sur le contexte socio-économique de la recherche, sur la recherche-développement ... elles s'attachent surtout à l'après seconde guerre mondiale, ou à nouveau aux pays et aux hommes les plus importants (Planck, Bohr, Einstein, Allemagne de Weimar ...)

— la troisième raison est plus particulière. En France il existe peu de recherche systématique sur la science du XXème siècle; l'histoire des sciences contemporaines est une activité peu reconnue. D'où le faible nombre de travaux consacrés à la France. C'est une carence des institutions de recherche qu'il serait peut-être profitable de combler.

2) Les sources existent mais une certaine insuffisance est visible dans la conservation même des archives. Ceci est vrai tant pour les institutions nationales de recherche, que pour les facultés ou les laboratoires. Certes, des écoles, des instituts, des laboratoires gardent leurs archives, mais il arrive assez souvent que personne ne puisse dire où et par qui elles sont conservées. En particulier les changements de directeur ou les déménagements mènent fréquemment à leur "perte".

Ne donnons ici qu'un exemple, celui de l'Institut d'Optique de Paris.

Depuis le départ de celui-ci pour la banlieue, personne ne semble être en mesure de dire ce qu'est devenue la documentation accumulée par le centre et par son directeur. Selon l'avis courant, elle fut jetée par les nouveaux occupants des locaux après avoir été abandonnée par ceux qui partaient.

Aussi, si quelque recherche était systématiquement entreprise, deux tâches seraient prioritaires. D'abord expliquer l'intérêt historique de certaines archives aux directeurs scientifiques des laboratoires, puis engager la collecte de la documentation actuellement éparse. Il est probable d'ailleurs que les scientifiques eux-mêmes soient intéressés par de tels projets et collaborent très amicalement.

3) Pour présenter les sources, nous avons d'abord fait un état des archives suivant les principaux lieux de conservation, puis nous avons regroupé la documentation par centre d'intérêt. D'où la logique du plan suivi.

I — Bibliographie

Ouvrages

Pour la période 1920-1940, les ouvrages relatifs à la physique française sont peu nombreux. Nous avons retenu:

Michel Biezunski, *La diffusion de la théorie de la relativité en France*, thèse de doctorat de IIIè cycle soutenue à Paris le 12 mai 1981.

Robert Gilpin, *La science et l'Etat en France*, traduction française, Gallimard, Paris, 1970.

Mary Jo Nye, *Molecular Reality: a Perspective on the Scientific Work of Jean Perrin*, London, MacDonald, 1972.

H.W. Paul, *The Sorcerer's Apprentice, the French Scientist's Image of German Science, 1840-1919*, U. of Florida, Social Sciences Monograph n° 44, Gainesville, 1972.

H.W. Paul, *The Edge of Contingency, French Catholic Reaction to Scientific Change from Darwin to Duhem*, U. of Florida, Gainesville, 1979.

Jean Rosmorduc, *Aimé Cotton (1869-1951)*, thèse présentée en vue de l'obtention du Doctorat de IIIe cycle d'histoire des sciences, E.P.H.E., VIe section, 1971.

Spencer Weart, *La grande aventure des atomistes français, les savants au pouvoir*, traduction française, Fayard, Paris, 1980. L'absence de notes rendant cet ouvrage peu utilisable, on se reportera à l'original, *Scientists in Power*, Harvard University Press, 1979.

On lira aussi l'article de H.G. Gerlach, "*Science and French National Strength*", in *Modern France: Problems of the Third and Fourth Republics*, ed. by Edward Mead Earle, Princeton University Press, 1951, p. 81-105.

Afin d'avoir quelques éléments de comparaison, nous proposons quelques livres abordant la réalité des milieux physiciens internationaux durant les années d'entre-deux-guerres. Il ne s'agit ici que d'une sélection. N'ont notamment pas été retenues les monographies sur les physiciens étrangers. Une exception cependant, le remarquable ouvrage de L.S. Feuer, qui est beaucoup plus qu'une biographie:

Lewis S. Feuer, *Einstein et le conflit des générations*, traduction française, éd. Complexes, Paris, 1978.

On lira par ailleurs:

G.W. Gray, *Education on an International Scale: a History of the International Education Board, 1923-1938*, New York, 1941.

Robert Jungk, *Plus clair que mille soleils*, traduction française, Arthaud, Paris, 1958.

Daniel J. Kevles, *The Physicists*, A.A. Knopf, New York, 1978. (Ce livre concerne essentiellement les physiciens américains.)

Peter Robertson, *The Early Years: the Niels Bohr Institute, 1921-1930*, Akademisk Forlag, 1979.

Brigitte Schroeder-Gudehus, *Les scientifiques et la paix, la communauté scientifique internationale au cours des années 20*, Presses Universitaires de Montréal, 1978.

On pourra aussi regarder l'ouvrage collectif édité sous la direction de C. Weiner, *Storia della fisica del XX secolo*, New York Academic Press, 1977. Il s'agit des comptes-rendus de l'école internationale de physique "Enrico Fermi", tenue à Varenna Sul Lago di Como en 1972.

A propos de l'évolution de la physique, et en excluant les mémoires des physiciens eux-mêmes, on lira:

Suzanne Bachelard, *La conscience de rationalité*, PUF, Paris, 1958.

Bernard d'Espagnat, *Conceptions de la physique contemporaine*,

Hermann, Paris, 1965.

Jean-Louis Destouches, *La physique mathématique*, PUF, collection Que sais-je, n° 1133, 1964.

René Dugas, *La physique théorique au sens de Boltzmann*, Ed. du Griffon, Neufchatel, 1959.

Pierre Jacob, *De Vienne à Cambridge, l'héritage du positivisme logique de 1950 à nos jours*, NRF, Gallimard, 1980. Il s'agit essentiellement d'un recueil de textes.

Max Jammer, *The Conceptual Development of Quantum Mechanics*, McGraw Hill, New York, 1966.

Max Jammer, *The Philosophy of Quantum Mechanics*, Wiley, 1974.

Thomas Kuhn, *La structure des révolutions scientifiques*, Flammarion, 1972.

I. Prigogine et I. Stengers, *La nouvelle alliance, métamorphose de la science*, NRF, Gallimard, 1979.

A. Romer, *The Discovery of Radioactivity and Transmutation*, New York, 1964.

Emilio Segre, *From X-rays to Quarks, Modern Physicists and Their Discoveries*, Freeman, 1981.

Loyd S. Swenson, *The Ethereal Aether, A History of the Michelson — Morley — Miller — Aether Experiments, 1880-1930*, University of Texas Press, London, 1972.

M.A. Tonnelat, *Histoire du principe de relativité*, Flammarion, 1971.

Bernard Vidal, *Evolution des théories sur la structure de la matière*, CNRS, Paris, 1977.

Articles de revues

Articles essentiels

Paul Forman, "*Weimar Culture, Causality and Quantum Theory: 1918-1927*", in Historical Studies in the Physical Sciences, 1971, 3, p. 1-115.

Paul Forman, "*Scientific Internationalism and the Weimar Physicists. The Ideology and its Manipulation in Germany after World War I*", in *Isis*, 1973, 64, p. 151-180.

Paul Forman, "*Financial Support and Political Alignments of the*

German Physicists in the Weimar Republic", in *Minerva*, 1974, 12 (I), p. 39-56.

Paul Forman, John L. Heilbron et Spencer Weart, "*Physics since 1900; Personnel, Funding, and Productivity of the Academic Establishments*", in *Historical Studiès in the Physical Sciences*, 1975, 5.

J.W. Herivel, "*Aspects of French Theoretical Physics in the XIXth Century*", in *the British Journal for the History of Science*, 1966, III, p. 109-132.

Daniel J. Kevles, "*Physicists and the Revolt against Science, in the 1930's*", *Phys. Today*, 1978, 31 (2), p. 23-30.

Mary Jo Nye, "*The Scientific Periphery in France: The Faculty of Sciences at Toulouse (1880-1930)*" in *Minerva*, 1975, 13, p. 375-405.

Harry Paul, "*The Issue of Decline in XIXth Century French Science*", in *French Historical Studies*, 1972, vol. VIII, 3, p. 416-450.

Harry Paul, "*The Crucifix and the Crucible: Catholic Scientists in the Third Republic*", in *The Catholic Historical Review*, 1972, vol. LVIII, n° 2, p. 195-219.

Terry Shinn, "*The French Science Faculty System, 1808-1914: Institutional Change and Research Potential in Mathematics and the Physical Sciences*", in *Historical Studies in the Physical Sciences*, 1979, 10, p. 271-332.

Brigitte Schroeder-Gudehus, "*Challenge to Transnational Loyalties: International Scientific Organizations after the First World War*", in *Science Studies*, 1973, 3, p. 93-118.

Articles plus particuliers ou de moindre importance

Raymond Aron, "*Quelques problèmes des universités françaises*" in *Preuves*, mai 1964, n° 159, p. 10-22.

Lawrence Badash, "*Radium, Radioactivity and the Popularity of Scientific Discovery*", in *Proc. Amer. Phil. Soci.* 1978, 122, p. 145-154.

Joseph Ben David et Awraham Zloczower, "*Universities and Academic Systems in Modern Societies*", in *European Journal of Sociology*, 1962, III, n° 1, p. 45-84.

Joseph Ben David, "*The Rise and Decline of France as a Scientific Center*", in *Minerva*, 6 (2), p. 160-179.

Félix Bloch, "*Heisenberg and the Early Days of Quantum Mechanics*", in *Phys. Today*, 1976, 29 (12), p. 23-27.

Laurie M. Brown, "*The Idea of the Neutrino*", in *Phys. Today*, 1978, 31 (9), p. 23-28.

Kenneth L. Caneva, "*From Galvanism to Electro-dynamics: the Transformation of German Physics and its Social Context*", in *Historical Studies in the Physical Sciences*, 1978, 9, p. 63-159.

Russel MacCormach, "*Henri Poincaré and the Quantum Theory*", in *Isis*, 1967, vol 58, p. 37-55.

Maurice Crosland, "*The Development of a Professional Scientific Career in France*", in *Minerva*, 1975, 13, p. 38-57.

Norman Feather, "*Some Episodes of the α Particle Story: 1903-1977*", in *Proc. Roy. Soc.* Ser. A, 1977, 337, p. 117-129.

Robert Fox, "*Scientific Enterprise and the Patronage of Research in France: 1800-1870*", in *Minerva*, 1973, II, p. 442-473.

Richard Gehrenbeck, "*Electron Diffraction: Fifty Years Ago*", in *Phys. Today*, 1978, 31 (I), p. 34-41.

Theodor Geiger, "*A Historical Study of the Origins and Structure of the Danish Intelligentsia*", in *The British Journal of Sociology*, vol. I, 1950.

Paula Hanle, "*Erwin Schrödinger's Reaction to Louis de Broglie's Thesis on the Quantum Theory*" in *Isis*, 1977, 68, p. 606-609.

Robert Kargon, "*The Conservative Mode: Robert A. Millikan and the XXth Century Revolution in Physics*", in *Isis*, 1977, 68, p. 509-526.

Russel Moseley, "*Tadpoles and Frogs: Some Aspects of Professionalization of British Physics: 1870-1939*", in *Soc. Stud. Sci.*, 1977, 7, p. 423-446.

Howard Plotkin, "*Edward C. Pickering and the Endowment of Scientific Research in America, 1877-1918*", in *Isis*, 1978, 69, p. 44-57.

Lewis Pyenson and Douglas, "*Educating Physicists in Germany circa 1900*", in *Soc. Stud. Sci.*, 1977, 7, p. 329-366.

Léon Rosenfeld, "*La première phase de l'évolution de la théorie des quanta*", in *Osiris*, 1936, 2, p. 149-196.

Victor Weisskopf, "*Physics in France*", in *Physics Today*, déc. 1951, 4, n° 12, p. 6-11.

V.F. Weisskopf, M. Fierz, ed; *Theoretical Physics in the Twentieth Century: a Memorial Volume to Wolfgang Pauli*, New York, Interscience Publishers, 1960.

Articles ou livres que n'avons pas consultés

David C. Cassidy, "*Heisenberg's First Paper*", in *Physics Today* 1978, 31 (7), p. 23-28.

P. Clark, *Thermodynamics and the Kinetic Theory in the XIXth Century: a Case of Study in the Methodology of Scientific Research Programmes*, Ph D. Thesis, London School of Economics.

Elisabeth Garber, "*Molecular Science in Late XIXth Century Britain*", in *Historical Studies in the Physical Sciences*, 1978, 9, p. 265-297.

M.J. Klein, "*Thermodynamics and Quanta in Planck's work*", in *Physics Today*, 1966, 19 (II), p. 23-32.

M.J. Klein, "*Einstein's First Paper on Quanta*", in *The Natural Philosopher*, 1963, 2, p. 59-86.

M.J. Klein, "*The Origins of Ehrenfest's Contribution to the Development of Quantum Statistics (I and II)*" in *Proc. Koninklijke Nederlandse Akademie van Wetenschappen*, Ser. B, 1959, 62, p. 41-62.

Lew Kowarski, "*Psychology and the Structure of Large-Scale Physical Research*", in *Bulletin of the Atomic Scientists*, juin-juillet 1949, V, p. 186-191; p. 204.

Moshe Sarrell, *Levels and Variations of Productivity in XIXth Century Physical Science: Their Measurements and Some of Their Social Economic and Educational Correlates*, Diss. John Hopkins, 1970, Ann Arbor Univ., Microfilm 1971.

II — Archives: les principaux fonds utilisés

Archives nationales

La série la plus intéressante est la série AJ^{16} qui regroupe les archives de l'Académie de Paris, du rectorat et des facultés. Malheureusement leur qualité est fort variable, une part ayant brûlé à la Sorbonne durant le mois de mai 1968: n'ont été conservés par Mme René-Nazin que les documents encore utilisables après l'incendie ... et l'inondation par les pompiers. Il s'agit essentiellement de documents administratifs, de rapports, de procès-verbaux de réunions ... Les pièces les plus intéressantes sont:

1) Les rapports annuels des doyens et les rapports épisodiques des directeurs de laboratoires sur l'état des recherches.

2) Quelques dossiers sur les laboratoires et les instituts de faculté ou d'université.

3) Les procès-verbaux du conseil de l'université: ils sont complets pour l'ensemble de la période.

4) Les procès-verbaux du conseil de la faculté des sciences, plus intéressants. Mais ils se terminent en 1926. Après cette date, selon Mme René-Bazin, la faculté des sciences a prétendu vouloir conserver ces documents dont elle pouvait avoir besoin. Depuis et malgré plusieurs lettres et coups de téléphone, aucune réponse ne nous est parvenue de Paris VI qui semble avoir hérité du livre où sont consignés ces procès-verbaux.

5) Des documents divers sur les affectations de crédits ou des états de personnel, les procès-verbaux d'examens, les thèses soutenues ...

Seraient à ajouter des éléments des séries F^{22} et F^{17} citées par plusieurs auteurs, mais nous ne les avons pas consultées.

Archives du rectorat de Paris conservées à la Sorbonne

La plus grande part est composée de dossiers techniques (constructions de bâtiments, devis ...) On y trouve néanmoins:

1) des affiches de cours, sans que les séries soient complètes,
2) des affiches de conférences,
3) des états de personnel,
4) les archives de certains instituts d'université.

Dans l'ensemble, la documentation est peu triée et est de maniement difficile.

Archives du CNRS et documentation au siège central du CNRS

Pour les premières, le rassemblement (épique selon Mme René-Bazin) et le classement se terminent: celui-ci reste assez sommaire selon la responsable des archives du ministère de l'Education vu l'ampleur du fond (10km linéaires).

Plus abordable est la documentation du siège central: elle concerne les nouvelles structures mises en place dans l'entre-deux-guerres et qui sont les "ancêtres" du CNRS: Caisse des recherches scientifiques, Caisse nationale des sciences, Caisse nationale de la recherche scientifique, CNRS enfin en 1939. Il s'agit surtout de comptes-rendus de réunions, de rapports annuels (épisodiques en fait), de bilans.

Archives des facultés et des universités de province

Nous avons voulu connaître, à titre de sondage, celles de Bordeaux et de Toulouse. Mais personne n'a pu nous dire si elles existent. De toute façon, elles ne sont pas conservées aux archives départementales ou municipales, que nous avons visitées.

Archives de laboratoire

Elles sont difficiles à trouver semble-t-il.

Une exception importante, celles du laboratoire de Louis Néel à Grenoble. M. Jean-Claude Barbier nous a autorisé à les consulter et à opérer un premier inventaire en janvier 1980 Il s'agit de documents relatifs à la vie du laboratoire (rapports annuels, conférences, congrès...) ainsi que de documents universitaires et du CNRS. Pour la plupart malheureusement ils ne concernent que la période 1940-1970.

Archives de l'Académie des Sciences
Elles sont essentielles pour les études biographiques (voir infra).

Enfin, sous la direction de K. Pomian, ont été réalisées une vingtaine d'interviews de physiciens, de juillet 1979 à juin 1980. Nous avons ainsi rencontré Pierre Auger, Lewy Bertaut, Georges Charpak, Mme Dewitt-Morette, Noël Félici, André Guinier, Pierre Jacquinot, Alfred Kastler, Louis Leprince-Ringuet, Maurice Lévy, René Lucas, Albert Messiah, Louis Néel, René Pauthenet, Francis Perrin, Charles Peyrou, Jacques Prentki, Jean-Jacques Trillat. Une copie de ces interviews ets déposée aux archives de l'Académie des Sciences.

III — Documentation biographique

Elle est très abondante. Aussi ne donnerons-nous ici que quelques éléments parmi les plus importants concernant d'abord les physiens français.

Livres et articles

Deux collections de livres sont d'abord à retenir: la collection *Savants du monde entier* (Seghers) et la collection *Les savants et le monde* (Albin Michel). On ajoutera le volumineux ouvrage de J.C. Poggendorff, *Biographisch literarisches Handwörterbuch zur Geschichte der exacten Wissenschaften*, Verlag Chemie, G.M.B.H. Berlin, série 5 (1904-1922), série 6 (1923-1931), série 7 (1932-1953 ou 1932-1962 suivant les tomes).

Est aussi à mettre à part le beau livre de Camille Marbo, *A travers deux siècles, souvenirs et rencontres (1883-1967)*, Grasset, 1967. Ce livre permet de connaître la vie des milieux intellectuels et scientifiques français de l'entre-deux-guerres. Son auteur est la femme d'Emile Borel.

Pour les prix Nobel, voir:

Les prix Nobel de physique et de chimie, Union européenne d'édition, Monaco, 1962 (ouvrage collectif avec de nombreux articles de physiciens).

R.L. Weber, *Pioneers of Science, Nobel Prize Winners in Physics*, the Institute of Physics, Bristol and London, 1980.

Concernant les principaux physiciens français, on retiendra parmi d'autres:

M. Letort, "*Hommage à Edmond Bauer*", in *Jour. de physique*, 1964, 6, I, p. 955-984.

K.K. Darrow, "*Edmond Bauer*", in *Physics Today*, 17 juin 1964, p. 86-87.

A. Kastler, "*Deux savants qui honorent l'Alsace, Léon et Eugène Bloch*", in *Saisons d'Alsace*, 14è année, nouvelle série, 29, 1969, p. 41-52.

J. Terrat-Branly, *Mon père, Edouard Branly*, Paris 1942.

A. Kastler, "*La vie et l'oeuvre de Léon Brillouin*" in *l'Onde éléctrique*, avril 1970, 50, p. 269-280.

Les articles sur Louis de Broglie étant très nombreux, nous ne renvoyons qu'à deux ouvrages:

M.A. Tonnelat, *Louis de Broglie*, coll. Savants du monde entier, Seghers, 1966.

Louis de Broglie, sa conception du monde physique, ouvrage collectif

(A. George, F. Kubli...) préface par Maurice Druon, Gauthier-Villars, 1973.

On trouvera au chapitre 4 de plus amples références.

E. Cotton, *Aimé Cotton*, coll. Savants du monde entier, Seghers, 1967.

E. Curie, *Marie Curie*, NRF Gallimard, 1938.

M. et I. Curie, *Correspondance, choix de lettres* (1905-1934), Ed. Gilette Ziegler, Ed. Français Réunis, Paris, 1974.

B. Goldschmidt, "*Hans Halban, 1908-1964*", in *Nuclear Physics*, 79, 1966, p. I-II.

P. Bicquard, *Frédéric Joliot-Curie*, coll. Savants du monde entier, Seghers, 1961.

Les articles sur Paul Langevin étant nombreux, on se limitera ici à:

J. Langevin, *Paul Langevin, mon père*, Ed. Français Réunis, Paris 1971.

La pensée, 12, mai-juin 1947, numéro spécial sur P. Langevin.

Edmond Bauer, "*Souvenirs sur Paul Langevin*", in *Courrier rationaliste*, II, 3è année, 25 novembre 1956.

R. Lennuier, "*Paul Langevin et les théories de la relativité et des quanta*", in *Revue des questions sc.*, 20 avril 1947, p. 256-270.

Michel Laporte, *Les joies de la recherche, la vie scientifique d'un physicien français pionnier de l'électronique moderne*, Plon, Paris, 1977, (autobiographie).

Ch. Hardy, *Georges Lemoine*, Auxerre, 1923.

A propos de Henri Poincaré, on retiendra simplement ici.

Vito Volterra, Jacques Hadamard, Paul Langevin et P. Boutroux, *Henri Poincaré, l'oeuvre scientifique, l'oeuvre philosophique*, Félix Alcan, Paris, 1914.

D'autres références sont données au chapitre 4.

Fernand Lot, *Jean Perrin et les atomes*, Coll. Savants du monde entier, Seghers, 1963.

Albert Ranc, *Jean Perrin*, coll. Science et Savants, n° I, éd. de la Liberté, 1945.

M.A. Tonnelat, "*Alexandre Proca (1897-1955)*", in *Les Cahiers de physique*, 68, avril 1956, p. 1-3.

Salomon Rosenblum, *Oeuvres*, Gauthier-Villars, Paris, 1969, préface biographie de Francis Perrin.

Notices académiques

Lors d'importantes nominations, de la mise à la retraite ou du décès, des notices sont souvent rédigées. Pour certains physiciens, la liste peut être de dizaines de titres. Nous nous contenterons ici de présenter les articles qu'il faut systématiquement envisager de retrouver. Le plus fréquemment, une copie de ceux-ci se trouve aux archives de l'Academie des sciences.

On regardera d'abord *les notices sur titres et travaux* rédigées par chaque professeur lorsqu'il postule un poste d'enseignement ou d'académicien. Des mises à jour sont souvent publiées. Elles sont précieuses pour la biographie scientifique et les travaux réalisés qui sont toujours commentés.

Les *livres jubilaires* offerts par les collègues, les amis et élèves sont une seconde source d'informations. On y trouve des indications sur les laboratoires et leur fonctionnement, le cercle de relations, les enseignements dispensés ...

Le président de l'Académie des sciences rédige, lors du décès, une notice nécrologique sur le confrère disparu. Elle est lue en séance et publiée aux *Comptes-Rendus de l'Académie des Sciences.*

Enfin, le sécretaire de l'Académie rédige souvent des notices sur de grands scientifiques. On trouvera des éléments dans:

Louis de Broglie, *Savants et Découvertes*, Albin Michel, 1951.

Louis de Broglie, *Sur les sentiers de la science*, Albin Michel, 1960.

Emile Picard, *Discours et mélanges*, Gauthier-Villars, 1922.

Emile Picard, *Eloges et discours académiques*, Gauthier-Villars, 1931.

Emile Picard, *Discours et notices*, Gauthier-Villars, 1936.

IV — Documentation sur le fonctionnement des institutions de recherche et d'enseignement

Séries longues continues

Les rapports des doyens rédigés chaque année pour le ministre, ils prennent en compte les modifications de personnel, les voyages des professeurs, les conférences données par des savants étrangers, une statistique des examens, parfois les publications ou un compte-rendu d'activité de certains laboratoires, enfin une appréciation générale du doyen sur l'état des recherches et des enseignements. Cette documentation est assez fiable, ne dépendant que des professeurs et du doyen.

Pour Paris, jusqu'en 1924, on les trouve in *Académie de Paris, conseil de l'Université de Paris et conseil académique. Rapports sur les travaux et les actes des établissements d'enseignement supérieur.* Après cette date, in *Annales de l'université de Paris,* revue trimestrielle, ed. Sorbonne. Des documents préparatoires sont par ailleurs rassemblés dans la série AJ^{16} des Archives Nationales.

Pour la province, ces rapports sont le plus souvent publiés sous l'intitulé: *Rapport annuel du conseil de l'université*; parfois sous le titre: *Université de X, conseil de l'université et comptes-rendus des travaux des facultés.* Il faut préciser que, même si nous en supposons l'existence, nous n'avons pas réussi à trouver les rapports de certaines universités, celles de Lyon et Strasbourg notamment. Le chapitre 1 donne les références exactes pour les principales universités.

Les livrets de l'étudiant proposés chaque année aux étudiants, ils fournissent la liste des cours, des précisions sur les enseignements, les modalités d'inscription aux cours et examens. Ils sont moins fiables que les rapports des doyens étant souvent en retard d'un an ou deux. L'intitulé exact varie: *livret de l'étudiant, guide de l'étudiant, programme et horaires* ... Pour Paris, une collection presque complète est disponible aux archives du Rectorat sous l'intitulé: *Livret de l'étudiant,* édité annuellement par la Société des Amis de l'Université de Paris.

Les annuaires officiels d'enseignants l'Etat français ayant à coeur de compter et recompter ses enfants, il fait régulièrement établir des annuaires de ses loyaux serviteurs: ils permettent de connaître les personnels des différentes institutions, les grades de ceux-ci ... Leur fiabilité est assez bonne même s'il n'y a pas homogénéité d'une académie à une autre dans la présentation. Jusqu'en 1913, l'intitulé est *Annuaire de l'Instruction publique.* En 1922, il en existe un portant le même titre. La série reprend en 1929 et est continue jusqu'en 1943 sous l'intitulé: *Annuaire général de l'université et de l'enseignement français.* Après guerre, la série change d'intitulé. Elle prend le titre: *Annuaire de l'Education nationale.*

Les projets de Loi de budget ils permettent d'évaluer le financement de la recherche scientifique, largement dû à l'Etat en France. Il est préférable d'utiliser le *Projet de Loi présenté à la Chambre des députés portant fixation du Budget Général de l'exercise 19. . .; annexe n°7 ou 8* (suivant les années), portant le titre: *Budget des dépenses du Ministère de l'Instruction Publique et des Beaux Arts,* Imprimerie Nationale. (Dans les années 30 le Ministère devient celui de l'Education Nationale.)

Les textes officiels, lois et décrets Les plus importants — ceux ayant trait à des changements significatifs dans l'enseignement, les crédits, les structures de recherche — sont en général conservés par le Rectorat de Paris (donc sont aux archives correspondantes). Une documentation complète concernant le ministère de l'Instruction Publique est disponible aux Archives du Ministère de l'Education. A noter aussi que le très bon recueil de Beauchamps regroupant tous les textes relatifs à l'enseignement supérieur, se termine avec la guerre de 1914.

Séries discontinues

Pour Paris et la Sorbonne, on trouvera aux archives du Rectorat de Paris, plusieurs ouvrages utiles. Retenons simplement:

Louis Liard, *L'Université de Paris,* 2 volumes, 1909.

Paul Appell, "*La Faculté des sciences de l'université de Paris, (1895-1910)*", *Revue de Paris,* nov-déc. 1910.

La vie universitaire à Paris, publié sous les auspices du Conseil de l'université de Paris, Armand Colin, 1918 (avec 92 photos).

Handbook for American Students in France, ed. by the Institute of International Education, XXth serie, Bulletin n° 1, New York, July 1939.

Charles Maurain et Anatole Pacaud, *La faculté des sciences de l'université de Paris de 1906 à 1940,* PUF, 1940.

Roger Poullain, *Chaires et Maîtrises de conférences de la faculté des sciences de Paris,* doc. photocopié, ss date (début des années 1970 probablement) On y trouvera l'historique de toutes les chaires.

Encyclopédie pratique de l'éducation en France, I.P.N., Soc. d'édition de dictionnaires et encyclopédies, 1960.

On trouvera aussi aux archives du Rectorat de Paris, plusieurs ouvrages de moindre intérêt, dont quatre livres de Jean Bonnerot relatifs à l'histoire de la Sorbonne.

Pour la province, de nombreux articles ont été écrits à l'occasion d'anniversaires d'universités. L'intérêt de ceux-ci dépasse rarement l'anecdote. On retiendra pourtant les conférences tenues dans le cadre du Palais de la Découverte de mai 1955 à janvier 1956 et qui présentent les facultés des sciences de Grenoble, Montpellier, Nancy, Poitiers, Rennes et Toulouse. Les références plus complètes sont données au chapitre 3, note 1 et au chapitre 1, note 8.

Pour les laboratoires, de nombreux rapports existent mais ils concernent essentiellement les laboratoires parisiens et sont très dispersés. On pourra cependant en trouver un grand nombre dans les *Annales de l'université de Paris.* Deux tables décennales facilitent la recherche, la première couvre la période du 1er janvier 1926 au 1er janvier 1936, la seconde celle qui s'étend du 1er janvier 1936 au 1er janvier 1946.

Par ailleurs, deux articles et une série d'archives permettent de se faire une vue d'ensemble pour Paris:

Répertoire des laboratoires français, établi par Charles Maurain, directeur de l'Office des recherches scientifiques, industrielles et des inventions, L. Eyrolles, Paris, 1922.

Charles Fabry, "*La physique à Paris*", in *Annales de l'université de Paris,* 6, 3è année, 1928, p. 551-575.

Personnel effectuant des recherches dans les laboratoires de la faculté des sciences de Paris, enquête auprès des directeurs, feuilles manuscriptes ou ronéotypées, Archives Nationales AJ^{16} 5776.

On retiendra enfin:

Paul Appell, "*L'institut Edmond de Rothschild*", in *Revue de France,* 7, n° 12, juin 1927, p. 715-723.

L'Institut de biologie physico-chimique, université de Paris, cérémonie en l'honneur du 25è anniversaire, Hermann 1953.

Cinquantième anniversaire de l'Institut de biologie physico-chimique, 1927-1977, brochure datée du 23-27 mai 1977.

Louis de Broglie, "*L'activité du Centre de théories physiques de l'Institut Henri Poincaré pendant les dernières années*", in *Experientia,* 2, 1946, p. 33-36.

Annales de l'Institut Henri Poincaré, dont le premier numéro date de 1930.

Y. Rocard, *Le Laboratoire de physique de l'Ecole Normale Supérieure*, Gauthier-Villars, 1951.

M. Haïssinski, *Le laboratoire Curie et son apport aux sciences nucléaires*, rapport au CEA, R — 4201, août 1971, doc. photocopié.

Enfin on se reportera aux comptes-rendus du colloque de Caen dans *Les cahiers de la République*, janv. fév. 1957.

Pour les nouvelles institutions de recherches Elles semblent publier des rapports de leurs activités, mais nous n'avons trouvé que peu de comptes-rendus.

Pour la *Caisse des Recherches Scientifiques*, existe un rapport de 1922, daté de 1923, Melun, Imprimerie administrative.

Pour la *Caisse Nationale des Sciences*, nous avons trouvé trois rapports, pour 1930-31, pour 1932 et pour 1936, Melun, Imprimerie administrative.

Existe enfin le rapport de la session du 2 au 5 mars 1938 du *Conseil Supérieur de la Recherche Scientifique*, Melun, Imprimerie administrative.

Livres et articles sur l'état de la recherche en France

L'oeuvre la plus importante par sa précision et sa bibliographie très complète, est celle du doyen Albert Châtelet, "*La France devant les problèmes de la science*", in *La documentation française*, Notes et études documentaires, n° 2552 (20 juin 1959), n°2580 (20 oct. 1959) n° 2671 (28 mai 1960). Elle remonte au XIXème siècle pour établir un historique précis.

On complétera par:

La revue scientifique, qui publie annuellement de multiples articles sur les conditions de la recherche, les réformes envisagées... La note 76 du chapitre 7 en donne une longue série pour les années 20. Dans les années 30, ils sont moins nombreux et moins intéressants.

La revue des deux mondes, (voir aussi la note 76, chapitre 8).

quelques livres importants:

Alphonse Berget, "*La science*", in *l'Avenir de la France*, Alcan, Paris 1918, p. 490-508.

André Mayer, *Sur quelques questions relatives à l'organisation des recherches scientifiques*, Imp A. Davy, Paris, 1920, (B.N.8° R Pièce 26844).

Julien Luchaire, *La crise de la science pure*, SDN, Genève, 1923.

Henri Maillart, *L'enseignement supérieur, enquête sur la situation de l'enseignement supérieur scientifique et technique*, éd. de la Bonne Idée, Paris, 1925.

Charles Moureu, "*La science dans la vie moderne et les conditions générales de la recherche scientifique en France*", in *1914-1924, dix ans d'efforts scientifiques et industriels*, Paris, Chimie et Industrie, 1926.

Albert Ranc, *Le budget du personnel des recherches scientifiques en France*, Paris, Chimie et Industrie, 1926.

Georges Bruhart, "*La réorganisation des études supérieures dans les facultés de sciences*" in *Cahiers du redressement français*, 4, 1927, p. 21-108.

Jean Perrin, *L'organisation de la recherche scientifique en France*, Hermann, 1938.

Henri Laugier, "*Le Centre National de la Recherche Scientifique*", in *Revue d'Alger*, I, 1944, p. 6-20.

"*Le Centre National de la Recherche Scientifique*", *La Documentation Française*, Notes et Etudes Documentaires n° 608 (27 avril 1947).

"*Les recherches physiques en France*", *La Documentation Française Illustrée*, 18 juin 1948.

André Weil, "*Science française?*", in *Nouvelle NRF*, 25, 3è année, janvier 1955, p. 97-109.

V — Production scientifique

Les manuels de physique de l'enseignement supérieur

Deux sont particulièrement utilisés dans l'entre-deux-guerres:

celui de Georges Bruhart, en 4 tomes, plusieurs fois réédité entre 1924 et 1948. Il s'agit du *Cours de physique*, Masson éditeur. La première édition est de 1924 pour le tome *Electricité*, 1926 pour celui de *Thermodynamique*, 1931 pour celui *d'Optique*, 1934 pour celui de *Mécanique physique*.

celui de Charles Fabry, *Cours de physique, cours de l'Ecole polytechnique,* Gauthier-Villars, 1932. Des extraits de ce cours furent aussi publiés chez Armand Colin. Le détail est donné aù chapitre 2, note 1 et 2.

Bien sûr, d'autres séries sont toujours présentes mais, souvent écrites avant 1914 ou dans l'immédiat après-guerre, elles ont parfois vieillies. Les notes 7, 9 et 25 du chapitre 2 donnent les références de celles qui furent utilisées.

De façon plus générale sont disponibles dans l'entre-deux-guerres:

Le cours de physique de Henri Bouasse, écrit avant la guerre et réédité avant et après 1914 par Delagrave. Le nombre de volumes a régulièrement augmenté dans les années 20 grâce a des publications plus spécialisées dans la *Bibliothèque scientifique de l'ingénieur et du physicien.*

Le cours de physique générale à l'usage des candidats au certificat de physique générale, au diplôme d'ingénieur-électricien et à l'agrégation des sciences physiques par Heloïs Ollivier, A. Hermann et fils, 3 tomes, 1913-1918, 3è édition refondue 1927-1932.

Le cours de physique mathématique de Henri Poincaré, cours rédigé par des élèves à partir des leçons du maître professées à Paris à la fin des années 1880 ou au début des années 1890. Les rééditions sont souvent sans modifications.

Il conviendrait d'ajouter:

Gabriel Lippmann, *Cours de thermodynamique,* G. Carré 1889 (réédition du cours professé au premier semestre 1885-86).

Gabriel Lippmann, *Leçons d'acoustique et d'optique,* A. Hermann, 1899.

René Fortrat, *Introduction à l'étude de la physique théorique,* 7 fascicules, Hermann, édités de 1927 à 1929.

(Cette introduction n'est pas un cours à proprement parler, l'appareillage mathématique étant réduit au minimum.)

Deux manuels enfin présentent une certaine originalité et sont à présenter à part:

Léon Bloch, *Précis d'électricité théorique,* Gauthier-Villars, 1ère édition 1919, seconde édition 1933.

Jean Becquerel, *Cours de physique à l'usage des élèves de l'enseigne-*

ment supérieur et des ingénieurs, 2 tomes publiés, tome I, *Thermodynamique*, Hermann, 1924; tome II, *Elasticité et acoustique*, id.

Les productions scientifiques de haut niveau

Les revues

Trois revues sont importantes pour la physique française.

Les comptes-rendus de l'Académie des sciences, essentiels mais difficilement utilisables, toutes les disciplines étant confondues.

Le journal de physique, revue ouverte à tous les domaines de la physique et suivant de près l'actualité internationale. Elle publie de plus une très importante revue bibliographie, la seule paraissant en français à cette époque.

Les annales de physique, publiant beaucoup de thèses. Le nombre des articles y est beaucoup plus réduit.

La note 13 du chapitre 3 fournit par ailleurs une liste assez complète des revues françaises concernées par la recherche en physique. Elle est établie à partir du catalogue des périodiques reçus à la bibliothèque de physique-recherches de Paris VI. C'est elle en effet qui a hérité des collections du Laboratoire d'Enseignement de la Physique de la Sorbonne dont le directeur était Charles Fabry dans l'entre-deux-guerres.

Les collections de livres

Quatre collections sont à consulter pour connaître la production française:

Actualités scientifiques et industrielles, Hermann éditeur. Elle est la plus importante collection de cette époque: 883 titres de 1929 à 1940, dont une bonne part consacrée à la physique. Un catalogue chronologique a été publié en 1950.

Conférences-rapports de documentation sur la physique, PUF éditeur.

Mémorial des sciences physiques, Gauthier-Villars éditeur.

Enfin le *Comité pour l'expansion du livre scientifique* (PUF) est à l'origine de plusieurs traductions d'ouvrages étrangers.

Recueils d'articles

Le CNRS a fait éditer plusieurs ouvrages rassemblant des articles choisis de physiciens importants. On retiendra:

Oeuvres scientifiques de Paul Langevin, CNRS éditeur, 1950.

Oeuvres scientifiques de Jean Perrin, CNRS éditeur, 1950.

Oeuvres scientifiques d'Aimé Cotton, CNRS éditeur, 1956.

Oeuvres scientifiques de Louis Néel, CNRS éditeur, 1978.

chez d'autres éditeurs:

Oeuvres choisies de Charles Fabry, publiées à l'occasion de son jubilé scientifique, Gauthier-Villars, 1938.

Oeuvres de Marie Zklodowska Curie, recueillies par Irène Joliot-Curie, Warszawa, Académie polonaise des sciences, 1954.

Oeuvres scientifiques complètes, Frédéric et Irène Joliot-Curie, PUF, 1961.

Oeuvres de Salomon Rosenblum, préface de F. Perrin, Gauthier-Villars, 1969.

VI — Publications non scientifiques des physiciens et scientifiques français

Pour connaître l'appréhension que les physiciens français ont de leur travail, de leur place dans la science internationale d'une part, dans la société française de l'autre, pour comprendre leur position dans le débat international autour des théories nouvelles, la relativité et la mécanique quantique, pour apprécier plus globalement les schémas mentaux et idéologiques qui les déterminent, divers ouvrages sont à retenir:

1) Des ouvrages de vulgarisation ou de discussion des problèmes posés par les théories récentes. *A titre indicatif parmi une production excessivement abondante.*

Edmond Bauer, *L'électromagnétisme hier et aujord'hui*, Albin Michel, 1949 (recueil d'articles).

Emile Borel, *L'espace et le temps*, Alcan, 1922.

G. Bouligand, Ch. Brunold . . ., *L'évolution des sciences physiques et mathématiques*, 1935.

Augustin Boutaric, *La vie des atomes*, Flammarion, 1923.

Louis de Broglie, *La physique nouvelle et les quanta*, Flammarion, 1936.

Louis de Broglie, *Matière et lumière*, Albin Michel, 1937.

Louis de Broglie, *Continu et discontinu en physique moderne*, Albin Michel, 1941.

Louis de Broglie, *Physique et microphysique*, Albin Michel, 1947.

Paul Langevin, *La physique depuis vingt ans*, Doin, 1923.

A propos des théories quantiques, un parmi dix:

Paul Langevin, *La notion de corpuscules et d'atomes*, collection des *Actualités scientifiques et industrielles*, n° 132.

Jean Perrin, *Les atomes*, 3è édition, Alcan, 1939.

Jean Perrin, *Les éléments de la physique*, Albin Michel, 1929 (Bibliothèque d'éducation par la science).

____ *Grains de lumière et de matière*, Collection *Actualités Sc. et Ind. Hermann* n° 190-193.

____ *A la surface des choses*, Collection *Act. Sc. et Ind. Hermann*, n° 864, 876-79, 892-93, 905; 1940-41.

Jean Perrin, Paul Langevin, Georges Urbain, *L'orientation actuelle des sciences*, Bibliothèque de philosophie scientifique, Alcan, 1930.

Emile Picard, *Un coup d'oeil sur l'histoire des sciences et des théories physiques*, Gauthier-Villars, 1930 (Il s'agit d'une lecture faite le 16 décembre 1929 à l'Académie des sciences).

Nous rappellerons aussi les écrits de Henri Poincaré qu'on trouve maintenant aisément dans une collection de poche de Flammarion: *La science et l'hypothèse* (textes de 1902 environ), *La valeur de la science* (textes de 1905), *Science et méthode* (textes de 1909), *Dernières pensées.*

2) Des encyclopédies utilisées durant cette période:

Encyclopédie des sciences mathématiques pures et appliquées, sous la direction de Jules Molk, publiée de 1902 à 1914.

Encyclopédie scientifique, sous la direction du Dr Toulouse, Bibliothèque d'histoire et de philosophie des sciences. La publication est très étalée dans le temps. Fait partie de cette collection le livre de Paul Langevin, *La physique depuis vingt ans* et celui de Georges Urbain, *Les disciplines d'une science*, 1921.

La science, ses progrès, ses applications, sous la direction de Georges

Urbain et Marcel Boll, 2 tomes, Larousse 1933.

(Cet ouvrage assez court est un ouvrage de synthèse sur l'historique des mathématiques, de la physique et de la chimie. Il se clôt par une étude de la situation au début des années 30.)

Encyclopédie française, tome I, 1934. On lira en particulier l'article d'Abel Rey, directeur de l'Institut de l'histoire des sciences et des techniques de l'Université de Paris, dans la première partie: *De la pensée primitive à la pensée logique*, p. 1. 14-1; 1. 20-7.

3) Des recueils d'articles ne traitant pas de l'activité scientifique en elle-même:

Emile Borel, *Philosophe et homme d'action*, Gauthier-Villars, 1967.

Frédéric Joliot-Curie, *Textes choisis*, préface de J.D. Bernal, Ed. Sociales, Paris, 1959.

Paul Langevin, *La pensée et l'action*, textes présentés par P. Labérenne, Ed. Sociales, Paris, 1964.

Paul Painlevé, *Paroles et écrits*, Imp. Moderne, Paris, 1948.

Jean Perrin, *La science et l'espérance*, nouvelle collection scientifique, PUF, 1948.

Il conviendrait de rappeler les recueils de Louis de Broglie et Emile Picard, cités au point III de cette bibliographie.

4) Des revues auxquelles collaborent de nombreux scientifiques:

La revue scientifique déjà citée.

Thalès, recueil annuel des travaux de l'Institut d'histoire des sciences et des techniques de l'université de Paris (n° I en 1934).

Les cahiers rationalistes, (n° I en janvier 1931), journal des rationalistes militants au sein desquels les scientifiques sont majoritaires.

Les semaines internationales de synthèse, Fondation "Pour la science", Centre International de synthèse (n° I en 1929). Plusieurs semaines sont consacrées aux problèmes de la science. Voir en particulier: *L'évolution de la physique et la philosophie*, Quatrième semaine, Alcan, 1935.

5) Divers ouvrages ou articles écrits par des scientifiques et consacrés, entre autres, aux caractères nationaux des productions scientifiques:

Pierre Duhem, *La théorie physique, son objet, sa structure*, Chevalier et Rivière, 1906. (Ière édition), chap. IV, "*Les théories abstraites et les modèles mécaniques*".

Pierre Duhem, "*Quelques réflexions sur la science allemande*", in *Revue des deux mondes*, février 1915, p. 657-686.

Emile Picard, "*L'histoire des sciences et les prétentions de la science allemande*", in *Revue des deux mondes*, juillet 1915, p. 55-79.

Gabriel Petit et Maurice Leudet, *Les Allemands et la science*, Paris, 1916.

La Science Française, recueil d'articles pour l'exposition universelle et internationale de San Francisco, Ministère de l'Instruction Publique et des Beaux-Arts, Paris; première édition 1915, article consacré à la physique par Edmond Bouty, p. 131-151; seconde édition 1933, article consacré à la physique par Charles Fabry, p. 123-152.

Aimé Cotton, "*Physics*" (Sur le progrès de la physique en France au XXème siècle), in *Modern France*, ed. Arthur Tilley, Cambridge University Press, 1922, p. 787-802.

Jacques Hadamard, "*La pensée française dans l'évolution des sciences exactes*", in *France Monde*, 20 mars 1923, p. 321-43.

Emile Picard, "*L'histoire des sciences et le rôle de la France*", in *Revue des deux mondes*, juin 1924, p. 652-670.

L'histoire des sciences en France, tome XIV de *Histoire de la nation française* sous la direction de Gabriel Hanotaux, Paris, 1924. L'introduction du tome XIV est d'Emile Picard, l'article sur la physique de Charles Fabry, p. 165-418.

Paul Langevin, "*La physique au Collège de France*", in *Quatrième centenaire du Collège de France*, Paris, 1932, p. 62-79.

Maurice Caullery, *La science française depuis le XVIIème siècle*, A. Colin, 1933, seconde édition 1948.

Jean Perrin, "*La science française*", in *Les cahiers de radio-Paris*, 10, janvier 1939, p. 11-15.

On trouvera enfin deux articles de Louis de Broglie:

"*L'avenir de la physique*", in *L'avenir de la science*, ouvrage collectif, coll. Présences, Plon, 1941, p. 1-35.

"*La science française (sciences physiques et mathématiques)*", in *La France immortelle*, sous la direction de Louis Madelin, Hachette, 2 tomes, 1946, p. 247-279 du tome II.

Index des noms de personnes cités

Les noms cités dans les notes n'ont pas en général été relevés, en particulier lorsqu'ils apparaissent dans le texte auquel la note fait référence.

Les chiffres en italiques signalent, pour les auteurs fréquemment cités, les pages les plus importantes.

Ont été ajoutées, à la fin, les références pour les nouvelles institutions de recherche mises en place au XXe siècle, ainsi que celles pour l'Union Rationaliste.